全国中医药行业高等职业教育“十三五”规划教材

# 护理管理

（第二版）

（供护理专业用）

主　编◎刘耀辉

中国中医药出版社

·北　京·

**图书在版编目（CIP）数据**

护理管理/刘耀辉主编．—2 版．—北京：中国中医药出版社，2018. 10（2022.8重印）

全国中医药行业高等职业教育“十三五”规划教材

ISBN 978-7-5132-4931-7

Ⅰ．①护…　Ⅱ．①刘…　Ⅲ．①护理学-管理学-高等职业教育-教材　Ⅳ．①R47

中国版本图书馆 CIP 数据核字（2018）第 083052 号

**中国中医药出版社出版**

北京经济技术开发区科创十三街 31 号院二区 8 号楼

邮政编码　100176

传真　010-64405721

河北省武强县画业有限责任公司印刷

各地新华书店经销

开本 787×1092　1/16　印张 16. 5　字数 336 千字

2018 年 10 月第 2 版　2022 年 8 月第 3 次印刷

书号　ISBN 978-7-5132-4931-7

定价　55. 00 元

网址　www. cptcm. com

**服 务 热 线　010-64405510**

**购 书 热 线　010-89535836**

**维 权 打 假　010-64405753**

**微信服务号　zgzyycbs**

**微商城网址　https://kdt. im/LIdUGr**

**官 方 微 博　http://e. weibo. com/cptcm**

**天猫旗舰店网址　https://zgzyycbs. tmall. com**

如有印装质量问题请与本社出版部联系（010-64405510）

# 全国中医药职业教育教学指导委员会

# 前言

中医药职业教育是我国现代职业教育体系的重要组成部分，肩负着培养新时代中医药行业多样化人才、传承中医药技术技能、促进中医药服务健康中国建设的重要职责。为贯彻落实《国务院关于加快发展现代职业教育的决定》（国发〔2014〕19 号）、《中医药健康服务发展规划（2015—2020 年）》（国办发〔2015〕32 号）和《中医药发展战略规划纲要（2016—2030 年）》（国发〔2016〕15 号）（简称《纲要》）等文件精神，尤其是实现《纲要》中“到 2030 年，基本形成一支由百名国医大师、万名中医名师、百万中医师、千万职业技能人员组成的中医药人才队伍”的发展目标，提升中医药职业教育对全民健康和地方经济的贡献度，提高职业技术院校学生的实际操作能力，实现职业教育与产业需求、岗位胜任能力严密对接，突出新时代中医药职业教育的特色，国家中医药管理局教材建设工作委员会办公室（以下简称“教材办”）、中国中医药出版社在国家中医药管理局领导下，在全国中医药职业教育教学指导委员会指导下，总结“全国中医药行业高等职业教育‘十二五’规划教材”建设的经验，组织完成了“全国中医药行业高等职业教育‘十三五’规划教材”建设工作。

中国中医药出版社是全国中医药行业规划教材唯一出版基地，为国家中医中西医结合执业（助理）医师资格考试大纲和细则、实践技能指导用书、全国中医药专业技术资格考试大纲和细则唯一授权出版单位，与国家中医药管理局中医师资格认证中心建立了良好的战略伙伴关系。

本套教材规划过程中，教材办认真听取了全国中医药职业教育教学指导委员会相关专家的意见，结合职业教育教学一线教师的反馈意见，加强顶层设计和组织管理，是全国唯一的中医药行业高等职业教育规划教材，于 2016 年启动了教材建设工作。通过广泛调研、全国范围遴选主编，又先后经过主编会议、编写会议、定稿会议等环节的质量管理和控制，在千余位编者的共同努力下，历时 1 年多时间，完成了 83 种规划教材的编写工作。

本套教材由 50 余所开展中医药高等职业教育院校的专家及相关医院、医药企业等单位联合编写，中国中医药出版社出版，供高等职业教育院校中医学、针灸推拿、中医骨伤、中药学、康复治疗技术、护理 6 个专业使用。

本套教材具有以下特点：

**1. 以教学指导意见为纲领，贴近新时代实际**

注重体现新时代中医药高等职业教育的特点，以教育部新的教学指导意见为纲领，注重针对性、适用性以及实用性，贴近学生、贴近岗位、贴近社会，符合中医药高等职业教育教学实际。

2. 突出质量意识、精品意识，满足中医药人才培养的需求

注重强化质量意识、精品意识，从教材内容结构设计、知识点、规范化、标准化、编写技巧、语言文字等方面加以改革，具备“精品教材”特质，满足中医药事业发展对于技术技能型、应用型中医药人才的需求。

3. 以学生为中心，以促进就业为导向

坚持以学生为中心，强调以就业为导向、以能力为本位、以岗位需求为标准的原则，按照技术技能型、应用型中医药人才的培养目标进行编写，教材内容涵盖资格考试全部内容及所有考试要求的知识点，满足学生获得“双证书”及相关工作岗位需求，有利于促进学生就业。

4. 注重数字化融合创新，力求呈现形式多样化

努力按照融合教材编写的思路和要求，创新教材呈现形式，版式设计突出结构模块化，新颖、活泼，图文并茂，并注重配套多种数字化素材，以期在全国中医药行业院校教育平台“医开讲－医教在线”数字化平台上获取多种数字化教学资源，符合职业院校学生认知规律及特点，以利于增强学生的学习兴趣。

本套教材的建设，得到国家中医药管理局领导的指导与大力支持，凝聚了全国中医药行业职业教育工作者的集体智慧，体现了全国中医药行业齐心协力、求真务实的工作作风，代表了全国中医药行业为“十三五”期间中医药事业发展和人才培养所做的共同努力，谨此向有关单位和个人致以衷心的感谢！希望本套教材的出版，能够对全国中医药行业职业教育教学的发展和中医药人才的培养产生积极的推动作用。需要说明的是，尽管所有组织者与编写者竭尽心智，精益求精，本套教材仍有一定的提升空间，敬请各教学单位、教学人员及广大学生多提宝贵意见和建议，以便今后修订和提高。

国家中医药管理局教材建设工作委员会办公室

全国中医药职业教育教学指导委员会

2018 年 1 月

全国中医药行业高等职业教育"十三五"规划教材

# 《护理管理》
## 编委会


**主　编**

刘耀辉（安徽中医药高等专科学校）

**副主编**（以姓氏笔画为序）

白　兰（山东中医院高等专科学校）
任　乐（南阳医学高等专科学校）
赵　蓉（湖南中医药高等专科学校）
徐　晓（四川中医药高等专科学校）

**编　委**（以姓氏笔画为序）

王金霞（甘肃中医药大学）
张诗鸣（安徽中医药高等专科学校）
高学兰（安徽省芜湖市第二人民医院）
唐丽玲（皖南医学院附属弋矶山医院）
程喜荣（江苏省第二中医院）

# 编写说明

护理管理学是一门实践性、应用性较强的学科。随着卫生事业改革的发展，护理管理的理论和实践研究发生了很大的变化。本教材的编写以培养应用型护理专业人才为主要目标，注重结合我国护理教育和实践的现状，以人的健康为中心，编写内容以临床护理管理为出发点，着重实际应用能力的提升，顺应护理服务发展趋势，紧贴医疗行业新形势新任务，在保持注重基本知识、基本理论和基本技能的基础上，力求体现思想性、科学性、启发性、先进性和适用性，坚持以“必需，够用”为度。

本教材编写的指导思想：一是编写内容有利于临床和教学需要；二是从护理管理理论的系统性出发，吸收各管理学派之所长，紧密结合管理实践；三是简洁易读、便于记忆；四是融护理管理的基本理论与相关学科知识于一体，以扩大读者的视野，为临床护理管理者和护理师生的必备参考教材。

本教材共分 12 个模块，涵盖了管理的基本理论和原理，管理的计划、组织、领导、控制，护理人力资源管理，护理质量管理，护理业务技术管理，护理信息管理，医院感染管理，护理安全管理。

本教材编写分工如下：模块一由张诗鸣编写，模块二、十二由刘耀辉编写，模块三由白兰编写，模块四由赵蓉编写，模块五由徐晓编写，模块六、七由任乐编写，模块八由刘耀辉、唐丽玲编写，模块九由高学兰编写，模块十由程喜荣编写，模块十一由王金霞编写。

本教材介绍的护理管理方法和技术，是各参编老师查阅了国内外大量专著、论文及有关资料，借鉴和吸收了国外护理管理的新理论、新技术、新方法和新成果编写而成。为保证教材内容的“新、准、精”，教材编写者反复斟酌、修改，并得到各编者所在院校的大力支持，在此一并表示诚挚的谢意。

由于编者水平有限，本教材中不足之处在所难免，恳请各位读者提出宝贵意见，以便再版时修订提高。

《护理管理》编委会

2018 年 3 月

目录

扫一扫，看课件

# 模块一
# 绪　论

【学习目标】

掌握管理的概念、对象；护理管理学的概念、特点及研究内容。

熟悉管理的基本职能、基本特征。

了解国内外管理思想；护理管理面临的挑战。

## 案例导入

护士A大学毕业后分在内科病房工作，几年后医院护理部进行人员调整，把她调到另一个科室担任护士长，原来的护士长因为没有大学文凭被调到了其他科室。老护士长在科室工作十余年，成绩斐然，深受科室同事们的好评，只因为一纸文凭被迫调离，心里很有想法。为此，在护士长A上任前老护士长没有交班就离开了原科室，护士A作为新护士长面临很大的困难：科室里有4名护士比她年长，其他12名护士比较年轻；性格方面她比较内向，从不关心其他的事情。护士A面临这样的现状，工作一段时间后觉得心力交瘁，递交了辞职报告。

思考：如果你是这位护士A，你会如何应对这种局面？

## 项目一　管理与管理学

### 一、　管理的起源与发展

管理活动是人类活动中最普遍、最常见，也是最重要的活动之一。不管是埃及的金字塔，还是中国的万里长城，都是历史上最伟大管理实践的证明，任何管理思想和理论都来源于人类的管理实践。管理无处不在，大到国家治理，小到企业、家庭管理，都离不开管理。任何一个人，任何一个人群单元都离不开管理。社会发达的程度越高，社会分工越细化，管理也就越显得重要。

### （一）西方管理思想

1. “科学管理之父”泰罗认为，管理就是确切地知道你要别人去干什么，并使他们用最好的方法去干。

2. 现代管理理论创始人法约尔认为：“管理是由计划、组织、指挥、协调及控制等职能为要素组成的活动过程。”法约尔对管理学的定义成为当今被普遍认同的管理定义的基础。

3. 林德尔·厄威克、卢瑟·古利克、哈罗德·孔茨等人在法约尔的理论基础上加以发展和完善，形成了著名的过程管理学派。

4. 赫伯特 A·西蒙认为“管理就是决策”。

5. 管理是通过计划工作、组织工作、领导工作和控制工作诸过程，协调所有的资源以便达到既定的目标。这一定义包含三层意思：管理协调资源；各种管理职能是协调的手段；管理是有目的的活动过程，协调资源的目的是为了达到既定的组织目标。

6. 管理是协调人事关系、激发人的积极性，以达到共同目标的活动。这一表述突出了人际关系和人的行为，包含三层含义：管理的核心是协调关系；管理者应根据人的行为规律去激发人的积极性；管理应使组织中的成员相互沟通和理解，为完成共同的目标而努力。

### （二）中国管理思想的发展

#### 1. 中国古代管理思想

（1）政治管理思想　中国古代政治管理思想的主要代表人物是儒学大师孔子。他认为被统治者应守“礼”遵“德”，维持严格的等级制度；统治者治理国家，既应当按照“义”的要求做到行为端正，从大局出发选择正直的人来参与管理，又要做到“仁”治。儒家代表孟子认为“民为贵，君为轻”，“失民心者失天下”，提出了“仁义为先”的思想。孟子还特别重视能者、贤人在管理中的作用。

道家的代表人物老子提出了“道”和“德”这一对相互对立而又相互联系的概念。他认为，管理国家首先应当“无为”，一切罪恶和战乱均出自“有为”，所以王侯将相都应“无为”，因为“我无为而民自化”“我无事而民自富”“我无欲而民自朴”。

（2）法制管理思想　我国古代法制管理思想的代表人物韩非子提出，要以法律治国而非人治，必须做到“法、术、势”三者并用才可使管理成功。“法”是治国的根本，“术”是统治者管理臣民的办法，“势”是保障“法”能够执行的强制性势力，如军队、武力等。

（3）经济管理思想　孔子认为人们不应过分追求物质财富，应当平均分配社会财富，以消除因分配不均而导致的各种问题；他主张不应征收过重的赋税，以免百姓铤而走险；他认为国强必须民富，也应保持节俭不能过于奢侈，节俭应以不违礼为度。孔子的经济管理思想与其政治管理思想密不可分。

荀子也提出“富国与富民”和“社会分工”的经济管理思想。他认为人的需求有贵贱差别，可以用“礼”来进行限制和教化；个人能力大小有限，需要进行社会分工协作才能产生巨大的力量。

西汉时期的桑弘羊强调商业的价值和社会意义，认为商业也是创造财富的来源，不同地区应建立不同特色的经济生产类型，互通有无，促进商业贸易和交流。

（4）组织结构方面的思想　孔子认为建立管理的组织结构是必需和首要的，组织结构表现为各种社会关系，如君臣、父子、夫妇、兄弟、朋友等。这些关系应按照各自的“礼”来进行约束，做到父慈子孝、兄良弟悌、夫义妇听、长惠幼顺、君仁臣忠。

荀子认为，根据统治者的不同，社会的组织形式可分为统治者与被统治者两大类；根据社会关系的不同，可以分为君臣、父子、兄弟、夫妻等不同关系；根据职业的不同，社会的组织形式又可分为农、工、士、商等。

秦代实行的郡县制也是对社会组织结构的出色管理实例之一。朝廷下设 36 郡，每一郡下设数县，县下设乡，乡下设亭，形成了一个金字塔形的庞大的组织结构。这些机构又由分管军、政、刑法、财政等不同等级的官员进行分类管理。在这种有效的管理体系下，秦始皇建立了高度集权的封建君主国家。

孟子认为“人之初性本善”，人之所以干坏事，是因为受到了环境的影响。荀子却认为“人之初性本恶”，人生来“饥而欲饱、寒而欲暖、劳而欲休、薄愿厚、丑愿美、狭愿广、贫愿富、贱愿贵”，并为满足这些欲望而争斗。孟子、荀子提出的关于人性善恶的讨论，与美国人麦克雷戈提出的人性“X-Y”理论十分相近。

2. 中国近代管理思想　鸦片战争后，帝国主义列强用武力打开了中国大门，西方传教士在传经送道的同时，将西方先进的管理思想、技术和理念也引入到中国。国内有识之士开始多方探索，并试图通过改革和富国强民的道路来抵御外来入侵。

（1）魏源的管理思想　魏源撰写了《海国图志》《圣武志》等著作，“重本抑末”是魏源最主要的思想。他指出农业与工商业都是国家财富的重要构成要素，农业是本，工商业是末，应以粮食生产的丰欠作为国家贫富的标志，同时也指出应该发挥商业的作用。魏源主张大力发展民族工商业，提倡改政府垄断性的经营为自由竞争性的经营方式，较早地提出了工商管理思想。他还提出了“师夷长技以制夷”和“科技管理思想”，大力引进西方的先进技术和设备，开发矿业，提高本民族的综合国力。

（2）洋务派的管理思想　晚清时期，以奕䜣、曾国藩、左宗棠、李鸿章等为代表的新洋务派提出引进新的生产方式，开办近代军事工业，对于促进中国民族资本的产生，抵制外国资本的侵略起到了一定的作用。

（3）戊戌变法中代表人物的管理思想　康有为认为，强国应先富国，富国则应大力扶持工商业，以商治国。他主张推翻封建君主专制，建立资本主义君主立宪制；经济是公有制经济，社会生活中人人平等。谭嗣同赞同自由、平等、博爱等资产阶级的平等思想，反对封建君主制，提倡兴民权。

孙中山提出了“三民主义”的思想。辛亥革命成功后，中国民族工业虽然受到封建主义、帝国主义、官僚主义的压迫，发展趋势相当缓慢，但在此期间，仍有许多好的管理经验和实例值得现代人借鉴。但令人遗憾的是，我国的管理与国外的管理相比，缺乏系统性和归纳性。

3. 中国现代管理思想　中华人民共和国成立后，管理开始受到空前的公认和重视，人们开始通过系统的学习和借鉴国外的先进管理思想、方法、模式来改进自己的管理工作现状。“文化大革命”造成了整个社会包括管理的混乱。改革开放后，我国政府各级组织机构、企业重新总结管理经验，积极引进国外有益的管理理论和方法，不断探索符合中国国情的先进管理模式，促进了各行业的发展。

目前，我国现代管理已经出现了由国内管理向国际化管理转变，科学管理向信息化管理转变，强制性管理模式向人性化管理模式转变的新趋势。

## 二、管理学概述

### （一）管理的概念

什么是管理？“管”是指管理工作要先做出决策，然后通过激励等手段予以实现；“理”是指先整理或找出客观规律后才能从事“管人”“管事”“管物”等管理性活动。由于中外管理学界研究的出发点、视角与方法不同，历史、文化、传统等社会环境也不同，所以对管理的内涵就有了很多不同的解释和定义。

目前，比较公认的能够全面概括管理概念的定义是：管理就是管理者通过计划、组织、领导、控制等职能，对组织成员的活动进行协调，并有效地运用一切资源，以实现组织目标的活动过程。其内涵包括管理是以人为中心，有目的、有意识地组织协调活动；管理是一个动态的不断创新和发展的过程；管理是围绕一个共同目标进行的群体活动；管理人员在管理中需要完成计划、组织、控制和领导等管理职能；管理适用于任何组织机构和各级管理人员。

### （二）管理的对象

管理对象是管理的客体，指的是管理过程中管理者所作用的对象，又称为管理的要素。

1. 人力资源　人是管理对象中的核心要素，所有管理要素都是以人为中心存在和发挥作用的。人力资源是指从事组织活动的劳动者。管理者要在人与人之间的互动关系中，通过科学的领导和有效的激励，最大限度地调动人的积极性，以保证目标的实现。管理人是管理者最重要的职能。

2. 财力资源　资金是任何社会组织，特别是营利性组织极为重要的资源，是管理对象的关键性要素。财力资源是指任何组织在一定时期内掌握和支配的物质资料的价值表现，包括经济和财务。对资金筹措、资金运用、经济分析、经济核算等过程加强管理，以降低成本，提高效益，是管理者重要的经常性管理职能。

3. 物力资源　物资设备是社会组织开展职能活动、实现目标的物质条件与保证。物力资源是指组织的有形资产和无形资产，包括物资、设备、仪器、材料、能源等，物力管理应做到保证供应，物尽其用，提高利用率，组织好物力的流通，合理开发资源。

4. 时间资源　时间是组织的一种流动形态的资源，是运动着的物质存在的一种客观形式，是一种珍贵的无形财产和资源。有效的时间管理应当是用最短的时间做更多的事情，真正树立“时间就是金钱”“时间就是生命”的意识，科学地运筹时间，取得最大的效益。

5. 信息资源　信息资源是管理活动的重要资源，泛指情报、消息、报表、图纸、数据、信号等，具体指具有新内容、新知识的消息。在整个管理过程中都贯穿着信息管理，现代管理者特别是高层管理者，更多的不再直接接触事物本身，而是同事物的信息打交道。管理的艺术在于驾驭信息，管理者通过收集、变换、加工、使用、控制信息来实现高效管理。

管理的五要素中，人、财、物是管理活动中的硬件，时间、信息是管理活动中的软件，他们是既相对独立，又有机结合的整体，彼此相互制约、相互影响，不断发展变化。

### （三）管理的基本特征

1. 管理的二重性　管理的二重性，即自然属性和社会属性。管理的自然属性是社会劳动或社会化大生产中协作劳动的基本要求，反映出管理的必要性，是生产过程固有的属性。管理的社会属性是把管理作为人类的一种社会活动，反映出管理的目的性，受社会制度和阶级关系的制约，体现出社会中不同阶级的意志，为不同阶级利益服务，具有鲜明的阶级性。

2. 管理的普遍性　管理活动涉及人类社会每一个角落，与人们的社会活动、家庭活动及各组织活动息息相关，凡是有人群的地方，就有管理。管理不仅适用于营利性的企业，同样也适用于政府、机关、学校或公共事业单位。管理适用于一切领域。

3. 管理的目的性　管理是人类一项有组织、有意识、有目的的活动，任何管理活动都是为了实现既定的组织目标而进行的。管理的目的性表现为社会劳动和社会团体的共同目的，不是管理者单方面或某个成员的目的，否则就难以协作和进行有效的管理。

4. 管理的人本性　人是管理中的决定性因素。管理者必须坚持以人为本的原则，注重提高人的素质，满足人的需求，处理好人与人之间的相互关系，调动人的主动性和创造性。

5. 管理的科学性和艺术性　管理是一门科学，表现在管理活动中形成的一套系统的知识体系，它反映了管理过程的客观规律。管理又是一门艺术，表现在管理实践中发挥管理人员的创造性，并因地制宜地采取措施，为有效地进行管理创造条件。

6. 管理的经济性　管理的根本目标是通过资源配置的优化实现既定目标并节约成本。对于管理的经济性，最通俗的理解就是“以最小的成本实现最大的效益”，这是管理最为根本的特性之一。

### （四）管理的基本职能

管理的职能是管理者在实施管理中所体现出的具体作用及实施程序或过程，是“管理或管理者应发挥的作用或承担的任务”。20 世纪初，法国管理学家亨利·法约尔首先提出了管理的五项职能，即计划、组织、指挥、协调、控制。20 世纪 50 年代中期，美国两位管理学家哈罗德·孔茨和西里尔·奥唐奈采用计划、组织、人员配备、领导、控制五种职能作为管理教科书的框架。直到 20 世纪 90 年代，最普及的教科书将五个职能又精简为四个基本职能，即计划、组织、领导、控制。

1. 计划职能　计划是管理的首要职能，也是最基本的职能。组织必须有严密的计划，计划是组织要做什么和怎样做的行动指南，包括确定组织具体目标、工作内容、实现目标的方法和步骤等。

2. 组织职能　组织是指为了实现某种组织目标，设计和维持内部的结构和相互之间的关系，确定所要完成的任务、由谁来完成任务、如何管理和协调这些任务的过程，也就是配置和利用资源的过程。

3. 领导职能　领导是管理者依据组织所赋予的影响力去指挥、命令、引导和激励下属，进行有效沟通和协调，从而有效实现组织目标的行为。领导是使各项管理职能有效实施运转，并取得实效的统帅职能。

4. 控制职能　控制是指由管理人员对当前的实际工作是否符合计划进行测定，并对下级的工作成效进行监督、检查、评价和矫正偏差的过程。控制是一个连续不断反复进行的过程，目的就是保证组织的实际活动及成果与预期的目标一致。

管理的四项职能是一个统一的有机整体，在管理工作中是相互交叉的循环过程。管理者处于不同的管理层次，在四项职能上所花费的时间是不同的，随着管理职位的提升，他们从事更多的计划工作和更少的直接领导工作。

人们在管理实践中不断深化对职能的理解，在原有四个职能的某些方面加以强调，分离出新的职能，比较引人注目并得到认可的是决策、创新和协调三大职能。

（1）决策　决策理论学派的代表人物西蒙将决策职能从计划职能中分离出来，认为决策贯穿于管理过程当中，管理的核心是决策。

（2）创新　创新是指适应组织内外部环境条件的变化，打破系统的原有平衡，创造系统新的目标结构和功能状态，以实现新的系统平衡的活动。创新是思维中一种崭新的独立的意识和理念。

(3) 协调　协调是指组织的一切要素工作或活动都要密切配合，以便于组织的整体目标得到顺利实现。协调包括组织内部各个方面的协调、组织与外部环境的协调、组织的现实需要与未来需要之间的协调。

#### （五）管理学的概念

管理学是一门系统研究管理活动中各种现象、基本原理、一般方法及其普遍规律的科学，是自然科学和社会科学交叉产生的一门综合性应用学科，管理学是各类管理学科的共同基础理论。

#### （六）管理学研究的内容

管理学的研究对象是管理活动和管理过程。现代管理学所研究的是管理中的一般规律和一般原理，他不是研究某一特殊领域的管理活动，而是研究共同的原理和共同的原则。

管理学研究的内容广泛，大体上有三个层次。

1. 研究内容可以分为生产力、生产关系和上层建筑三个方面。

2. 从历史的角度研究管理实践、管理思想和管理理念的形成与演变过程。

3. 着重从管理者的工作或职能出发，系统研究管理活动的原理、规律和方法问题。

## 项目二　护理管理与护理管理学

护理管理随着护理学的发展而发展，其产生与护理学的创立是同步的。护理活动起初由修女承担，照护患者是宗教意识和行为。护理技术的发展和护理岗位分工的细化，促使护理管理由经验型管理发展成系统的护理管理思想，并逐步将管理学的理论和护理学科的特殊性相结合形成了护理管理学。

### 一、护理管理概述

#### （一）护理管理的概念

联合国世界卫生组织（WHO）护理专家委员会认为：护理管理是发挥护士的潜能和有关人员及辅助人员的作用，并运用设备、环境、社会活动等，在提高人类健康这一过程中系统地发挥作用。护理管理是以提高护理质量和工作效率为主要目标的活动过程。

美国护理管理学家Swansburg认为：护理管理是有效地利用人力及物力资源，促进护理人员为患者提供高质量护理服务的过程。

#### （二）护理管理的内容

护理管理是卫生事业管理的重要组成部分。护理管理的任务包括研究护理工作的特点，找出其规律，对护理工作的诸要素进行科学的计划、组织、控制、协调，提高护理工作效率和效果，提高护理工作质量；研究并借鉴国外先进的护理管理经验和方法，创立适应中国特色的护理管理理论和模式。

护理管理根据工作内容不同，可分为护理行政管理、护理业务技术管理、护理教育管理和护理科研管理。

1. 护理行政管理　护理行政管理是指遵循国家的方针政策和医院的规章制度，对护理工作进行组织管理、物资管理、人力管理和经济管理等，持续改进，有效提高组织和部门的绩效。

2. 护理业务技术管理　护理业务技术管理是指对各项护理业务工作进行协调、控制，提高护理人员的专业服务能力，以保证护理工作质量，丰富护理服务内涵，满足社会健康服务需求，提高工作效率。

3. 护理教育管理　护理教育管理是为了培养高水平的护理人才，提高护理队伍整体素质而进行的管理活动。临床护理教育是培养不同层次护理人才的重要途径，完整的护理教育体系应该包括：护理中专、大专、本科、研究生的教育，护士规范化培训，毕业后护士继续教育，专科护士培训，护理进修人员培训等。

4. 护理科研管理　护理科研管理是针对护理科研规律和特点，对护理科研工作进行领导、协调、规划和控制的过程。具体内容有：强化科研意识、科研项目管理、科研档案管理、科研成果管理。

### （三）护理管理的特征

1. 专业性和综合性　护理学是一门为人类健康服务的独立性应用型学科，具有较强的专业科学性、服务性和技术性。护理管理要综合运用自然科学和社会科学方面的知识，包括管理学、护理学、心理学、社会学、法学、公共卫生、卫生统计等多学科的知识，是一项专业性、综合性、交叉性学科。

2. 广泛性　随着医学科学的不断发展，护理学的知识结构发生了很大变化，由疾病护理扩展到全面健康保健、康复护理，由患者扩大到全社会不同健康状况的人群，护理工作场所也由单纯的医院扩大到社区、家庭，还包含卫生保健康复指导及健康教育等内容。护理管理的范围包括组织管理、人员管理、业务管理、护理质量管理、病区的环境管理、物资管理、教学及护理科研管理等。

3. 实践性　在护理管理中，管理者要将管理的理论、思想和科学方法运用到护理实践中，处理和解决实际问题，并重视个人及团体的作用，注重与人的沟通和交流。护理管理者还应结合我国护理临床实际情况，创造性地灵活应用、创建与实际相适应的管理方法。

4. 预见性　护理管理者要有预测可能发生的事件及对意外情形进行前瞻性控制的能力。要在实践中广泛、及时、准确地收集、传递、储存、反馈、分析和总结护理管理信息，统观全局，多方位系统地进行预见性管理。

5. 服务性　护理是为人类健康服务的工作，管理者应以人为本，应用科学化管理过程提供良好的护理服务。同时，在对护理人员的管理中应重视护理人员的主、客观因素，充分挖掘人力资源，提高护理工作质量。

## 二、 护理管理学概述

### （一）护理管理学的概念

护理管理学是管理学的一般原理和方法在护理管理实践中的具体运用，是一门系统而完整的管理分支学科。它是研究护理管理活动中的普遍规律、基本原理、方法和技术的一门学科。

### （二）护理管理学的研究对象

1. 护理组织结构　如果一个组织不能根据外部环境的改变，及时调整和优化组织结构，就会影响管理的效率和组织效率。因此，研究建立高效的护理组织结构是十分必要的。

2. 护理人力资源管理　护理人力资源管理是对护理人员进行选择、培养、教育，合理安排和有效利用，以便做到人尽其才，才尽其用。

3. 护理设施设备物资的管理　护理管理者研究如何保证护理设备、设施、物品的完好性、随时可运行、使用有效性并提高它们的使用寿命，保证护理服务质量，降低护理风险，保证护理安全。

4. 护理的自然、社会环境的创建和维护　创建和维护良好的护理环境是护理服务的内容之一，是获得护理有效性的基础之一。医疗机构中患者集中，各种病原体也相对集中，清洁和无菌环境的创建和维护是防止医院内感染的重要手段和措施。因此，环境管理是护理管理研究的重要课题。

5. 护理服务的安全性　随着医学科学的发展，各类护理新技术得到广泛应用，使护理风险产生的概率大大增加，降低风险、保证护理安全是各层次临床护理管理者必须高度关注的课题。

6. 护理服务的有效性　护理服务的有效性是指护理人员在具体的护理活动操作中提供专业服务的效果。护理管理学要研究各种疾病、各种药物使用、各种护理器械和各种治疗措施的护理常规，以保证护理专业服务的有效性。

7. 服务对象对护理服务的满意度　如何最大限度满足不同服务对象的需求，提供满意的服务，同时建立可行的质量评价指标，是各医疗机构护理管理部门的热门研究课题。

8. 护理教学管理　临床护理教师的选拔，教学计划的制订、实施、评价工作是教学医院的重要护理管理工作之一。在非教学医院中，在职护士、新护士、临时护士的培训也是护理教学管理的重要内容。

9. 护理成本核算 只有通过成本核算，才能更清楚地了解护理在为患者提供医疗服务过程中实际消耗的人力、物力、财力，提出最有效、最经济的治疗护理方案，达到降低医疗费用、减轻患者负担的目的。

10. 护理经济研究 护理经济研究与管理实践的内容包括多元化的护理需求、多层次的护理市场开发、系统化的护理成本核算、制度化的护理保险形式、综合化的护理价值评价、企业化的护理经营模式。上述护理经济的概念给护理管理带来了注重成本效益，追求优质、低耗、高效的市场经济理念。

11. 护理相关法律法规的研究 护理管理者应在实践中不断总结研究，为政府制定相关法律、法规提出建议和意见，保证护理活动在国家法律、医疗卫生法规的框架下，依法运营和实施，妥善处理医疗护理纠纷，保护和约束护患双方的权利和责任。

12. 护理管理的网络化研究 以计算机技术为基础的自动化管理，其优越性体现在护理管理的过程将通过计算机网络系统来提高工作效率；应用计算机网络功能向护理管理的子系统提供教育、咨询、指导、控制、传递和反馈信息；用数字化方法和各种管理模型分析处理信息，实现科学的预测和决策。护理管理人员应当同网络人员合作，共同开发护理管理软件，提高管理效率。

## 三、 医院护士长的角色和技能

### （一）“三元”角色理论

护士长是医院基层护理工作的组织者和领导者，关系到一个科室的护理质量、护理技术水平及护士整体素质的提升。行政管理学家亨利·明茨伯格提出了管理者“三元”角色模式。他认为管理者的角色可归纳为人际角色、信息角色、决策角色三个方面共十种角色。

1. 人际角色

（1）代表人 管理者作为本部门、本单位或专业的代表，参加各种会议、活动、仪式，行使一些具有礼仪性质的职责。如医疗机构的团拜会、工作会，协作部门领导之间的协调和交流活动，护理学会的各种活动等。

（2）领导者 管理者要对该组织成员的工作负责，构成领导者角色。管理者通常负责雇佣和培训职员，对员工进行激励和指导。

（3）联络员 管理者要维护外部联系网络，与提供信息的来源接触。如参加各种公共活动和社会事业。

2. 信息角色

（1）监督者 管理者要寻求和获取各种特定的信息，以便对组织和环境有清楚的了解。

（2）传播者 管理者要将从组织内外获得的信息进行分配和分享，传递给组织的有关人员。

（3）发言人　管理者代表本组织向外界发布有关组织的信息。如向本医疗机构领导人或政府卫生行政主管部门汇报工作状况和发展方向。

3. 决策角色

（1）专业领军人　管理者必须努力组织资源去适应环境的变化，善于寻求和发现新的机会，及时掌握专业发展的新动向，开发新业务、新技术，并争取上级的支持，推进本部门护理专业的发展，为服务对象提供新的护理服务。

（2）冲突管理者　当组织出现危机和冲突时，要面对现实解决矛盾，排除危机。

（3）资源分配者　管理者要根据需要合理分配组织的各种资源，包括对人力资源、时间资源、信息资源的分配。如进行护理人力资源的配置、护士排班安排等。

（4）谈判者　管理者需代表组织在各种谈判中为组织的利益与对方议价和商定成交的条件。

（二）护理管理者的技能

根据罗伯特·卡茨的研究，作为一名管理者，应当具备三种技能，即专业技能、人际技能、概念技能。

1. 专业技能　专业技能是指使用某一专业领域内的有关工作程序、技术和知识去组织完成专业任务的能力。医院的护理管理人员应具备的护理专业技能，除基础护理外，还应熟悉各专科护理，包括手术室、供应室的专业知识。社区卫生机构的护理管理人员，除了具备护理专业技能外，还应具备预防保健、公共卫生管理方面的基本知识。对于管理者来说，虽然没有必要成为某一领域的专家，但必须了解各方面的综合知识。

2. 人际技能　人际技能是指与处理人事关系有关的技能，包括理解、激励他人，与他人沟通和共事的能力。管理者要能够与相关组织协调好关系，重视与同事及上、下级之间保持良好的人际关系，以实现更有效的人际沟通。

3. 概念技能　概念技能是指纵观全局、洞察组织与环境之间相互影响的复杂性和驾驭全局的能力。具体地说，概念技能包括理解事物的相互关系从而找出关键影响因素、确定和协调各方面关系、权衡不同方案优劣和内在风险的能力等。

不同层次的管理者对于各种技能的要求程度是不同的，管理层次越低越需要具有较高的专业技能，管理层次越高越需要具有较高的概念技能，而不论管理层次高低，人际技能是所有管理者都需要具备的。

## 四、　护理管理面临的挑战

科学的护理管理是促进护理学科发展、提高护理质量的保证。随着医学科学技术和护理学科的飞速发展及人们价值观多元化和利益格局的变化，对护理管理者提出了更高的要求。

在医疗体制改革和市场经济的大背景下，护理管理也面临着许多新的挑战和新的课题。

（一）循证护理应用面临的挑战

循证护理是以临床护理实践为研究依据，根据临床证据做出护理计划并实施，最后将科学证据与临床知识相结合，参照患者的愿望在某一特定领域做出符合患者需求的护理实践的变革过程。这个概念包含可利用的、可信的、有价值的、最适宜的护理研究证据；护理人员的个人技能和临床经验；患者的实际情况、价值观和愿望。以患者为中心的整体护理就是这三个要素的有机结合。循证护理开展主要有五个步骤。

1. 寻找临床实践中的问题，将其特定化、结构化。

2. 根据提出的问题进行相关文件的系统综述，以寻求来源于研究的外表证据。

3. 对科研证据的有效性和推广性进行审慎评审。

4. 将获得的科研证据与临床专门知识的经验、患者需求相结合，将科研证据转化为临床证据，并根据临床证据，做出符合患者需求的护理计划。

5. 实施护理计划并通过自评、同行评议评审等方式，监测临床证据的实施效果。

循证护理更能体现以患者健康为中心，更关心患者的生存时间、生存质量。对于管理者实施的管理活动，如计划、决策、人员管理等，要在遵循证据的基础上进行，避免管理的盲目性，提高管理效率，促进护理管理学科的不断完善和发展。

（二）医学科学新知识新技术对护理管理的挑战

随着医学的飞速发展和科学技术的进步，大量高精尖仪器设备和技术应用于医疗领域，各种新业务新技术广泛开展，使护理操作技术范围日益拓展。目前，我国护理队伍中缺乏健康教育、心理护理所需的相关知识和技巧的学习，难以满足社区健康保健需求，护理队伍整体素质有待提高。

（三）多元化护理服务对护理管理的挑战

社会主义市场经济及社会发展使人们对健康保健的需求日益扩大，从单纯的病房护理逐渐发展到社区护理、家庭护理、健康保健，从医治疾病到预防疾病，从注重救护生命到维护生命健康。我国人口老龄化和疾病谱的变化及经济的发展、民众法律意识的增强，要求护理服务不断适应人民群众日益多样化的需求。护理人员思想的多元化也为管理人员带来了管理中的新问题，管理队伍中年龄结构不合理、高学历人员较少、知识未能及时更新和补充、观念陈旧、管理手段滞后，使得管理人员面临着巨大的挑战。

（四）全方位护理模式对护理管理的挑战

全方位管理模式是对每个人每天所做的每件事情进行全方位控制和清理的管理方法，其本质就是把组织的核心目标量化到人。全方位护理是随着健康概念的更新在最近几年发展起来的一种新型护理模式。它不仅要针对疾病的过程提出相应的护理措施和针对性的健康评估，而且要求这个护理行为本身是全面的、综合的、有个体特殊性的。

### （五）优质护理服务对护理管理的挑战

国家卫生健康委员会启动了旨在使护理工作“贴近患者，贴近临床，贴近社会”和“以夯实基础护理，提供满意服务”为主体的“优质护理服务示范工程”。优质护理服务要求实施责任制整体护理。责任护士分管一定数量的患者，对所管患者的基础护理、病情观察治疗、健康教育、康复、出院指导等工作实行全面全程负责。为保证优质护理服务的顺利开展，要求护士分层管理患者。护士的业务水平有高低，患者的病情有轻重，护士分管患者应根据能级对应原则。实施优质护理服务要求管理者简化护理文书、提高护士待遇、加强护理文化建设，真正达到“患者、护士、政府、社会四满意”的目标。

---

## 复习思考

### A1/A2 型题

1. 下列关于管理的描述，错误的是（　　）

A. 管理无处不在

B. 有人类社会的地方就有管理

C. 社会化分工日益精细的今天，不再需要管理

D. 任何管理思想和管理理论都来源于人类的管理实践

E. 中国古代很多思想家的学说言论里就体现了管理思想

2. “管理就是决策”是由（　　）提出的

A. 孔茨　　B. 西蒙

C. 法约尔　　D. 泰罗

E. 马斯洛

3. 我国现代管理发展趋势不包括（　　）

A. 由国内管理向国际化转变

B. 人治向法治转变

C. 科学管理向信息化管理转变

D. 强制性管理模式向人性化管理模式转变

E. 分离出新的职能

4. 管理概念的内涵不包括（　　）

A. 管理工作突出以人为主

B. 管理是一个动态的不断创新和发展的过程

C. 管理的目标是每个成员的个人目标

D. 管理工作包括计划、组织、控制和领导

E. 管理适用于任何组织机构和各级管理人员

5. 管理的要素有（　　）

A. 人、财、物、时间、信息

B. 主体、客体、内容

C. 天时、地利、人和

D. 计划、组织、领导、控制

E. 时间、地点、人物、任务、结果

6. 管理的二重性是指（　　）

A. 科学性和艺术性

B. 普遍性和广泛性

C. 经济性和社会性

D. 技术性和人文性

E. 自然属性和社会属性

7. 护理管理分类根据工作内容不包括（　　）

A. 护理行政管理

B. 护理人力资源管理

C. 护理教育管理

D. 护理科研管理

E. 护理业务技术管理

8. 管理者“三元”角色模式是由（　　）提出的

A. 亨利·明茨伯格

B. 世界卫生组织

C. 孔子

D. 西里尔·奥唐奈

E. 亨利·法约尔

9. 护士长在进行护士排班的工作中，实际上承担的是（　　）的角色

A. 领导者

B. 冲突管理者

C. 资源分配者

D. 代表人

E. 助理人

10. 在护理管理者的技能中，护士长更多的应具备（　　），护理部主任更多的应具备（　　）

A. 专业技能、人际技能

B. 专业技能、概念技能

C. 人际技能、概念技能

D. 人际技能、专业技能

E. 概念技能、专业技能

扫一扫，知答案

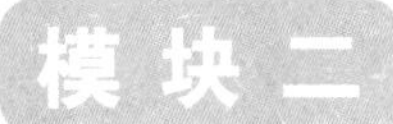

扫一扫，看课件

# 管理的理论、原理与原则

【学习目标】

掌握管理过程理论、行为科学理论、科学管理理论的主要内容。

熟悉管理理论的形成和发展；各种管理理论的代表人物。

了解古代管理思想和“现代管理理论丛林”各学派的基本观点。

### 案例导入

某医院内科护士长快退休了，需要考虑一个合格的人选接班。护理部的刘主任决定先召开医院护士长会议，广泛听取意见。消化内科护士长推荐李护士，认为她工作责任心强，人际关系好，在内科具有较高的护理技术水平。刘主任听说李护士护理技术水平的确不错，侧面听到工会干部季某说，两个月前大家选她当工会委员，她说自己不能胜任，还说太浪费时间了。外科主任又推荐普外科的孙护士，说她待人和蔼可亲，护理专业水平也不错，患者对她评价很高，科里的护理人员都很尊敬她，她的资历也比较高……与会者围绕人选进行了热烈的讨论。

思考：应该按照什么管理原理来选拔理想的内科护士长呢？

## 项目一　管理的基本理论

管理是人类社会存在的一种方式，自从有了人类社会就有了管理实践。在管理成为独立的学科之前，管理可分为两个阶段：早期管理实践与管理思想阶段（从有了人类集体劳动开始到 18 世纪）和管理理论产生的萌芽阶段（从 18 世纪到 19 世纪末）。管理成为独立的学科之后，经历了三个发展阶段：古典管理理论阶段、行为管理理论阶段和现代管理理论阶段。

## 一、古典管理理论

古典管理理论是指19世纪末至20世纪初，为了适应生产力发展的要求，西方国家开展了科学管理运动，从而形成的管理理论。古典管理理论注重管理的科学性、精确性，把管理的对象视为被动的受支配者、机器的附属物。其杰出代表分别是美国的弗雷德里克·温斯洛·泰罗、法国的亨利·法约尔和德国的马克斯·韦伯。

### （一）科学管理理论

弗雷德里克·温斯洛·泰罗是美国古典管理学家，科学管理的主要倡导者，主要代表作为《科学管理原理》，被称为“科学管理之父”。他首创的科学管理制度对管理思想的形成与发展有很大的影响。

1. 科学管理的主要内容　泰罗科学管理思想的中心问题是提高劳动生产效率，主要内容包括以下几点。

（1）选择培训一流的工人　泰罗认为一流工人包括两个方面：一是该工人的能力最适合做这种工作；二是该工人必须愿意做这种工作。人的天赋与才能不同，身强力壮的人干体力活可能是一流的，心灵手巧的人干精细活可能是一流的。所以要根据人的能力和天赋把他们分配到相应的工作岗位上去。而且还要对他们进行培训，教会他们科学的工作方法，激发他们的工作热情。

（2）实行差别计件工资制度　泰罗认为，计时工资不能体现按劳付酬，工人磨洋工的重要原因之一是付酬制度不合理。在计件工资制度下，工人们逐渐发现只要劳动效率提高，雇主必然降低每件的报酬单价，这样实际上是提高了劳动强度。因此，工人们只要做到一定数量就不愿多干。为此，泰罗通过研究，在科学地制定劳动定额的前提下，采用“差别计件工资制”鼓励工人完成或超额完成定额。如果工人完成或超额完成定额，按比正常单价高出25%计酬。如果工人完不成定额，则按比正常单价低20%计酬，这种工资制度极大地提高了工人们劳动的积极性。

（3）按照标准化操作　工人在工作时采用标准的操作方法，使用的工具、机器、材料等标准化，以利于提高劳动生产率。如泰罗进行的“铁锹试验”，首先是系统地研究铲上的负荷；其次研究各种材料能够达到标准负载的铲的形状、规格；同时还研究了铲各种原料的最好方法。这一试验使堆料场的劳动力从400～600人减少到140人，平均每人每天的操作量从$1.6\times10^4$kg提高到$5.9\times10^4$kg，每个操作人员的日工资从1.15美元增加到1.88美元。

（4）制定工作量定额　通过对工作的精心调查，泰罗认为，要挖掘工人的劳动生产率潜力，就要制定出有科学依据的工作量定额。为此，他进行时间和动作研究，研究人们在工作期间各种活动的时间构成。通过工作日写实，找出时间浪费的原因，提出改进的技术措施。测时是以工序为对象，按操作步骤进行实地测量并研究工时消耗的方法。测时可以研究和总结工人的操作经验，推广先进的操作方法，确定合理的工作结构，为制定工作定额提供参考依据。同时还研究工人工作时动作的合理性，即研究工人在工作时身体各部位的动作，经过比较、分析去掉多余的动作，提高劳动生产率，如泰罗在贝瑟利恩钢铁公司进行的“搬运铁块”研究工作就是一项很有名的试验。

（5）主张与执行计划相分离，实行职能管理　泰罗认为在企业中应把计划职能同生产操作分开，成立专门的计划部门承担计划工作，由管理当局负责；而所有的工人及部分工长只承担执行工作。这是因为工人凭经验很难找到科学的工作方法，而且他们也没有时间研究这方面的问题。

（6）提出例外原则　泰罗认为高级管理人员应避免处理工作中的繁琐杂事，把处理一般日常事务的权力授予下级管理人员，把时间应用在考虑企业的方针、政策、改革及重大人事等问题上，只有“例外”情况和问题才提交高级管理人员处理。

2. 科学管理的主要贡献　列宁对泰罗的科学管理做出了评价：“泰罗制同资本主义其他一切进步的东西一样，一方面是资产阶级剥削的最巧妙的残酷手段，另一方面是一系列最丰富的科学成就，即按科学来分析人在劳动中的机械动作，省去多余的笨拙动作，制定最准确的工作方法，实行最完善的计算和监督制度等。”列宁精辟地阐述了科学管理的性质。由于当时的社会背景，泰罗首先是站在了资产阶级一边，研究科学管理的目的主要是为了使资本家获得更大的剩余价值及调和阶级矛盾。泰罗科学管理的主要贡献是促使劳资双方的互相合作，实现人们的心理平衡；谋求最高的生产效率，降低成本；提倡在生产管理的实践中运用科学的方法代替传统的经验管理方法；初步建立了管理科学的知识体系，使科学管理的知识、方法和制度构成了一个整体。

3. 科学管理理论在护理管理中的应用　科学管理理论对护理管理产生了深远的影响，如早期实行的功能制护理，即按护理工作内容对护士进行分工，使治疗工作、临床护理工作分别由治疗班、护理班专门护士担任，可以减少人力、节省时间、提高工作效率；对护理技术操作进行动作和时间研究，制定出了护理技术操作规程和标准，并以此训练和考核护理人员的技术操作水平；在护理组织上，明确各层次护理人员的职责，在护理管理上，建立绩效奖励制度和绩效考核方法等，有效地调动了护士工作的积极性。

### （二）管理过程理论

1. 管理过程理论的主要内容　法约尔的管理过程理论的主要内容在他的代表作《工业管理与一般管理》一书中体现。其思想、观点主要有以下两个方面。

（1）企业的经营与管理　法约尔认为经营是指导或引导一个组织趋向某一既定目标的

过程，它的内涵中包括了管理。为了区别经营与管理的概念，法约尔从企业角度出发，将企业的经营活动划分为技术活动——生产、制造和加工等；安全活动——资产、人员安全保障；商业活动——采购、销售和交换等；财务活动——资本筹集及有效运用；会计活动——存货的盘点、资产表的制作、成本核算、统计等；管理活动——计划、组织、指挥、协调和控制等。

（2）管理的职能　法约尔对什么是管理做出了明确的回答。提出管理的组成要素，即划分了管理的五项职能：计划、组织、指挥、协调和控制，并做了较为详细的论述。

2. 管理过程理论的主要贡献　法约尔的管理理论从企业整体的角度来研究如何提高企业的生产效率，强调较高层次的一般管理。著名管理学家厄威克说："泰罗把工作主要放在作业场上，从工业等级的底层向上研究，而法约尔集中注意经理人员并向下研究。"说明法约尔的管理理论比较具有概括性和普遍性。

法约尔所创建的管理过程理论至今仍然影响很大，西方称他是一位阐述一般管理理论的先驱、管理过程学派的创始人、伟大的管理教育学家、管理过程理论之父。主要贡献是管理过程理论的提出扩展了管理理论的领域，形成管理学理论学派中一个具有影响力的学派，即管理过程（或管理职能）学派，为社会各种组织的管理活动提供了科学依据；管理过程理论具有很强的系统性和理论性，特别是对管理过程的职能划分，为近一个世纪管理科学的研究提供了一个科学的理论框架，也为现代管理理论科学体系的形成奠定了基础。

3. 管理过程理论在护理管理中的应用　在护理管理中，强调护理管理者必须履行管理职责，负责本部门工作的计划、组织、指挥、协调和控制工作；有正式的护理管理组织系统，各层管理人员的职责、权力和利益明确，有明确的管理职责和一系列的规章制度；实行奖罚制度，保持护理队伍的稳定；注重培养护理人员的创造精神与弘扬团队精神等。

## 二、 行为管理理论

行为科学理论产生于20世纪20年代，是西方管理思想和理论第二个发展时期的标志。学术界一般将行为科学理论划分为两个发展阶段、三个部分内容。第一发展阶段以梅奥的人际关系学为代表，第二发展阶段重点研究动机和激励理论、领导效能理论。行为科学的三部分内容是人际关系理论、激励理论和效能理论。梅奥的人际关系理论是建立在著名的霍桑试验基础上，并成为行为科学理论的重要基础。

在霍桑试验的基础上，梅奥分别于1933年和1945年出版了《工业文明的人类问题》和《工业文明的社会问题》两部著作。霍桑试验及梅奥对霍桑试验结果的分析，对西方管理理论的发展产生了重大的影响。梅奥因此成为早期行为科学学派，即人际关系学派的主要代表人物，《工业文明的社会问题》是他的主要代表作。

### （一）霍桑试验

霍桑试验是指 1924～1932 年间在美国芝加哥郊外西方电气公司所属的霍桑工厂中进行的一系列试验。霍桑工厂是一家拥有 2.5 万人的大型企业，专营电话机和其他电器设备。尽管霍桑工厂具有较完善的娱乐设施、医疗制度和养老制度，但工人们仍有强烈的不满情绪，生产效率很低。为了探究原因，1924 年 11 月，美国国家研究委员会组织了一个由多方面专家组成的研究小组进驻霍桑工厂开始进行试验。试验分成了四个阶段：照明试验、继电器装配工人小组试验、大规模访谈试验和对接线板接线工作室的研究。

1. 照明试验　照明试验的目的是研究照明情况对生产效率的影响。专家们选择了两个工作小组，一个为试验组，另一个为控制组。试验组照明度不断变化，控制组照明度始终不变，当试验组的照明度增加时，该组产量如预期的增加。与此同时，控制组的产量也在不断提高。通过这个试验，专家未发现照明度的改变对产量的影响。

2. 继电器装配工人小组试验　这一试验的目的是研究工作条件中各种因素的变化对工人工作效率的影响。试验小组由自愿参加的普通装配工组成，试验在一间隔离的房间进行。试验中，研究小组分期改善工作条件，如增加工间休息、公司负责供应午餐和茶点、缩短工作时间、实行每周工作 5 天、实行团体计件工资等，在实行了这些措施 1 年半后，研究小组决定取消工间休息、取消公司供应的午餐和茶点，每周仍然工作 6 天，结果产量仍然维持较高水平。是什么原因使这些工人提高了生产效率呢？研究小组提出了五种假设，在排除了四项后，将注意力集中在第五种假设上，即监督和指导方式的改变能促使工人改善工作态度，从而提高产量。因此，研究者开始把研究的重点放在工人的工作态度及可能影响工人工作态度的因素上，这是霍桑试验的一个转折点。

3. 大规模访谈试验　访谈研究的主要目的是调查工人的士气，了解工人对工作、监工、公司和令他们烦恼的任何问题的看法，探究这些看法如何影响生产效率，采用自由交谈方式，工人们通过交谈大大地发泄胸中的闷气，工作态度随之发生转变，原因是因为他们看到自己的意见被采纳，参与了决定工厂的经营与未来的过程。通过这些研究发现，影响生产效率最重要的因素是工作中发展的人际关系，而不是待遇及工作环境。研究小组还发现，每个工人工作效率的高低，不仅取决于他们自身的情况，还与他所在的小组中的其他同事之间的关系有关。任何人的工作效率都要受工作同事们的影响，这个结论使研究进入到第四个阶段。

4. 对接线板接线工作室的研究　该研究的目的在于揭示能激励工人动机的重要社会因素。研究小组通过 6 个月的持续观察发现大部分成员都故意自行限制产量，公司确定的工作定额为每天焊接 7312 个接点，但工人们自己确定的非正式标准为 6000～6600 个接点。工人对待他们不同层次的上级持不同的态度，认为小组长是他们的小组成员之一；对小组长的上级股长，大家认为他有点权威；对股长的领班，大家对他既尊敬又有顾忌。

成员之间存在着一些小团体，工作室中存在着派系，都有自己的行为规范，如不能工作太多，否则就是害人精；不能工作太少，否则就是骗人精；不能在主管面前打小报告，否则就是告密者。这一研究结论表明应提供机会让工人诉说内心不满；工人们的生产态度与他们的感情是密切相关的；工人的情感与要求往往受过去和现在的工作岗位所左右；可分析工人们的不满现象是产生于客观条件还是主观因素。这些内容为人际关系理论的形成及行为科学的发展奠定了基础。

### （二）人际关系理论的主要内容

1. 工人是“社会人”而不是“经济人” 科学管理的基础是把人当成“经济人”，认为金钱是刺激人们工作积极性的唯一动力。梅奥则认为，工人是“社会人”，影响人们生产积极性的因素除了物质以外，还有社会和心理因素。

2. 企业中存在着非正式组织 梅奥认为，在企业的共同工作中，人们必然相互发生关系，形成一种非正式团体。非正式组织形成的原因包括地理位置关系、兴趣爱好关系、亲戚朋友关系等，它在某种程度上左右着成员的行为。非正式组织的优点是使个人有表达思想的机会、能提高士气、促进人员的稳定、有利于沟通、增强自信心、减少紧张感觉、扩大协作程度、减少厌恶感等。

3. 工人的工作态度及与周围人的关系是影响工作效率的关键因素 梅奥认为，工作条件、工资报酬并不是决定生产效率高低的首要因素，提高生产效率的主要方式是提高工人的满意度。工人的满意度越高，士气就越高，生产效率也就越高。因此，一个管理者，不仅要考虑职工的物质需要，还要考虑职工的精神需求。

### （三）人际关系理论的贡献

梅奥的人际关系理论为管理思想的发展开辟了新的领域，为管理方法的变革指明了方向，主要贡献是重视管理干部自身的人际关系及协调人际关系的能力；加强意见沟通，允许职工对作业目标、作业标准和作业方法提出意见，鼓励上下级之间进行意见交流；强调对管理者和监督者进行教育和训练，改变他们对工人的态度和监督方式；建立面谈和调解制度，消除职工的不满和争端；否定了古典管理方法强迫职工服从的做法，提倡下级参与企业的各种决策，以此改善人际关系。

### （四）人际关系理论在护理管理中的应用

人际关系理论的发展对护理管理也产生了较大的影响。在现代护理管理中，护理管理者全面贯彻以人为本的管理思想，关心、尊重、培训护理人员，尽量满足护理人员的合理需要。在护理工作中，从“以疾病为中心”的传统护理模式向“以患者为中心和以人为中心”的整体护理模式转化，强调护理管理者要处理好与护理人员、其他医务人员、患者及患者家属之间的人际关系，采取各种措施保护和调动护理人员的积极性，满足护士不同层次的需求，建立双向的沟通渠道，采用参与式的管理方式，重视对护士工作的激励和奖励。

## 三、 现代管理理论

第二次世界大战之后，对管理的研究掀起了热潮，许多学者和管理学家提出了各自的理论和新学说，并形成各种不同的学派。美国管理学家孔茨于1980年在他的《再论管理理论的丛林》一书中，把现代管理的各种学派形象地描述为像“丛林”一样相互依存，认为管理理论学派已发展到11个。

### （一）代表性的学派

1. 系统管理学派　系统管理理论来源于一般系统理论和控制论，它侧重于用系统的观点来考察组织结构及管理的基本职能。代表人物为卡斯特等，其代表作是《系统理论和管理》。

2. 权变理论学派　权变理论是一种较新的管理思想，是美国20世纪70年代初形成的一个流派。该流派是美国和英国的学者共同创立的。1976年美国卢桑斯的《管理导论：一种权变学说》一书是现代比较系统的权变管理理论的代表。

3. 决策理论学派　决策理论学派是从社会系统学派中发展出来的。它的代表人物是美国的管理学家赫伯特·西蒙，其代表作是《管理决策新学科》。

4. 经验主义学派　该学派主要强调把管理的经验作为管理活动研究的对象，分析、比较和研究各种管理的实际经验，从中获得一般性的结论和原则，使其系统化、理论化，然后再指导管理活动。其代表人物主要是美国著名管理学家杜拉克和戴尔等人，其代表作有《有效的管理者》和《伟大的组织者》等。

5. 社会系统学派　社会系统学派以美国管理学家切斯特·巴纳德为代表。巴纳德认为，社会的各级组织都是一个协作的系统，管理人员是协作系统中的关键因素，在系统中作为相互联系的中心，对协作进行有效的协调，以便协作系统能够维持运转。

6. 管理科学学派　管理科学学派是泰罗科学管理理论的继续和发展。其代表人物是美国的伯法等人，代表作是《现代生产管理》。这一学派以现代自然科学和技术科学的最新成果，如数学、电子计算机、通讯及系统论、控制论、信息论等知识为基础，形成了一系列新的管理方法与技术。

20世纪90年代以来，信息技术高速发展，全球竞争日趋激烈，经济一体化程度大大提高，这些变化也触及管理学的一些问题。在这一时期管理理论新思潮就是企业再造理论和学习型组织。

### （二）现代管理理论丛林在护理管理中的应用

现代管理理论丛林对护理管理产生着深刻影响。如树立以人为中心的管理理念；加强护理安全管理，预防差错事故的发生。在护理管理实践中，用系统理论和权变理论指导护理工作，用系统方法解释护理管理过程、建立患者分类系统、进行人力资源管理和护理质量管理；实行目标管理，提倡护理人员参与管理与自我管理；强调护理决策的科学性和民主化；强调及时准确的信息反馈和电子计算机在护理管理中的应用；护理管理教材围绕管理职能展开研究并指导护理管理实践；等等。

# 项目二　管理的基本原理与原则

管理基本原理是对管理工作的本质和规律的科学总结。研究如何正确有效地处理管理各要素及其相互关系，以达到管理的基本目的。管理原理的表现形式是多样的，国内多数管理学家概括为系统原理、人本原理、效益原理、动态原理。

## 一、现代管理的基本原理

### （一）系统原理

#### 1. 系统的概念与特征

（1）系统的概念　系统是由相互依赖、相互作用的各种要素组合而成的，具有特定功能并处于一定环境之中的有机整体。一个系统必须具备构成系统的要素；各要素处在一定的环境之中；各要素之间是相互作用、有机联系的；具有特定的功能。

一个部门、一所医院、一所学校、一个工程都可以看作一个系统。一个大系统可以根据功能的不同再划分为分系统或子系统，但它们之间是相互联系、相互制约的，处在一个有机的整体之中。

（2）系统的特征　系统具有关联性、目的性、最优性、整体性、层次性等特点。

①关联性　关联性是指系统的各要素之间、要素与系统之间、系统与环境之间的普遍联系，它们之间相互制约、相互影响，不可分割。系统中某一要素发生变化，就会影响其他要素发生相应的变化，整体也必然发生变化。

②目的性　一个系统必须有明确、共同的目的，系统内的各个部分都是为了一个共同的目的而形成的有机整体。

③最优性　系统中存在着能量、信息和物质等动态变化的交换过程。为了使交换过程最优化，要求最优决策、最优计划、最佳控制等。

④整体性　要素与系统是不可分割的，系统不是各个要素的简单组合，尽管各要素不都很完善，但它们可以综合组成具有良好功能的系统。这种良好功能的系统可以产生整体功能大于部分功能之和的作用。

⑤层次性　首先是系统结构的层次性，指一些子系统属于支配地位，而另一些子系统处于从属地位。其次是有序性，是指系统内的运动是有序的，系统的物质、能量、信息的流通和作用都是以一定的渠道和顺序进行的。再次是规律性，是指系统的变化与发展不是

随意的，而是受系统内外因素的制约，依据一定的规律变化发展的。

2. 系统原理在护理管理中的应用　系统原理在护理管理中的应用非常广泛。护理组织系统内的人员组成、层次结构、职务权责的分界，以及各种护理活动，如使用护理计划、人力规划、排班等都是系统理论的应用。20 世纪 80 年代兴起的整体护理模式也是系统原理的体现。整体护理思想认为护理管理的对象是人，人作为自然系统中的一个分系统，又有许多子系统，如神经、循环等系统。人与周围环境交换物质、能量和信息，与周围其他人相互作用，受更大系统如家庭和所在群体的控制。因此，要想维持机体的平衡或重新恢复机体的内在平衡，不能只限于对机体内各系统或各器官的功能进行协调平衡，还要注重环境中其他人、家庭、社区，甚至更大的群体等对机体的影响，只有这样才能使个体或群体的整体系统功能更好地运转。

### （二）人本原理

1. 人本原理的概念　人本原理是人本主义思想在管理学中的反映，它综合了泰罗的科学管理理论和梅奥的行为科学理论，主张在按照规章制度进行严格管理的同时，重视发挥员工的积极性、主动性和创造性，使组织目标的实现与组织中人的发展有机地结合起来。也就是说，管理的人本原理要求在管理工作中把人作为管理活动的主体，发挥人的主观能动性。这既是实现组织目标的重要保证，也是促进人类的发展的必然要求。

2. 人本原理在护理管理中的应用

（1）注重人的个性差异，用人所长　人与人之间存在着个性差异，这是由不同的遗传、环境与教育等因素造成的。护理管理工作要注重每个人的个性差异，做到“用人所长”，充分发挥每个人的潜力和积极因素，使具有各种个性差异的人都能各得其所地发挥最大限度的作用，获得最大限度的发展，为社会、为护理事业做出最大的贡献。

（2）注重知人、用人与育人的有机结合　俗话说“知人善任”，“知人”就是要对拟用的人有较充分的了解。医院在招聘护士时，可以通过考试、面试及试用期间的观察等渠道来了解其家庭、背景、所受教育状况、工作经历、为人处世等各方面的情况。另外，现代管理学中的智力测验、能力倾向测试及职业倾向测试等结果也具有一定的参考价值。在人员使用过程中，也可对人员进行进一步考察、了解，调整工作岗位，使其发挥出更大、更好的作用。

（3）处理好组织中的人际关系，创造和谐、协调的组织环境　行为科学的研究结果表明，组织中的人际关系对人的行为和组织目标的实现有极大的影响。要在组织内建立良好的人际关系，必须树立以人为中心的管理新观念，这就要求组织中的一切工作必须是为了人的活动而进行的，要体现职工的主体意识和主人翁精神，建立新型的管理者和被管理者的关系，在广泛发挥人民群众当家做主精神和充分发扬民主的基础上，实行统一领导、分级管理，形成既有集中又有民主，既有自由又有纪律，既有个人心情舒畅又有集中统一意志的生动活泼的局面，保证管理工作的顺利进行。

### （三）效益原理

所谓效益原理，是指在管理工作中始终不断地追求效益，以最小的资源消耗和代价，获得最佳的社会效果和经济利益。效益是任何一个组织都必须关注的核心问题，任何一种组织，无论是生产性组织，还是服务性组织，都必须讲究效益、追求效益，并不断地提高效益。管理就是提高效益，提高效益就要加强管理，任何管理工作都要提高工作效益，创造更多、更好、更高的社会效益与经济效益，为组织、为社会做出更多、更大的贡献。

### （四）动态原理

管理是一个动态的过程，是管观者与被管理者共同达到既定目标的活动过程。

1. 动态原理的基本内容　动态原理认为，管理的对象是系统，任何系统的正常运转，不仅受到系统本身的限制和制约，还受到环境的影响和制约，并随环境的变化而变化。随着系统内、外环境的变化，人们对系统目标的认识也在不断深化，这就要求管理者不断更新观念，及时根据环境和条件的变化调整管理的目标、策略与手段，避免僵化与教条。

2. 动态原理在护理管理中的应用　随着现代护理模式的发展，新的卫生政策、管理方法、管理制度的出现，护理人员的思想、观念、知识结构和行为方式也在发生变化，这对护理管理工作提出了新的要求。

（1）具备动态管理理念　护理管理者要具备动态管理理念，对护理管理问题具有预见性，增强组织的适应能力，以免导致护理管理的被动局面。

（2）用动态原理指导实践　护理管理者在做制订工作计划、配置人力资源等方面的工作时应遵循弹性和随机的原则，根据变化收集信息，及时反馈，对管理目标及管理方式进行调整，因地制宜，保持充分的弹性，有效地进行动态管理，以适应环境变化对护理管理的要求，维持组织的稳定性和发展活力。

## 二、 现代管理的基本原则

现代管理的基本原则包括：反馈原则、能级原则、动力原则、弹性原则、价值原则、整分合原则。

### （一）反馈原则

反馈是控制论的一个重要概念，并成为控制方法的重要特征。反馈就是由控制系统把信息输送出去，又把作用结果返送回来，并对信息的再输出发生影响，起到控制的作用，以达到既定的管理目标。

反馈原则是指管理者在进行组织系统的管理活动时，为了保证及时、高效、准确地完成组织任务和目标，必须及时了解系统外部环境和系统内部状态的变化，随时随地把系统运行的状态和输出的结果与原定的计划和目标进行比较。一旦发现系统状态及输出结果与原定的计划和目标有较大的偏离时，应及时调整计划，修改组织目标，采取必要的纠偏行动来调整、控制系统的活动，使系统的运行状态和输出结果与原定计划目标尽可能地保持一致，确保原定目标的实现。

反馈原则广泛运用于护理质量管理过程中。如护理部下达任务后，同时要制订反馈方案，通过全面检查或定期检查、抽查，发现问题和偏差，及时纠正和改进，从而保证优质高效地完成护理任务。有些护理管理决策方案在实施中通过反馈调节，根据执行情况调整原来的计划和措施，使之达到优化管理的要求。

### （二）能级原则

管理能级中的“能”是指人们不同的才能，“级”是指人员所处的不同层次或级别的岗位、职位。管理的层次与管理的能级成正比，高层次的管理组织对低层次的管理组织具有一定的影响力，叫作“管理势”。任何一级的管理组织都具有自己的管理范围和影响力，从而形成了该管理组织的能级。在管理工作中，根据不同的能级，建立层次分明的组织机构，安排与职位能级相适应的人担负管理任务，给予不同的权力和报偿，以发挥不同能级层次上管理人员的最大潜能，达到管理效益的最大化，这就是管理的能级原理。

管理组织的能级层次一般划分为四层：第一层为决策层，是一个管理组织的最高层次，决定组织的战略任务、方向和大政方针；第二层为管理层，可以根据战略任务、方向与方针政策，制订组织的具体实施计划方案，下达管理指令；第三层为执行层，负责贯彻执行管理指令，直接组织人、财、物等资源，以实现管理决策目标；第四层为操作层，负责根据执行层的组织、调配进行具体操作，完成各项具体任务。各级管理组织和管理人员，必须弄清楚自己所处的能级地位及管理角色，以保证组织的有序运转。

### （三）动力原则

管理的动力原则是指管理者在从事管理活动时，必须正确认识和掌握管理的动力源，建立并运用有效的管理动力机制，有效地激发、引导、制约和控制被管理者以满足需求为动力的种种行为活动，使被管理者的行为能聚集到使组织整体目标实现的方向上，从而使管理活动有序、高效、持续地进行，保证组织目标的实现。所谓管理的动力源，是指在管理活动中所有可能导致人们从事管理活动的种种需求，被管理者在自身的某些生理需求或心理需求的驱动下，总有积极参加组织活动的愿望，有对满足自己各种需求的追求。管理的基本动力有物质动力、精神动力、信息动力。物质动力指物质鼓励和社会经济效益对人所激发出的动力。在管理中应该重视运用工资、奖金、福利、津贴等经济手段，满足个人的基本物质需要，对个人的行为发挥鼓励作用。但是物质动力也不是万能的，如果运用不当会助长“拜金主义”“物质至上”等不良倾向，使人们的奉献精神淡漠。因此，在管理工作中必须重视精神动力的巨大作用，要把精神激励和物质鼓励结合起来。管理工作中的精神动力，包括对理想信念的追求、精神鼓励和思想政治工作。进行管理预测或决策，需要大量的、来自各个方面的信息，这些对实现管理目标有用的信息就是信息动力。但是信息量必须适当，否则过量的信息可能导致管理人员无所适从，反而变成管理的阻力。

护理管理工作中必须根据不同时间、不同情况下，不同护理人员的不同需要，充分利用物质动力、精神动力、信息动力，不断调动下属积极性，保证管理活动顺利进行。

### （四）弹性原则

管理的弹性原则是指管理者在对组织系统进行管理时，在对组织系统与其外部环境联系的深入了解和认识的基础上，结合组织系统内部结构功能的特点，对影响组织系统运行的各种因素进行科学的分析和预测，在充分了解组织系统的所有可能发展前景的情况下，对制订的决策、目标、计划、战略等都留有充分的余地，以增强组织系统的应变能力。

管理弹性的类型有局部弹性和整体弹性，积极弹性和消极弹性。局部弹性是指任何管理活动都必须在一系列的管理环节上保持可以调节的弹性，特别是在重要的关键性管理环节上，必须保持足够的可以调节的余地。整体弹性是指每个层次的管理系统都应具有适应情况变化的应变能力。积极弹性是指根据组织系统内部管理工作实际情况的需要，保持适当的可调节性。积极弹性的着眼点是在管理工作中“多一手”，多一个保险措施，做到有备无患，以防不测。如护理管理者在人力、物力、时间安排上留有余地，以备紧急状态应急抢救之需。在管理活动中，管理者故意地宽打窄用，或有意识地压低任务、指标，这就是消极弹性。消极弹性的出发点是管理者为了自己求稳、求安，为了自己的个人利益而故意“留一手”，从而助长了官僚主义、形式主义，以及弄虚作假、不思进取等不正之风。在管理工作中我们既要注意局部弹性，又要注意整体弹性，要努力保持和加强积极弹性，尽力防止和克服消极弹性。

### （五）价值原则

管理的价值原则是指管理者在管理过程中以提高效益为中心，科学、有效、合理使用人、财、物、时间、信息等资源，创造最大的经济价值和社会价值，即以最少的耗费获得最高的利益。

### （六）整分合原则

现代高效率的管理，要求必须首先深入、整体地了解系统的总体任务，在此基础上将总体任务分解为一个基本组成单位，明确分工，建立责任制，然后进行科学的组织综合，这就是管理的整分合原理。管理的整分合原理要求管理者在进行现代管理活动时，必须从系统运作的“整、分、合”三个环节出发，把管理过程分为三个步骤，即整体把握、科学分解、组织综合。“整”是整分合原理的首要环节，是管理工作的前提，是系统论的整体观点在管理实践中的体现，是保证分工合理而有序的重要条件。科学分解是整分合原理的关键环节。组织综合是反映管理水平的主要环节，是组织系统正常运转的组织保证。

管理的整分合原则贯穿于管理工作的全过程和管理各个环节之中。如医院的总体目标是由医疗、护理、后勤及各个职能部门的分工协作实现的，每个部门均有相应的责任和权利。护理系统的目标任务又是由不同层次的护理单元分工协作完成，每个护理单元都有明确的权利和责任制度来保证目标的实现。在管理实践中运用整分合原理时，应注意科学分解是整分合原理的核心，管理职能不能分解，有效的协作是有效管理的保证。

## 复习思考

### A1/A2 型题

1. “知人善任”是以（　　）为思想基础的

A. 系统原理　　B. 整分合原理　　C. 反馈原理
D. 弹性原理　　E. 人本原理

2. 管理过程中，“留一手”是（　　）的体现

A. 系统原理　　B. 整分合原理　　C. 反馈原理
D. 弹性原理　　E. 人本原理

3. （　　）被称为“科学管理之父”

A. 泰罗　　B. 法约尔　　C. 韦伯
D. 梅奥　　E. 孔茨

4. 管理发展成为一门科学，是从（　　）开始

A. 18 世纪初　　B. 18 世纪末　　C. 19 世纪末
D. 19 世纪初　　E. 20 世纪

5. 提出人际管理理论的管理学家是（　　）

A. 泰罗　　B. 法约尔　　C. 韦伯
D. 梅奥　　E. 孔茨

扫一扫，知答案

扫一扫，看课件

# 模块三 计划职能

【学习目标】

掌握计划的概念、步骤；目标管理的概念、程序；时间管理的概念、过程、方法。

熟悉计划的类型；目标的概念、目标管理的特点；时间的本质、时间管理的意义和作用。

了解计划、目标管理、时间管理在护理工作中的应用。

### 案例导入

护士小孙是某医院神经内科的护士长，护理本科毕业生。工作6年后应聘到神经内科担任护士长工作。刚当上护士长，小孙工作很努力，也特别辛苦。每天她不是在帮助主班护士处理医嘱，就是帮助治疗护士静脉输液，或者是去修理病房掉下来的窗帘或是不好用的水龙头，有时这件事还没干完又急急忙忙地去做另一件事或是跟护士谈话就忘了自己准备做的事。看着她忙碌的身影，病房的护士们却批评小孙是一名不称职的护士长。

思考：1. 为什么护士长那么努力工作护士们却认为她不称职呢？

2. 怎样才能当好一名护士长呢？

3. 小孙应该怎样安排自己的工作和时间呢？

## 项目一 计 划

计划是管理的首要职能，管理的过程是以计划职能开始的。管理学家亨利·法约尔指出：缺乏计划或一个不好的计划是领导人没有能力的标志。管理即意味着展望未来，预见是管理的一个基本因素。人们在实践中总结出要想达到的预期目标，事先必须制订计划，计划与组织中几乎所有的管理活动都存在密切的联系。因此，周密详细的计划是提高护理管理效率的重要前提。有成效的计划可以使组织工作有规则、有秩序、有效率地开展。

## 一、计划的概念

计划有广义和狭义之分。广义的计划是指制订计划、执行计划、检查计划三个紧密衔接的工作过程。狭义的计划是指计划工作中计划编制的结果。计划是指根据实际情况，通过科学的预测，权衡客观的需要和主观的可能，提出在未来一定时期内要达到的目标，以及实现目标的途径。本项目单指狭义的计划，例如责任护士根据情况的不同为患者制订的护理计划；护理部制订的“全院年度护理工作计划”中就应包括由护理部制订的全院年度护理工作计划的制订过程，护理部、科护士长、护士长计划逐级实施的计划实施过程。

制订计划的过程就是一系列决策过程，其核心是择优。计划需要根据实际情况，通过科学预测，权衡客观的需要提出在未来一定的时间内要达到的目标，以及实现目标的途径。美国护理管理学家吉利斯认为，组织计划工作是由一系列步骤组成的行动过程，包括环境的调查评估、组织系统及主要子系统结构图的勾勒、组织宗旨和任务的制定、组织目标的建立、组织资源和自身能力的评估、可能的行动方案的确定、所有备选方案优劣势的分析、行动方案的抉择，以及执行计划的合适人员挑选等。计划需要回答几个方面的问题，即通常所说“5W1H”问题。预先决定做什么（what）？明确计划工作的具体任务和要求。讨论为什么做（why）？明确计划工作的宗旨目标战略。什么时间开始做（when）？规定计划中各项工作的时间和进度，以进行有效的控制。在什么地方做（where）？规定计划实施的地点或场所，掌握和控制计划实施的环境条件。何人做（who）？即何人监督执行？以及如何做（how）？制订实施计划的措施、相应的政策和规则。

## 二、计划的类型

从不同角度对计划进行分类。

### （一）按计划的期限分类

将计划分为长期计划、中期计划和短期计划。

**1. 长期计划** 一般指5年以上的计划，是指对未来较长时间所做的计划，由高层管理者制订，多为重大的方针策略，对组织具有战略性、纲领性的指导意义。长期计划需对未来发展趋势做充分预测、论证和研究，并以科学的态度、正确的步骤进行。

**2. 中期计划** 一般指2~4年的计划，要求根据组织的总体目标，抓住主要矛盾和关键问题，保证总体目标的实现。一般是由中层管理者制订，中期计划的制订要注意与长期计划和短期计划衔接，具有战役性的特点。

3. 短期计划　一般指1年或1年以下的计划，是指对未来较短时间内的工作安排及一些短期内需完成的具体工作部署，是由基层管理者制订，具有战术性的特点。

### （二）按计划的规模分类

将计划分为战略性计划和战术性计划。

1. 战略性计划　指决定整个组织的目标和方向的计划。战略性计划大都是长期计划，包括目标及达到目标的基本方法、资源的分配等，一经实施，就不易更改。如中国护理事业发展规划、医院护理人才队伍建设规划等。

2. 战术性计划　指针对具体工作问题，在较小范围内和较短时间内实施的计划。例如病区的护士排班计划、病房的月预算计划、患者的出入院计划等。战术性计划通常是某些战略性计划的一部分，是战略性计划执行的基本保证，具有灵活性的特点。

### （三）按计划的覆盖面分类

将计划分为整体计划和局部计划。

1. 整体计划　整体计划又称综合计划，指一个组织和系统一切工作的总体设计。如医院的年度发展计划。

2. 局部计划　局部计划又称专项计划，指为完成某个局部领域或某项具体工作而制订的计划。如医院护理部的年度发展计划、某病区的年度护理计划。

### （四）按计划的约束程度分类

将计划分为指令性计划和指导性计划。

1. 指令性计划　指令性计划是由主管部门制订，以指令的形式下达给具体的执行单位，并规定出计划的方法及步骤，要求严格遵守执行，具有强制性的计划，如国家的各种法规、政策等。

2. 指导性计划　指导性计划是由上层管理阶层下达到各执行单位，需要以宣传教育及经济调节等手段来引导其执行的计划。一般只要求完成任务的方向、目标和指标，对于采用何种方法完成不做具体和强制性要求。如护理部要求各病区完成住院患者的健康教育，各病区在具体执行时可以结合科室的特点和资源及人员来决定完成的方式与内容。

## 三、计划的步骤

计划是管理的一项最基本的职能，是一种连续不断的程序，经过此程序，组织可预测其发展方向，建立其整体目标，制订行动方案以达到组织目标。良好的计划必须要有充分的弹性，经过计划-再计划，不断循环，不断提高。科学地制订计划要按照一定的步骤，制订计划的步骤是否科学、合理，会影响计划的合理程度。计划的步骤可分为八个阶段。

### （一）估量形势

估量形势是对将来可能出现的或预示的机会进行初步分析，同时对可能取得的成果进行机会成本分析。对系统或组织现存形势的分析是计划工作的第一步，通过社会调查，分析、预测、掌握组织的现状及获取未来发展的背景材料，调查的目的是全面掌握整体情况，使计划建立在充分了解情况的基础上。在调查时管理人员要深入实际，对组织计划内历史现状进行完整的了解并进行相应的评估。调查分析的内容包括以下四个方面。

1. 社会需求、社会环境、社会对组织的影响因素。

2. 社会竞争。

3. 组织资源的情况，包括组织内部的实力、政策、现状及人力资源的利用。

4. 服务对象的需求。

如医院所处社区对家庭护理的需求；医院的地理位置；开展家庭护理服务的人力、物力资源情况；其他医院开展家庭护理的有关信息资料。此阶段的目的包括使管理者意识到系统是开放的系统，而将目光从战术水平提高到战略水平高度；使管理者对组织目标做出明确定义，特别要制订具体的衡量措施；在分析资源及限制因素时收集信息资料，发展组织策略。

### （二）确定目标

计划工作的第二步是在估量形势的基础上为整个组织及其所属的下级单位制定目标。通常在组织的总目标确定后，组织中各部门按照总目标再拟定各部门的分目标，而各部门的分目标又控制其基层下属单位的目标。这样层层控制，可有效地把握全体员工努力的方向，既能充分发挥全体职工的积极性和潜力，也可达到经营活动的最佳效果，同时促进组织内部团结一致，对外享有良好的声誉。

目标的内容要有明确的时间安排、清晰准确、操作性强。目标制定的要求有以下三个方面。

1. 目标的优先次序。

2. 达到目标的时间安排。

3. 目标的结构，应该能清晰、精确、具体地叙述目标。

如国家卫生和计划生育委员会（现名国家卫生健康委员会）办公厅印发了《全国护理事业发展规划（2016～2020年）》发展目标。明确了到2020年，我国护理事业发展的4个具体目标。一是护士队伍的数量、素质、能力基本能满足卫生计生事业发展和人民群众健康需求。二是优质护理服务进一步纵深开展，群众获得感显著提高。三是护理管理科学化水平明显提升。四是老年护理服务体系逐步健全，不断满足老年人健康服务需求。

### （三）评估组织现有的潜力和条件

评估组织现有的潜力和条件即评估目标资源，就是确定有利于计划实施的前提条件和期望环境。前提条件了解得越细致，计划的可行性就可能越强，如果管理者对其部门的现有条件没有一个客观的了解，就不可能制定出切实可行的目标。管理者应对其部门进行彻底评估，分析组织现有的条件和可能存在的潜力，然后勾勒出该组织的一幅完整而精确的图形。

管理人员在制订计划前必须对组织内人力资源、设备物资资源、技术力量、经费及物理环境、人际关系、与相关部门的关系、法律政策等内部和外部条件进行彻底评估，目前常用美国管理学教授韦克里于 1982 年提出的 SWOT 分析，其中 S（strength）指组织内部的优势，W（weakness）指组织内部的劣势，O（opportunities）指来源于组织外部可能存在的机遇，T（threats）指来源于组织外部的威胁或不利影响。如应用 SWOT 分析医院某科室安全管理的现状，S——三级甲等医院有较完善的护理管理体系和制度，科室设置了三级质控；W——护理人员流失率高，队伍不稳定，护理人力与工作量不匹配，新护士风险危机意识不强，护理安全高危环节多；O——护理部重视安全管理，建立了高危人群预警系统及时分享护理经验教训，医院积极改善护士待遇，科室有望解决护理人员短缺问题；T——随着人们生活水平提高对护理内涵提出更高要求，护理管理、质量和服务面临严峻挑战。

### （四）发展可选方案

制订计划的第四个步骤是发展可选方案，寻求、拟定、选择可行的行动方案。“条条道路通罗马”，描述了实现某一目标的方案途径是多条的。通常，最显眼的方案不一定就是最好的方案，对过去方案稍加修改和略加推演也不会得到最好的方案，一个不引人注目的方案或平常人提不出的方案，效果却往往是最佳的，这里体现了方案创新性的重要。此外，方案也不是越多越好。编制计划时没有可供选择的合理方案的情况是不多见的，更加常见的不是寻找更多的可供选择的方案而是减少可供选择方案的数量，以便可以分析最有希望的方案。即使用数学方法和计算机，我们还是要对可供选择方案的数量加以限制，以便把主要精力集中在对少数最有希望的方案的分析方面。发展可选方案应考虑以下五个方面。

1. 方案与组织目标的相关程度。
2. 可预测的投入与效益之比。
3. 公众的接受程度。
4. 下属的接受程度。
5. 时间因素等。

### （五）比较各种方案

在找出了各种可供选择的方案和检查了它们的优缺点后，下一步就是根据前提条件和目标，权衡它们的轻重优劣，对可供选择的方案进行比较。将几个备选方案的可变因素和不确定因素进行比较、分析、论证、评价，包括其可靠性、科学性、可行性及经费预算的合理性、效益的显著性等，并根据其前提和目标来权衡，按优先次序排列。排列方案的优先次序应根据以下五个方面。

1. 所期望的社会效益。

2. 是否符合卫生政策的规定。

3. 公众的心理准备和承受程度。

4. 社会关系的有关因素。

5. 时间安排的可行性。

### （六）选定最佳方案

这是计划工作的关键，也是决策的实质性阶段——抉择阶段，通常主管人员对各种备选方案按上述步骤进行分析、比较、排列优先次序后，结合组织、部门的实际情况和可承受的具体条件，对备选方案的合理性、可操作性和经济性等进行取舍，舍去不合理或者不可行的方案，选择可行性强、满意度高、低投入高收益的最佳方案，正式确定。

有时，经过评估会发现一个最佳方案，但更多的时候可能会有两个或更多的方案是合适的，这时主管人员必须确定一个优先选择的方案，然后将另一个方案进行细化，以作为后备方案。

### （七）制订辅助计划

辅助计划是总计划下的分计划，是对主计划的支持。即在选定计划方案后，派生出以辅助和扶持该方案的具体计划。如建立社区家庭护理服务的总计划中就有设备的添置计划、资金的使用计划等辅助计划。再如当一家公司决定开拓一项新的业务时，这个决策需要制订很多派生计划作为支撑，比如雇佣和培训各种人员的计划、筹集资金计划、广告计划等。辅助计划是保证总计划能按时有效执行并达到预期目标的必要措施。

### （八）编制预算

在做出决策和确定计划后，计划工作的最后一步就是把计划转变成预算，使计划数字化。预算是通过数字来大体反映整个计划。编制预算实质上是资源的分配计划，包括人员、设备、经费、时间等方面的内容。通过编制预算，组织应对各类计划进行汇总和综合平衡，控制计划的完成进度，才能保证计划目标的实现，如分类预算出各种费用的开支情况。编制预算，一方面是为了计划的指标体系更加明确，另一方面是使企业更易于对计划执行进行控制。定性的计划往往在可比性、可控性和进行奖惩方面比较困难，而定量的计划具有较硬的约束。

## 四、计划在护理管理中的应用

护理管理工作中的计划一般包括三个方面。

1. 护理服务计划 包括完善与提高护理服务质量计划、物资计划及减少资源浪费计划、患者及陪护管理计划、成本及效益等方面的计划。

2. 护理人员计划 制订护理人员计划首先要明确为实现组织目标所必需的人员数量和类型，然后考察现有的人力资源情况，制订出满足未来人力资源需求的计划方案。具体包括：护理人员的选用、培养、分工与晋升计划，以及护理人员的考评及奖惩计划等。

3. 预算计划 包括人力预算、物资预算及日常的护理运转预算等。

# 项目二 目标管理

管理专家彼得·德鲁克于1954年在其名著《管理实践》中最先提出目标管理，他认为并不是有了工作才有目标，而是有了目标才能确定每个人的工作。目标管理是让组织的主管人员和员工亲自参加目标的制定，在工作中实行自我控制，并努力完成工作目标的一种制度或方法。

## 一、 目标管理概述

### （一）目标

1. 目标的概念 在确立目标之前，组织必须明确其宗旨和任务。宗旨是组织的中心思想和信念，任务是组织努力的方向，而目标则是在宗旨和任务指导下，整个组织要达到的可测量的、最终的具体成果。

2. 目标的性质

（1）目标的层次性 一个组织从结构上看是分层次的系统组织，因此组织的目标也应层层分解，构成一个完整的目标系统。组织目标有总目标和次级目标，次级目标为总体目标的实现提供基础条件。

（2）目标的网络性 目标和具体的计划构成网络，组织的目标通常是通过各种活动在网络中相互联系、相互促进来实现的。有效的组织结构应该使目标之间左右关联、上下贯通、彼此呼应、融为一体。

（3）目标的多样性 目标的多样性表现在目标按优先次序分为主要目标和次要目标，按时间长短分为长期目标和短期目标，按目标的性质分为定性目标和定量目标等。

3. 目标的作用 目标在管理中决定着各种管理活动的内容，决定着管理方法的抉择，决定着管理的结构、层次的确定、人员的配备等。

（1）导向作用 目标是组织要达到的未来理想的状态，对组织管理活动、组织发展规划、成员努力方向等起着导向作用。目标的导向作用与管理效能直接相关，可以用公式表达：目标×工作效率=管理效能。因此，目标直接影响组织活动及成员的行为，关系到组织兴衰，而管理者也只有明确组织目标才能判断组织的正确方向。

（2）协调作用　目标规定了组织成员的具体任务及责任范围，对各部门及其成员的思想和行为具有统一和协调的作用。明确而切实的目标，可以使上下左右思想和行动一致，从而提高工作效率。

（3）推动作用　目标反映社会、集体、个人对某种需要的愿望和要求，决定着组织未来的走向，对成员的行为具有推动作用。一个明确具体、切实可行的目标，可以激发人们的动力，鼓舞士气，提高组织成员的自觉性和责任感。

（4）标准作用　目标兼有标准作用。目标可成为组织成员工作成效的衡量尺度。评价结果、及时反馈，帮助组织成员进一步明确行动方向，为实现组织目标努力。

（5）激励作用　目标具有激励作用。切实可行的组织目标，将个人的需要与组织目标结合起来，对组织成员产生强烈的期望，以提高其工作的主动性和责任感，并激励人们在实现目标的同时发挥更大的潜能，获得个人的更大发展。

4. 确定目标的标准　美国潜能大师伯恩崔西说："成功就等于目标，其他一切都是这句话的注解！"明确、具体、切实可行的目标应具备以下标准。

（1）目标的陈述应规范明确　清楚地表示出可供观察的行为，如"使 ICU 的护士熟悉呼吸机的使用"就是一个模糊的目标，而"在 ICU 的护士应有独立使用呼吸机的能力"就是较为明确的目标。

（2）目标要有明确期限　目标中应含有明确的时间跨度，也就是实现目标的期限。一般护理组织的目标时限可按天、周、月、季度、年度等为基础。如在 1 年内使全体护士护理操作考试合格率达到 90% 以上。

（3）目标要明确约束条件　组织成员要在一定环境条件下完成任务，实现组织目标，所以制定目标时要确定实现目标的范围和基本前提条件。如"在维持去年患者出院满意率的基础上提高本年度床位的周转率"。

（4）目标必须能够实现　目标虽然具有一定的难度，能激发员工的挑战性，但目标应该是适宜的，是经过努力能够实现的。高不可攀的目标则会挫伤员工的积极性，而目标太低不仅不能有效激发员工的主观能动性，还会产生消极影响，因此目标必须是可以层层落实的。只有下一级的目标实现了，上一级的目标才有实现的保证。所以部门的目标不能套用上级目标，而必须根据上级的目标和部门的情况制定具体目标。

（5）目标必须可测量或评价　为了保证目标的顺利实现，就要对目标实施监督和检查，就必须按期考核、测评。所以目标应尽可能的数量化、具体化，使目标具有可测量性。所谓数量化，就是给目标规定明确的数量界限。如使用率、百分比、评分等方法。所谓具体化，就是对目标的描述尽可能详细和明确，便于操作。如提高护理质量的目标可具体为"急救物品完好率达 100%、住院患者压疮发生率为 0%"等。

（二）目标管理

1. 目标管理的概念　目标管理是一种管理思想，也是一种管理方法。在这种管理方法中，组织中的管理者和被管理者一起制定目标，并共同实施以保证组织目标的实现。目标管理是组织中的最高领导层根据组织面临的形势和社会需要，与下属商量后制定出一定时期内组织经营活动所需达到的总目标，并以书面文件的形式予以制定，然后层层落实，要求下属各部门主管人员及每位职工根据上级制定的目标，分别制定分目标和保证措施，形成一个目标体系，并把目标的完成情况作为各部门或个人考核依据的过程。目标管理的实施过程一般分以下六个步骤。

（1）上下级共同商定各级目标，具体到每位成员，形成目标体系。

（2）写成书面文件，签订目标责任书。

（3）实施过程中权力下放，实行自我控制。

（4）上级定期检查督促。

（5）终末进行考核评价。

（6）依照协议规定进行奖惩。

2. 目标管理的特点

（1）强调员工参与管理　在目标管理中目标及其衡量方法是由上级和下属共同协商后制定的。根据组织的总目标制定部门目标，每名职工根据本部门的目标和个人职责，明确各自的任务、方向、考评方式，形成目标连锁及目标体系，并相互配合共同完成组织目标。

（2）强调自我管理　在目标管理中强调以人为中心，以目标激励人。下级不是按上级硬性规定的程序和方法行动，而是通过成员自主管理和自我控制，来实现规定目标。工作过程的自我管理可提高员工的工作积极性和创造性，增强员工的组织责任感。

（3）强调自我评价　上级的责任是控制和分解目标，最后依据目标进行考核。而在目标管理实施过程中，员工要发挥自身的作用，通过自己的监督、衡量与评价，不断进行有效的反馈并修正自己的行为，以达到目标的实现。

（4）强调整体性管理　目标管理是将组织的目标逐层分解落实。每个部门的每一成员各自的分目标以总目标为导向，使员工明确各自的工作目标与总目标的关系，共同完成总目标。

（5）强调目标特定性　目标特定性是指下级目标与上级目标的一致性。由于下级与上级共同参与目标的制定，并将组织目标转化为具体的可测评的部门或个人目标，使目标具有特定性，有利于员工自我检查，有利于上级进行评价，也促进了上下级之间的合作，以共同达到组织目标。

## 二、 目标管理的程序

组织管理使计划工作围绕目标开展，有利于提高计划工作质量，目标管理遵循一定的程序，达到目标管理的要求，目标管理一般分为制定目标体系、实施目标、检查评价三个阶段。

### （一）制定目标体系

建立一套完整的目标体系是实施目标管理的第一步，同时也是最重要的一步。目标体系建立的越合理越明确，那么以后各阶段的具体过程的管理和评价就越容易。这一阶段可分为四个步骤。

1. 高阶层领导者制定总体目标　这个目标是上级管理者根据组织的长远计划和客观环境条件，与下属充分讨论研究后制定的。

2. 重新审议组织结构和职责分工　目标管理要求每一个目标和分目标都要成为能够落实到个人的确切责任，因此在编定总目标之后，需要重新审查现有的组织结构，全面考虑、适时调整，根据整体目标要求，明确职责分工。

3. 确定下级和个人的分目标　在总目标的指导下，制定下级和个人的分目标，总的原则是分目标一定要支持总目标，个人目标一定要与组织目标相协调。在制定具体目标时要注意目标必须要有重点，不宜过多；要尽量使目标具体化、定量化，以便测量；目标还要有挑战性以激励士气，但又不能太高，以免挫伤信心。

4. 形成目标责任　上下级就实现各目标所需要的条件及实现目标后的奖惩事宜达成协议，并授予下级在支配人、财、物及对外联络等方面相应的权力。双方意见达成一致后，由下级写成书面协议。形成目标责任的过程包含多次协商，以及正式或非正式的沟通。

### （二）实施目标

目标分解后，需要按照目标体系的要求，协调各方面的关系，努力实现目标，这是实施目标阶段的内容。实施目标的中心环节是建立严格的责任制，实行自我控制。目标下达后不等于管理者可以放手不管。相反，由于形成了目标体系，管理者应对目标实施过程进行定期指导、检查。检查的方法是自下而上，由下级主动提出问题和报告，管理者主要是提供信息、协助、支持、解决问题及创造良好的工作环境。上下级要定期检查双方协议的执行情况。

### （三）检查评价

检查评价就是评价各部门、各组织成员目标完成的程度。以各自的目标及目标值为依据，对目标实施的结果进行考核，评价管理绩效。检查方法是自下而上，由下级主动提出问题并报告，上下级要定期检查双方协议执行的情况。

1. 自检　由实施者自我检查目标完成情况，并上报上级。

2. 商谈　上级检查后与实施者进行商谈沟通，对自检结果提出看法，为再次制定更高目标提供参考依据。

3. 评价　目标实施最终结果要与成绩或不足结合起来进行评价，按照预先制定的奖惩协议给予相应的奖惩。评价可分为四个等级，超过预期目标为A级；完成预期目标为B级；未达到预期目标为C级；结果与预期目标相反或差距甚远为D级。评价方法可通过自评后再进行评议，经上级核实确定。

4. 总结　将目标管理中的经验及教训进行总结，再次制定另一目标，进入目标管理的下一个循环。

## 三、 目标管理在护理管理中的应用

目标管理应用到护理管理中，是将护理部的整体目标逐次转变为各层次各部门及个人目标，建立管理的目标体系，实施具体化的管理行为，并确定完成任务的时间要求、评定检查办法、进行检查和评价、给予奖惩、最终实现总目标的过程。

### （一）具体内容

根据医院的整体规划，护理部制定护理工作总目标，通过建立护理目标体系，制定各部门、各病房及护理人员个人的目标，确定目标和工作标准、职责分工、工作期限、评定方法及奖惩措施，通过指导实施、定期检查、终末考核等措施实现护理工作总目标。

如护理部根据全院提高服务质量，减少事故差错的整体要求，提出“在1年内使全院护理人员的护理技术操作合格率达90%以上”的目标。

1. 第一阶段　制定目标体系。

（1）第一步　护理部领导制定总目标，即在1年内使全体护理人员护理技术操作合格率达到90%以上。

（2）第二步　建立“护理技术操作质量控制小组”，由护理部主任亲自负责，各病房护士长作为督察员，授予督察员检查权、考核评分权、奖罚权等权力，明确督察员的职责。

（3）第三步　护理部主任、护理技术操作质量控制小组成员及各有关部门的护理人员层层落实，制定护理技术操作质量提高和考核的病房目标、个人目标。

（4）第四步　护理部、护理技术操作质量控制小组、病房护士就本年度各级目标达成后的奖惩事宜形成书面协议，使每名护理人员明确自己的任务和完成任务的时间期限，并将目标是否完成与病房质量评比、护理人员个人的晋升和经济效益联系起来。

2. 第二阶段　组织实施。

护理部、护理技术操作质量控制小组负责组织学习，增强护理人员对提高服务质量、减少差错事故发生重要性的认识；大力开展护理技术操作技能比赛；督促护士定期进行操作指导、训练、考核，提高护理人员的护理技术操作水平；按照三查七对的规章制度执行医嘱和护理技术操作；建立差错事故登记报告制度。

3. 第三阶段　检查评价。

护理部、护理技术操作质量控制小组通过督促护士的自我检查、互相检查，组织护理技术操作考试、比赛，护理技术操作质量控制小组暗查、定期考核、年终考核等措施检查目标的完成情况，并及时反馈进展和问题，以促进改革和提高。最后按考核的综合成绩（根据协议）给予病房及护理人员相应的奖惩。

### （二）应用中的注意事项

1. 向护理人员详细解释宗旨、任务、目标和方法。目标的设立是目标管理的重要部分，充分宣传目标管理的方法，有利于员工建立自己的目标。

2. 印发一份简明的宗旨、任务、目标和工作标准的说明书，可使所有的护理人员都能了解护理部的宗旨、任务、资源及限制因素，使上下的目标明确统一。

3. 严格制度，在目标管理的过程中，护理部及有关责任人应层层把关，严格控制，了解工作的进展，给予及时的支持和指导。

4. 在检查评价阶段，可不断输入新的信息，如外院、学校部门的护理技术操作新进展和考核方法，以供参考。

# 项目三　时间管理

## 一、时间管理概述

经济学家说时间就是财富；军事学家说时间就是战斗力；医生说时间就是生命；从自我管理的角度看时间就是成功。富兰克林曾说：“时间是生命的本质。”管理大师德鲁克说：“不能管理时间，就什么也不能管理……我们称之为工作成就的生产程序里，最稀有的资源就是时间。”在当今竞争激烈和信息飞速发展的时代，时间的价值更进一步体现在管理活动中。

### （一）时间的本质和特征

1. 时间的本质　时间是一种珍贵并有价值的无形资源，也是有限的。做任何事情都需要花费时间。但对时间而言，一个人在单位时间内付出的劳动所获得的社会价值及个人价值是不同的。有贡献的科学家与普通人有相同的时间，但价值不同。对社会贡献越大，时间的价值也就越大。

2. 时间的特征

（1）客观性　时间同物质一样客观存在，是永恒的，是物质运动过程的持续性和顺序性。人们认识和利用时间的客观规律，从而实践预期目标。

（2）方向性　时间的流逝具有“一维性”，是以一定的方向、一定的规律运动。时间不能失而复得，一旦丧失就永远丧失。

（3）无储存性　时间虽然是一种资源，但无法储存，不论你是否使用，时间都在照常消耗，租不到买不到，也无法存储。

### （二）时间管理的概念

时间管理是指在同样的时间消耗下，为提高时间的利用率和有效率而进行的一系列活动，它包括对时间进行计划和分配，以保证重要工作的顺利完成，并留出足够的余地处理那些突发事件或紧急变化。

### （三）时间管理的意义和作用

1. 提高工作效率　通过研究时间消耗的规律，认识时间的特性，探索科学安排和合理使用时间的方法，可提高工作效率。时间管理可使管理者自行控制时间而不被时间控制，控制自己的工作而不被工作左右，从而对时间资源进行合理分配。

2. 有效利用时间　管理者如果能有效管理时间，就可以最小的资源投入获得最大的效益，做到事半功倍。护理管理人员常因为琐碎地管理事物而不能有效控制时间，以至于常有劳而无功的感觉。学会科学管理时间可帮助管理者在有限的工作时间内通过合理安排，提高时间的使用效率。

3. 激励员工的事业心　时间管理是发展生产力的客观需要，也是实现个人价值、对社会做贡献和取得成就的需要。有效利用时间可以使员工获得更多的成功和业绩，从而激发成就感和事业心，满足自我实现的需要。

## 二、时间管理的过程和方法

### （一）时间管理的过程

1. 评估目前时间如何分配和使用　了解自己工作时间的具体使用情况是有效管理时间的第一步。管理者可按以下三步来做。

（1）按时间顺序记录所从事的活动。

（2）评估时间是如何消耗的，每一项管理活动需要多少时间。

（3）时间安排的依据是什么，你的处理方法是什么，紧急的事务是什么，自己每日最佳的工作时段、效率最低的工作时段是何时。

这样可以让管理者了解花在每一项活动上的时间有多少，当记录条目足以代表管理者的工作活动内容时，再计算每一类活动所消耗的时间占整个工作日时间的百分比，如果分析结果显示时间分配不平均或与重要程度不符合，则管理者必须重新修正工作方针，以提高管理效率。

2. 了解个人是否有浪费时间的习惯　浪费时间是指所花费的时间对实现组织和个人目标毫无意义的现象。浪费时间评价分析是时间管理的重要一环。造成时间浪费的原因有客观因素和主观因素两个方面（表3-1）。

表3-1　浪费时间的原因

| 客观因素（外在因素） | 主观因素（内在因素） |
|---|---|
| 1. 意外的电话或来访 | 1. 缺乏有效使用时间的意识和知识 |
| 2. 会议过多：计划内的或计划外的 | 2. 工作日程计划不周全或无计划 |
| 3. 社交应酬过多：无效的或不必要的 | 3. 未制定明确目标和先后次序 |
| 4. 信息不够丰富 | 4. 未能适当授权 |
| 5. 无效沟通：沟通不良或反复澄清误会 | 5. 不善于拒绝 |
| 6. 缺乏反馈 | 6. 犹豫不决，缺乏果断性 |
| 7. 合作能力不足 | 7. 缺乏决策力 |
| 8. 政策程序要求不清晰 | 8. 文件、物品管理无序 |
| 9. 事务性工作过多、手续繁杂 | 9. 精神不集中，有拖拉习惯 |
| 10. 上级领导工作无序、无计划 | 10. 随时接待来访者 |

管理者可从造成时间浪费的原因中找出根本不必做的事情；找出可以由别人代为参加而又不影响效果的活动；找出浪费别人时间的活动，且该活动管理者自己可以控制，并且可以消除这种现象，如某医院护理部主任想提高全院护理质量而每周召开全院护士长会。

3. 充分认识个人的最佳工作时间　充分认识最佳工作时间段是提高工作效率的基础。管理者要评估时间的利用情况，包括认识自己在每日、每周、每月、每年不同的身体功能的周期性，充分了解自己精力最旺盛和处于低潮的时间段，然后依照个人内在生物钟来安排工作内容。从生理学角度讲，25～50岁是最佳工作年龄，作为管理者一般35～55岁是最佳工作年龄。充分利用最佳工作时间表现在感觉精神体力最好的时间段里，宜安排从事集中精力及创造性的管理活动，而在精神体力较差的时间段中可以从事团体活动，以通过人际关系中的互动作用，提高时间利用率。

**（二）时间管理的方法**

1. ABC时间管理法　美国管理学家莱金（Lakein）建议为了有效管理及利用时间，每个人都需要为自己定下三个阶段的目标，即长期目标（今后5年欲达到的目标），中期目标（今后2～3年实现的目标），短期目标（现阶段要达到的目标）。将各阶段的目标分为ABC三个等级，A级为最优先（必须完成的）目标，B级为较重要（很想完成的）目标，C级为不重要（可暂时搁置的）目标。

建立长、中、短期目标的优先次序很重要，因为管理者往往没有足够的时间去了解任何一阶段中所有的目标。运用ABC时间管理法主要是抓住关键因素，以解决主要矛盾。

但要注意ABC事件分类特征及管理要点（表3-2）。

表3-2 ABC事件分类特征及管理要点

| 分类 | 比例 | 特征 | 管理要点 | 时间分配 |
| --- | --- | --- | --- | --- |
| A | 占总工作量20%～30%，每天1～3件 | 1. 最重要<br>2. 最迫切<br>3. 后果影响大 | 终点管理<br>1. 必须做好<br>2. 现在就做<br>3. 亲自去做 | 占总时间的60%～80% |
| B | 占总工作量30%～40%，每天5件以内 | 1. 重要<br>2. 一般迫切<br>3. 后果影响不大 | 一般管理<br>最好亲自做，也可授权 | 20%～40% |
| C | 占总工作量40%～50% | 1. 无关紧要<br>2. 不迫切<br>3. 后果影响小 | 不必管理<br>授权 | 0% |

使用ABC目标管理法，可以帮助管理者对紧急、重要的事件立即做出判断，提出处置措施，提高工作效率。ABC时间管理的步骤有以下几点。

（1）列清单　每天工作开始时列出全天工作日程清单。

（2）工作分类　对清单上的工作进行归类，常规工作按程序办理。

（3）工作排序　根据事件的特征、重要性及紧急程度确定ABC顺序。

（4）划出分类表　按ABC类别分配工作项目、各项工作预计的时间安排及实际完成情况的时间记录。

（5）实施　首先集中精神全力投入A类工作，直到完成，一件事情完成之前不要开始做另一件事情，以免回到前一件事情时，必须花费时间和精力重新进入工作状态。取得效果再转入B类工作，若有人催问C类工作时，可将其纳入B类工作，大胆减少C类工作，以避免浪费时间。

（6）总结　每日进行自我训练，并不断总结评价，提高时间管理效率。

2. 授权　管理者可通过适当授权来增加自己的工作时间，使自己的工作时间更加有价值，同时还为下属的锻炼成长提供了机会。授权是指在不影响个人原来工作责任的情况下，将自己的某些责任改派给另一个人，并给予执行过程中所需要的职务上的权力。管理者计划授权的工作内容包括该项工作要分配给何人，如何使这些下属有权力和动力做好所授予的工作。授权应该是一种法定合约行为，管理者和下属都应该了解和同意授权行为及附加的条件。为了执行工作的方便，管理者因赋予下属一些特定的权力，并以书面通知的形式向其他相关人员说明该员工已获授权，可以运用必要的资源、接受必要的指示、实施必要的管理、提出必要的报告等。

管理者不愿授权的某些原因是一般管理者处理的资料是一些软件的、言语性的、非文字性的信息；或者是对下属工作能力无信心、害怕因此失去管制权、疑心下属或认为上级授权是自己工作的无能、害怕有能力的下属超越自己而不愿授权。

3. 拒绝艺术　每个人的时间都是均等固定的，管理者掌握拒绝艺术也是合理使用时间的有效手段之一。面临各项工作，管理者要有所取舍，做到有所为，有所不为。许多情况下，管理者很难拒绝同事的一个请求，类似事件在不经意间会占用管理者大量时间。在下列情况下管理者需拒绝承担不属于自己工作范围的责任。

（1）当请求的事项不符合个人的专业或职务目标。

（2）当请求的事项非自己能力所及，且需花费很多时间。

（3）当请求的事项是自身感到很无聊或不感兴趣。

（4）承担该请求后会阻碍个人做另一件更吸引人且有益于自己的工作时。

为了避免内疚及预防因拒绝同事的请求而人缘尽失的后果，管理者一定要学会如何巧妙而果断地说“不”，最好不要解释为什么“不要”，因为对方会将这些解释作为条件性拒绝，而会想出理由来反驳。拒绝要注意时间、地点、场合，避免伤害他人。

4. 养成良好的工作习惯　养成良好的工作习惯可以使管理者有效地运用时间。护理管理者处理的问题往往千头万绪，因此在日常工作中应该讲求节约时间和提高工作效率。养成良好的工作习惯。

（1）减少电话的干扰，打电话要尽量抓住重点，电话旁边放好纸笔，便于记录重要事项，避免打社交性的电话，以减少不必要的干扰。

（2）在办公室以外的走廊或过道谈话，可以节约时间，如谈话内容重要，再请到办公室细谈。

（3）控制谈话时间，如交谈中觉察内容不重要，可站起来，或看看表，或向门口走去，或礼貌地直接解释手中正在处理一件紧急文件，表示谈话可以结束。

（4）鼓励预约谈话，对护理人员可安排在每日工作不忙的下午时间段进行会谈。

（5）对护理有关档案资料要进行分档管理，按重要程度或使用频繁程度而分类放置，并及时处理、阅读，抓住要领。

（6）减少会议，缩短会议时间，并提高会议效果，准时开始，做到不开无准备的会议，不开无主题的会议。

5. 保持心理健康　保持心理健康可使管理者有高涨的工作热情，提高办公效率。心理健康既有心理因素，又有复杂的社会因素，管理者要学会控制自己的情绪，避免因情绪因素影响自己的工作效率，造成时间浪费。一个心理健康的人，能够做到在几秒钟内从不良情绪中解脱出来，高效地利用时间，提高工作效率。

## 三、 时间管理在护理管理中的应用

护理工作具有责任重大、工作中不确定因素多、需要与有关方面密切配合等特点，所以在护理管理中运用时间管理的方法对提高计划的效果、管理的效能都有重要的作用。具体做法是养成每天记录的习惯，对自己的时间消耗做到心中有数，记录每天所做事情及消耗的时间；通过记录分析寻找时间浪费的原因，找出不必做的事情，可以委托或授权做的事情；根据合理安排时间的方法做好时间计划，保持时间利用的相对连续性，以避免时间浪费；合理安排时间还应学会授权，保证时间上的弹性管理。

### 复习思考

**A1/A2 型题**

1. 按照计划的时间划分，长期计划的时间是（　　）

A. 10 年以上　　B. 8 年以上　　C. 5 年以上
D. 3 年以上　　E. 1 年以上

2. 针对组织内部具体工作问题，在较小范围内和较短时间内实施的计划是（　　）

A. 战略性计划　　B. 战术性计划　　C. 战备性计划
D. 战斗性计划　　E. 战役性计划

3. 管理职能中最基本的职能是（　　）

A. 人员管理　　B. 控制　　C. 计划
D. 领导　　E. 组织

4. 管理者在做计划时需要回答的问题是（　　）

A. 5W1H　　B. 4W1H　　C. 3W1H
D. 2W2H　　E. 5W2H

5. 择优是计划工作的（　　）

A. 重要　　B. 核心　　C. 不重要
D. 首要　　E. 关键

6. 对于目标管理理解正确的是（　　）

A. 目标管理是非管理者的管理
B. 目标管理对各级管理人员的考核有客观标准
C. 目标管理是一种集权式的管理
D. 目标管理是一种监督式的管理
E. 目标管理不强调员工参与管理

7. 目标管理的创始者是（　　）

A. 泰罗　　B. 法约尔　　C. 彼得·德鲁克

D. 韦伯　　E. 梅奥

8. 目标管理的第一阶段是（　　）

A. 组织实施　　B. 检查评价　　C. 制定目标体系

D. 实施奖惩　　E. 形成责任

9. 时间管理最重要的意义是（　　）

A. 提高工作效率　　B. 激励员工的事业心　　C. 有效利用时间

D. 有利于管理　　E. 能够提高效益

10. 按照 ABC 时间管理法，A 类工作应占工作时数的（　　）

A. 20% ~30%　　B. 30% ~40%　　C. 40% ~50%

D. 50% ~60%　　E. 60% ~80%

11. 管理者对 A 类工作的管理要点是（　　）

A. 授权　　B. 请别人做　　C. 明天做

D. 亲自去做　　E. 不必做

12. 从生理学角度讲，人们最佳的工作年龄是（　　）

A. 20 ~ 30 岁　　B. 20 ~40 岁　　C. 25 ~30 岁

D. 25 ~50 岁　　E. 35 ~55 岁

13. 管理者的最佳工作年龄是（　　）

A. 25 ~30 岁　　B. 30 ~40 岁　　C. 25 ~35 岁

D. 35 ~55 岁　　E. 40 ~55 岁

扫一扫，知答案

扫一扫，看课件

# 模块四

# 组织职能

【学习目标】

掌握组织管理的概念，组织设计的基本原则，临床护理工作的组织结构、组织模式。

熟悉组织、正式组织、非正式组织、组织结构、组织文化的概念。

了解护理组织文化结构，护理组织文化建设。

## 案例导入

10月的某一天，产科戴护士长给医院管护理的李副院长打来电话，要求立即做出一项新的人事安排。从戴护士长急切的声音中，李副院长感觉到一定发生了什么事情，因此要她立即到办公室来。5分钟后，戴护士长递给李副院长一封辞职信。

“院长，我再也干不下去了。”她接着申述：“我在产科当护士长已经4个月了，我简直干不下去了。我怎么能干得了这份工作呢？我有两三个上司，每人都有不同的要求，都要求优先处理。要知道我是一个凡人。我已经尽了最大努力来适应这份工作，但看来这是不可能的。让我举个例子吧，请相信我，这是一件平平常常的事情，像这样的事情，每天都在发生。”

“昨天7：45，我来到办公室就发现桌上留有一张纸条，是护理部王主任给我的。她告诉我，她10点需要一份床位利用情况报告，供她下午向院办公会做汇报时用。我知道这样的一份报告至少要花一个半小时才能写出来。8：15乔科护士长走进来质问我为什么我的两个护士都不在班上，我告诉她产科病区杨主任从我这要走了她们两位，说是急诊手术正缺人手，需要借用一下。我告诉她，我也反对过，但杨主任坚持说只能这么办。可是乔科护士长说叫我立即让两位护士回到产科，1 个小时后，她会回来检查我是否把这件事办好了！院长，这种事情每天都要发生好几次的。一家医院就只能这样吗?”

思考：假如你是戴护士长应该如何做?

## 项目一　组织概述

任何决策和计划，只有建立了一个高效的组织并得力地实施，才能达到预期的效果。组织是依据机构的任务、目标，将人和事做最有效的安排，以便分工合作，共同完成任务、实现目标。

组织是管理的五大职能之一。组织管理是管理者的重要工作，它是完成各种管理活动的基础。因此，在护理管理中要想明确组织职能，首先要了解组织、组织管理及相关概念，并理解其意义。

### 一、组织的概念

#### （一）组织的定义

组织是为了实现某些特定目的或共同目标，有计划地建立起来的人群集合体，是职、责、权、利一体的机构。如学校就是一个组织，世界卫生组织、医院、慈善团体等都是组织。

#### （二）组织的特征

1. 系统化　系统化是指组织是由两个或两个以上的人组成的人为系统。

2. 有共同的目标　有了共同的目标，才能有统一的指挥和行动，目标是组织存在的前提和基础。如某医院护理部的工作目标是通过科学管理，提高全院护理人员的整体素质，实施以患者为中心的整体护理，使之成为全国最好的临床护理服务医院、最优秀的临床护理教学基地。

3. 有分工与协作　分工和协作是由组织目标限定的，是把组织成员中愿意合作、为共同目标做出贡献的意志进行统一。如病房护士长安排主班、药疗等不同岗位，每个岗位的护士都承担着某一方面的特定工作，但各岗之间并不是互不来往、完全独立的个体，每一个成员及岗位之间需要保持密切的协作关系。

4. 有不同层次的权力与责任制度　为了实现目标，必须建立组织机构，对组织机构人员指定职位、明确职责、分工之后再赋予各部门及每个人相应的权力，明确各部门及每个人的责任。如医院授权给护理部主任、科护士长、护士长一定的权力，包括护理人员工作安排及人员调配权、奖惩权等，同时她们也承担相应的责任，做好护理工作以实现医院的整体目标。

## 二、 组织的类型

按照分类的不同标准，组织的类型繁多。按照规模不同，可分为大型、中型和小型组织；按照社会职能不同，可分为经济性、文化性、政治性和群众组织；按照组织内部有无正式分工关系，可以分为正式组织和非正式组织（图 4-1）。

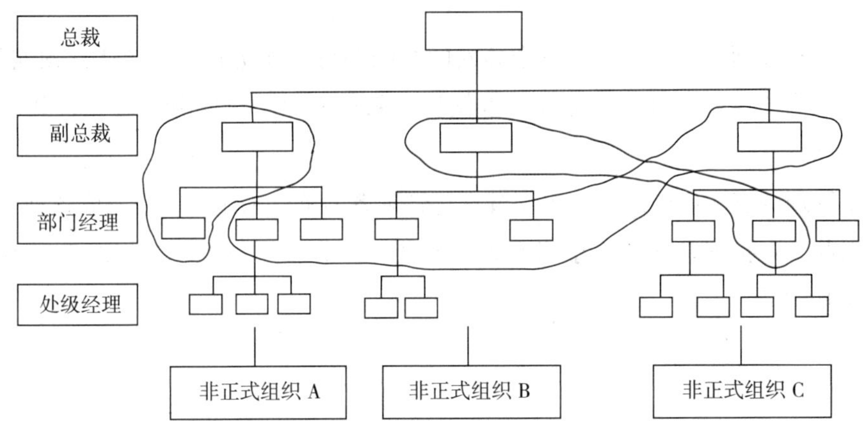


A. 下午喝咖啡请客；B. 网球球友；C. 围棋棋友

图 4-1　正式组织与非正式组织

### （一）正式组织

1. 正式组织的定义　正式组织是指为了有效地实现组织目标而规定组织成员之间职责范围和相互关系的一种结构。正式组织一般有组织系统图、组织章程、职位及工作标准说明等文件。组织的规章制度和组织纪律对组织成员有正式的约束力，其成员之间保持着形式上的协作关系，以完成组织目标为行动的出发点和归宿点。

2. 正式组织的特征

（1）组织的目标是具体的。

（2）组织的权力具有强制性服从、正统性、合法性和稳定性等特点。

（3）组织的结构具有层级式的等级特点。

（4）组织的信息沟通渠道由组织规章提供。

### （二）非正式组织

1. 非正式组织的定义　非正式组织是指人们在共同生活或工作中，基于地理上相邻、兴趣或爱好相似、利益相同而自发形成的群体。非正式组织可以是一个独立的团体，如学术沙龙、文化沙龙、业余俱乐部等，也可以是一种存在于正式组织之中的无名而有实的团体。

2. 非正式组织的特征

（1）组织的功能是满足个人的需要。

（2）组织内有不成文的非正式的行为准则或惯例，要求个人服从，但没有强制性。

（3）组织的领袖不一定具有较高的地位、权力，但一定具有较强的实际影响力。

（4）组织有较强的内聚力和行为一致性，成员间能自觉进行互相帮助。

在一个医院，一个护理单元是正式组织，而在该护理单元内部，志趣相投的成员往往会经常聚在一起，交流情感，进而形成一个非正式组织。

在任何组织结构中，正式组织和非正式组织都会存在，两者相伴而存，两者区别很大，正式组织是以共同目标为维系纽带，非正式组织则以共同情感为维系纽带。凡是共同点越多者其非正式组织的关系也越密切，只要具备任何一项相同点即可促进人员之间的认同，而共同点越多非正式组织成员越团结。所以，在一个正式组织的管理活动中，管理者应特别注意非正式组织的影响作用，对非正式组织现象的处理，将会影响到组织任务的完成和组织运行的效率。

## 三、 组织管理

### （一）组织管理的概念

组织管理是管理活动的一部分，也称组织职能，是通过确定组织结构，规定职务或职位，明确责权关系，使组织中的成员互相协作配合、共同劳动，有效实现组织目标的过程。组织管理在现代管理中具有十分重要的作用，是落实计划任务的必要条件，是统一组织成员行动的重要手段。

### （二）组织管理的内容

组织管理包括两个方面的管理，一是组织内部的管理，二是组织与环境的管理。

1. 组织内部的管理　组织管理从内部解决管理对象的问题，按照管理对象的规模，可以分为个人、少数团体和组织整体三个层次。

（1）对个人的管理　任何组织都是由一定数量的人员组成，人构建了组织的结构，操纵了组织的运行；人的目标决定了组织的目标，人的行为决定了组织目标的实现。因此，组织管理的核心是对人的管理。从管理作为一门学科诞生之日起，许多学者进行了不懈的探究，现已形成了能够在理性和人性之间统筹兼顾的科学合理的人本管理理论。对个人的管理重点是以人为本，研究人的行为规律，激发人的积极性，使人们能够持久地在情绪饱满、兴致高涨、心情舒畅和干劲十足的状态下工作。

（2）对少数团体的管理　少数团体包括非正式组织和正式组织组成部分。梅奥在霍桑实验中发现了非正式组织，使得组织管理开始注重对少数非正式组织的管理。对于正式组织，可以通过正常的制度和激励手段来进行管理。

(3) 对组织整体的管理 根据系统论的观点，系统的结构决定其功能，组织是一个由许多相互关联的部分组成的系统，某部分的活动会对其他部分产生影响，作为一个管理者应把组织作为一个整体来对待，而不是孤立地处理各个部门的问题。

2. 组织与环境的管理

(1) 组织与内外部环境的管理 组织的内部环境包括人事关系、人际环境和成员情绪等方面，组织的外部环境包括政治、法律、社会、科技及竞争对手等方面，组织管理要考虑内部环境的状况对组织行为及结果的影响和外部环境的变化对组织的作用。

(2) 组织结构与组织设计 组织的建立和运行必须通过一定的结构来实现，而不同时代有不同的组织结构和管理方式。组织设计是根据组织目标及工作需要，确定每个部门及其工作人员的职责范围，确定组织机构系统。

(3) 组织文化的管理 组织文化已成为组织自身的核心竞争力。通过组织管理，管理者领导组织成员理解组织的使命，组织成员能主动将自己的行动目标和组织的使命相统一。

#### (三) 组织管理的意义

1. 有利于实现组织目标 通过组织成员间的分工协作，组织可以实现共同的目标。有效的组织管理可放大组织系统的整体功能，更高效率地实现组织目标。

2. 有利于实现个人目标 从本质上说，组织共同目标的实现是组织成员个人目标实现的基础。有效的组织管理可以高效率地实现组织目标，进而实现个人目标。

## 项目二 组织结构设计

要合理地组织全体成员的工作，把每个成员安排在适当的位置上，充分发挥其职能作用，必须通过组织结构设计完成。现代组织如果缺乏良好的组织结构，其内在机制就不能充分发挥出来，难以实现组织目标。同时，一个组织如果不能根据外部环境的变化及时调整和优化组织结构，也会影响管理效能和组织效率的提高。因此，对于组织来说，建立合理高效的组织结构是十分必要的。

### 一、 组织结构的概念

组织结构是指为了实现组织的目标，经过组织设计形成的组织内部各个部门、各个层次之间固定的排列方式，即组织内部的构成方式，它在组织管理系统中起到“框架”作用。组织结构的完善与否决定了组织中的人、物、信息是否能保持正常流通，组织结构是实现组织的各种目标的一种手段。

组织结构通常用组织结构图来描述，组织结构图可以简洁明了地展示组织的整体结构、组织内的等级与权力、角色与职责、功能与关系。纵向结构显示权力和责任的关系，即各部门或各职位之间的指挥、指导关系；横向结构显示部门划分与分工情况，即各部门职位分工和任务。

## 二、 组织结构的基本形式

组织不同，所处的条件不同，组织结构的形式就不同。而不同的组织结构形式，有长处也有其短处。较为常见的组织结构形式有下列几种：直线型、职能型、直线-职能型、矩阵型、委员会结构、网络组织。不同的组织结构形式，具有不同的信息沟通方式、决策体系，从而具有不同的行为方式。在实际工作中，大部分组织并不是“纯粹”的单一形式，而是多种形式的综合体。

### （一） 直线型组织结构

**1. 直线型组织结构的定义** 所谓的“直线”是指在这种组织结构下，职权直接从高层开始向下“流动”（传递、分解），经过若干个管理层次到达组织最低层（图4-2）。

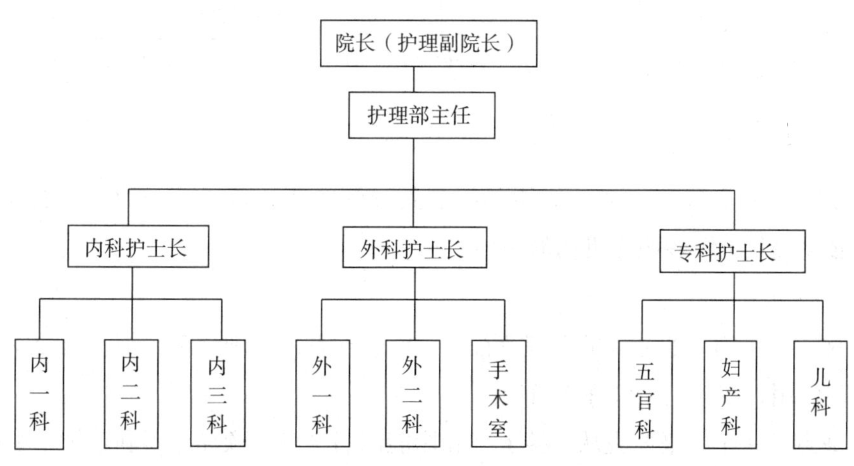


图4-2 直线型组织结构

**2. 直线型组织结构的特征**

（1）组织中每位管理者对其直接下属拥有直接职权。

（2）组织中的每个人只对他的直接上级负责或报告工作。

（3）管理者在其管辖范围内，拥有绝对的职权或完全职权。即对所管辖的部门的所有业务活动行使决策权、指挥权和监督权。

**3. 直线型组织结构的优缺点**

（1）优点 结构简单，责任明确，权力集中，命令统一，联系简捷，遇到问题可迅速做出决定，利于评价各部门或个人对组织目标的贡献。

（2）缺点　管理者必须熟悉本部门业务相关的各种活动，为全能管理者；组织规模较大时，管理者负担过重，横向部门协调难度增加，由于权力高度集中，易造成掌权者滥用权力。

4. 直线型组织结构的适用范围　直线型组织结构是最古老的组织结构形式，适用于规模较小、管理层次较简单的一级医院。

### （二）职能型组织结构

1. 职能型组织结构的定义　所谓“职能”指的是在这种结构形式中设立了若干专业的职能部门分担某些职能管理的业务（图 4-3）。

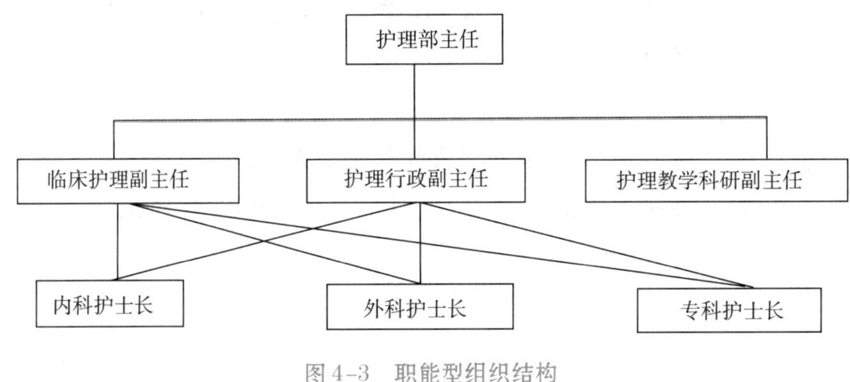


图 4-3　职能型组织结构

2. 职能型组织结构的特征　职能部门在其分管的业务范围有权直接指挥下级单位，下级单位必须服从上级各职能机构的领导。

3. 职能型组织结构的优缺点

（1）优点　采用专业分工的管理者代替全能管理者，管理分工较细，充分发挥职能部门专业管理作用，减轻上级管理者负担。

（2）缺点　一个下级要服从直接上级和职能部门的多头领导，不利于统一指挥，容易造成混乱。

4. 职能型组织结构的适用范围　适用于外界环境相对稳定的组织。实际工作中，纯粹使用的组织较少。

### （三）直线-职能型组织结构

1. 直线-职能型组织结构的定义　所谓“直线-职能”指的是以“直线型”为基础，在各级主管之下设立相应的“职能”部门从事专业管理（图 4-4）。

2. 直线-职能型组织结构的特征　直线部门承担着实现组织目标的直接责任，拥有对下级指挥和命令的权力；职能部门只是上级直线管理人员的参谋与助手，对下级进行业务指导，无决定权和指挥权。

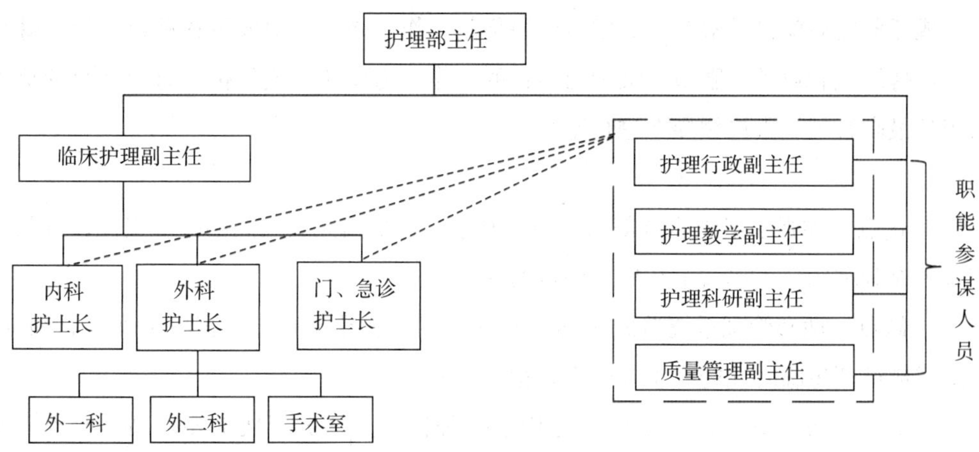


图 4-4　直线-职能型组织结构

3. 直线-职能型组织结构的优缺点

（1）优点　结合了直线型和职能型的优点，减轻了直线管理人员的负担，发挥了专家的特长，提高了组织的管理效能。

（2）缺点　职能部门和管理人员之间缺乏信息交流，目标不易统一，实际工作中容易发生冲突。

4. 直线-职能型组织结构的适用范围　我国的二级及二级以上的医院绝大多数采用这种组织结构。

## （四）矩阵型组织结构

1. 矩阵型组织结构的定义　所谓“矩阵”指的是按照职能划分的部门和按照产品划分的小组合成的在形态上有行列交叉的结构（图 4-5）。

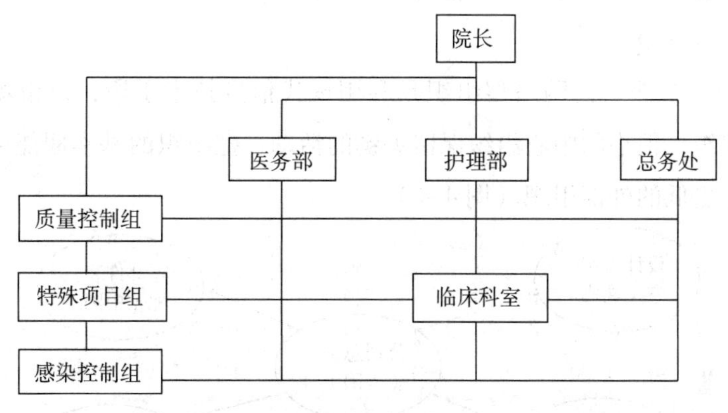


图 4-5　矩阵型组织结构

2. 矩阵型组织结构的特征　具有两套管理系统，一套是纵向的职能系统，另一套是为完成某项任务而组成的横向项目系统。职能系统是固定的组织，项目系统是临时性组织，完成任务以后就自动解散，其成员回原部门工作。同一组织成员在项目运行时既与职能部门保持组织和业务的联系，又参与项目的工作，为保证完成目标，每个项目的负责人在组织的最高管理者直接领导下进行工作。

3. 矩阵型组织结构的优缺点

（1）优点 加强了组织职能部门的横向联系、各部门人员之间的接触交流，有利于人力资源的充分利用、工作效率和项目质量的提高。

（2）缺点 两套管理系统造成了下属人员被多头领导，工作中容易出现矛盾和分歧；容易造成成员产生临时性的观念和行为，稳定性差。

4. 矩阵型组织结构的适用范围 适用于护理任务重，护理技术要求高，业务情况复杂，科研任务重的大型护理组织。

### （五）委员会结构

1. 委员会结构的定义 委员会结构是指为了执行某方面职能将来自不同部门、具有不同经验和背景的人员组合起来合理处理有关问题的一种组织形式。

2. 委员会结构的特征 委员会可与其他组织结构相结合，起到咨询、合作、协调作用。可以是临时的，也可以是常设的。

3. 委员会结构的优缺点

（1）优点 鼓励委员参与，调动积极性；实行集体决策，集思广益，弥补个人决策的不足；委员权力平等，采用少数服从多数方式，避免权力过于集中和独裁。

（2）缺点 达成共识花费时间多；职责分离，参与讨论的人不负责执行决议。

4. 委员会结构的适用范围 适用于各类医院的医院感染管理委员会、护理教育委员会、质量管理委员会、职称评审委员会等。

### （六）网络型组织

1. 网络型组织的定义 网络型组织是利用现代信息技术手段，以市场模式组合代替传统纵向层级组织，很小的中心组织保留关键的活动，把组织的基本职能交给了比自己运作得更好、成本更低的外部组织（图4-6）。

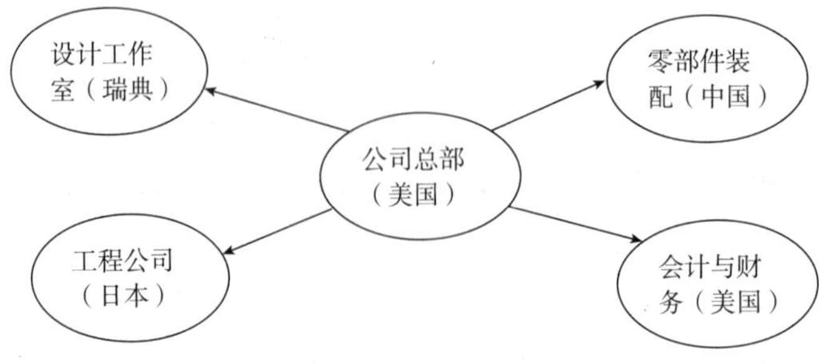


图4-6 网络型组织结构

2. 网络型组织的特征　网络组织以合同为基础，依靠其他组织进行制造、销售或其他关键业务经营活动。

3. 网络型组织的优缺点

（1）优点　高度的流动性和灵活性，共享核心能力，节约时间和成本。

（2）缺点　相对复杂的组织结构，组织成员不同的组织文化、背景，成员的流动性和不稳定性，提高了管理的难度，增加了协作成本。

4. 网络型组织的适用范围　网络型组织无法适合所有行业，通常仅适用于具有高度弹性的行业，比如服务行业、食品行业。

## 三、组织结构设计概述

### （一）组织结构设计的概念

组织结构设计是管理者将组织的各要素，如任务、工作流程、权力和责任等合理组合并加以制度化的动态设计过程，它主要解决管理层次的划分、部门的划分、职权的划分三个主要问题。如病房护理组织的结构设计，即是对护理人员的职责、权限、工作程序进行科学合理的组合，既考虑病房人、财、物等内部环境因素，又考虑医院整体及专业发展等外部环境因素，以使病房护理组织形成合理高效的组织结构。

### （二）组织结构设计的程序

一般有两种情况需要组织结构设计。一种是新组建的组织需要；另一种则是原有的组织结构需要调整和完善。组织结构设计包括一系列复杂的过程，基本过程包括以下七个方面。

1. 职能设计　根据组织的战略任务确定组织的经营和管理职能，如果职能不合理，则进行调整，对其弱化或取消。

2. 框架设计　框架设计是设计的主要部分，设计各个管理层次、部门、岗位及其责任、权力。

3. 协调设计　主要设计分工和协作，包括分工的各个层次、各个部门之间进行合理的协调、联系和配合。

4. 管理规范设计　包括设计组织的规章制度、准则等，管理规范可以保证各个层次、各个部门和各个岗位按照统一的要求和标准进行配合和行动。

5. 人员设计　根据结构设计，配备相应数量和素质的人员。

6. 运行制度设计　设计激励制度、绩效考核制度及管理人员培训制度等。

7. 反馈和修正　定期或不定期反馈运行过程中的信息，对各项设计进行必要的修正，不断完善组织结构。

### （三）组织结构设计的原则

要设计出如人的器官那样既分工又合作的有机统一整体，必须遵循基本原则。

1. 任务和目标一致的原则　组织设计的根本目的是为组织的任务和目标服务的。组织内各部门的分目标必须服从组织总目标，与总目标保持一致。明确组织的任务、目标，以事为中心，因事设机构、职位、配人员，而不是因人设职、因职找事。

2. 等级和统一指挥的原则　等级和统一指挥原则是将组织的职权和职责按照上下级关系划分，上级指挥下级，下级听从上级，并且每位下级应当而且只能向一位上级主管直接负责。在组织设计的过程中实行统一领导，建立严格的责任制，消除多头领导和无人负责现象，保证组织的有效领导和正常运行。但是，该原则常遇到多方面的破坏，最常见的有越级指挥和双头领导两种情况（图4-7）。

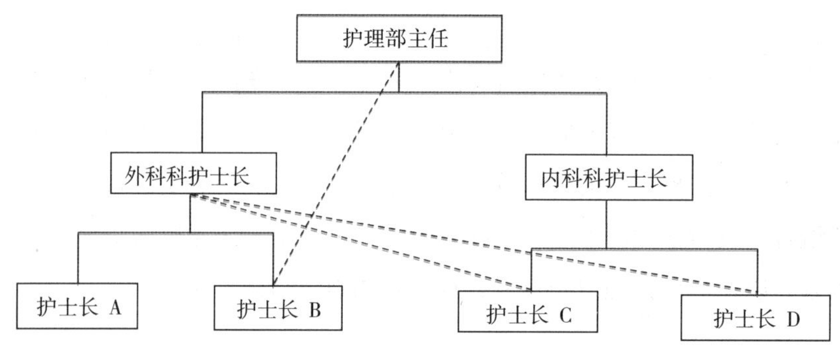


图4-7　统一指挥中常见的问题

（1）越级指挥　正常的情况下，护理部主任只能对科护士长直接下达命令，但出于速度和效率，为了纠正某个错误，或及时停止某项作业，护理部主任不通过科护士长，而直接向护士长B下达命令，在通常的情况下会积极执行的。越级指挥的现象会损害中层管理者的权威，导致中层管理者工作时犹豫不决，同时还可能导致越级请示行为的发生。正常情况下，下级只能向直接上级请示，只有在确认直接指挥错误时才可越级上报。

（2）多头领导　正常情况下，护士长A和B只接受外科科护士长的领导，护士长C和D只服从内科科护士长的指挥，科护士长不应介入对方的指挥范围。但是，如果当外科科护士长向护士长C和D下达命令，要求她们在一定的时间限度内完成某项任务，而护士长C和D因外科科护士长和自己的直系领导内科科护士长有着相同层次的职务而服从这个命令，就出现了多头领导的现象。

3. 专业化分工与协作的原则　要做到分工合理、协作明确。分工是根据组织的任务和目标，按照专业进行功能单位划分，使每一个部门和个人明确各自任务及完成的手段、方式和目标。分工原则强调一个人可以不必什么技能都要掌握，而只要掌握一项或少数几项技能并使之达到相当熟练的程度。协作包括部门之间的协作和部门内部的协作。分工可以提高工作效率，协作保证实现组织目标，两者相辅相成。

4. 较少管理层次的原则　层次是从上级到下级建立起来具有明确的职责、职权和联系的正式渠道。指令和命令通过组织层次逐层下达，下级的报告也逐层上报。层次过多，对上报和下达都不利；而层次较少，管理人员相对少，建立良好的沟通，减少内耗，可提高办事效率。但层次不是愈少愈好，层次太少，可能使管理者疲于应付、同级间沟通困难。一般说来，从最高领导层到基层以2～4个层次（级）为宜。

5. 有效管理幅度的原则　管理幅度又称管理跨度，是指一个管理人员直接有效管理下属的人数。管理幅度与管理层级呈反比关系，即管理幅度宽对应层级少，幅度窄对应层级多。管理幅度依工作的性质、类型、特点，护士的素质、技术水平、经验，管理者的能力而定。一般来说，上层管理幅度应小，以4～8人为宜，因为最困难、最复杂的决策性和方向性的问题都是由上层领导来承担，故直接领导的人数不宜过多；而基层管理活动属于执行性工作，管理幅度可加大，以8～15人为宜。

6. 职责与权限一致的原则　组织设计时，要做到有职就有责，有责就有权。有权无责会助长瞎指挥和官僚主义，有责无权或权限太小，会阻碍或束缚管理者的积极性、主动性和创造性，使组织缺乏活力，不能真正履行相应的责任。

7. 集权分权结合的原则　组织设计时，要有必要的权力集中和权力分散，两者不可偏废。集权可强化领导的作用，利于组织协调各项活动，分权则可调动管理者的积极性，利于管理者灵活有效地组织活动。集权和分权相结合，使上下级两方面做到最佳配合，达到提高整个组织效率的目的。

8. 稳定适应的原则　组织设计时，既要保证组织在外部环境和组织任务发生变化时，能够继续有序地正常运转；同时又要保证组织在运转过程中，能够根据变化情况做出相应的变更，组织应具有一定的弹性和适应性。

9. 精干高效的原则　为保证实现组织目标，组织设计应力求队伍精干，减少管理层次、精简管理机构和人员，工作效率才能提高。但精干是在保证组织需要大前提下做到机构和人员最少。

10. 执行与监督分设的原则　执行与监督合二为一，等同于自我监督，监督的功能消失。监督要做到公正、客观，就不能直接参与执行，对执行的结果不承担责任。只有执行机构和监督机构分开设置，监督机构才能真正起到监督作用，才能更有利于暴露问题和解决矛盾。

## 项目三　护理组织文化

组织的各种构成要素除了依靠正式组织、非正式组织及规章制度等“硬性”力量整合之外，还需要“软性”的协调力量和融合力量成为组织运行的内在驱动力，这种“软约束”力量被称为组织文化。

文化是人类在社会历史发展过程中所创造的物质财富和精神财富的总和，不同组织的价值观念、思维方式、工作作风、行为准则皆有不同。护理文化是组织文化在护理专业的进一步应用和发展。文化对护理组织发展的影响越来越大，培育优秀的护理组织必须有护理组织文化的设计和建设。

## 一、组织文化概述

### （一）组织文化的概念

组织文化是20世纪80年代美国学者在日本经济迅速崛起后，比较日本和美国企业管理的差异后研究提出的。众多学者对其有不同的定义。约翰·科特和詹姆斯·赫斯克特认为“企业文化是指一个企业中各个部门，至少是企业高层管理者们所共同拥有的那些企业价值观念和经营实践，是指企业中一个分部的各个职能部门或地处不同地理环境的部门所拥有的那种共同的文化现象”。特雷斯·迪尔和阿伦·肯尼迪认为“企业文化是价值观、英雄人物、习俗仪式、文化网络、企业环境”。威廉·大内认为“企业文化是进取、守势、灵活性，即确定活动、意见和行为模式的价值观”。

组织文化是组织在长期的生存和发展中所形成的为组织所特有的，且为组织成员共同接受的价值观念、群体意识、工作作风和行为准则的总和及其在组织中的反映。

### （二）组织文化的表现形式

1. 仪式　组织中常见的仪式有入职仪式，帮助新员工进入新角色和新职位；表彰仪式，认可受表彰的个人成就并激发他人去努力；业务技能比赛也是一种仪式，激励员工立足本职，建功立业，这类仪式用于强调组织的核心价值观念。

2. 象征物　组织中常有以物质形态存在的具体标示性东西，如工作服装、企业标志、办公环境配备等，这类象征物可反映组织中深层次的价值观念。

3. 故事　组织中经常有口头流传的具有相当大的感染力和渗透力的真实事件，故事的主角往往是组织的创始人或员工，通过晨会或者培训的方式，将故事讲给新员工听，使他们了解到组织的理念和信仰。

## 二、护理组织文化建设

### （一）护理组织文化的概念

护理组织文化是指在一定的社会文化基础上形成的具有护理专业自身特征的一种群体文化。它是被全体护理人员接受的价值观念和行为准则，以共同的价值观念、标准和文化信念为核心，最大限度地调动护士的积极性和发挥其潜在能力，齐心协力地实现护理组织目标。

### （二）护理组织文化的内涵

从管理的角度分析，护理组织文化可以分为显性组织文化和隐性组织文化。显性组织文化是人类通过直观的视听器官能感受到的符合组织文化实质的内容；隐性组织文化是组织文化的根本。护理组织文化包括精神、制度、行为、物质四个层次（图 4-8）。

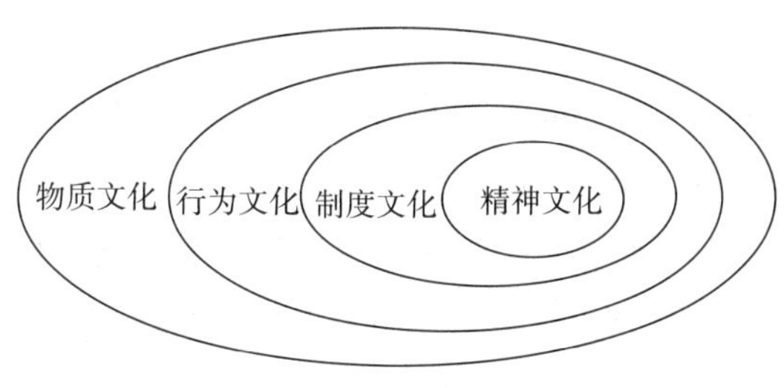


图 4-8　组织文化层次图

1. 护理组织文化精神层　护理组织文化精神层又称为护理组织精神文化，是组织文化的核心和灵魂，是护理管理者倡导全体护士认同，高度概括了护士的护理理念、价值观念和职业精神，反映了护士的共同追求和认识。这些组织精神起到规范护士行为，提高护理组织凝聚力的作用。

2. 护理组织文化制度层　护理组织文化制度层又称护理组织制度文化，是护理组织文化的中间层次，包括护理组织领导体制、组织机构和组织管理制度，是护理管理者为实现组织目标对护士制定的具有共性的行为规范要求，行之有效的规章制度可以保证护理工作正常运行，协调各级各部门、护理组织与其他组织关系，也反映了护理组织的宗旨、价值观、道德规范和科学管理。

3. 护理组织文化行为层　护理组织文化行为层即护理组织的行为文化，是护士在实际工作学习中产生的活动文化，包括护理领导者、护理模范人物和普通护士的行为及文化仪式，它是组织精神面貌、经营风格的动态体现，是价值观的折射。

4. 护理组织文化物质层　护理组织文化物质层是护理组织文化的表层部分，是组织创造的组织物质文化，包括组织标志、工作生活环境等，相对核心层而言，物质文化容易看见、容易改变，是核心价值的外在体现。

### （三）护理组织文化的特征

1. 潜移默化性　护理组织文化一旦形成，即会在日常工作中，渗透到护士的思想中，不断地激励广大护士潜移默化地朝同一目标前进。

2. 柔性　相较于护理管理中制度的“硬性”，护理组织文化的管理属于柔性管理。护士在长期活动中形成自觉遵守的行为准则，能使每位护士自我约束，这种共同的行为准则长期以来与护士的行为合拍，逐渐形成护理组织的作风和精神，这种共同的作风和精神虽然不具有“硬性制度”的不可收缩性，但具有柔中带刚的特点，具有一种无形的力量。

### （四）护理组织文化建设的方法

1. 正面灌输法　通过领导或权威专家宣讲、参观医院的护理发展史陈列馆、进行护理先进事迹报告会等活动，从正面引导护士理解、接受和认同护理组织文化的核心。

2. 规范法　发放护理组织文化、规章制度手册，要求护士奉行工作宗旨，落实行为规范，自觉接受行为监督。

3. 示范法　引进先进的护理理念和护理文化，树立护理先进典型，以其特有的感染力和号召力为护士提供可以效仿的榜样。

4. 实践法　通过开展护理活动让护理理念转化到护士自觉的行为中。

5. 暗示法　将护理组织文化的宗旨、精神、价值观等核心内容贯穿到护理活动、标语、口号中，有意识地暗示护士的行为和价值取向。

6. 感染法　以护理研讨会、晨会、总结会等形式，让护士潜移默化地感受自己的护理文化。

# 项目四　护理组织管理体系

护理组织管理水平直接影响到护理质量和护理工作效率，运用现代管理科学的组织理论，通过合理地组织设计，建立合适的工作模式，把护理人员的相互关系和分工与协作合理地组织起来，形成一个有机的整体，达到护理组织的目标。

## 一、我国护理组织管理系统

我国的护理组织管理系统由各级卫生行政部门、医疗机构的护理管理组织机构组成。

### （一）卫生行政部门的护理管理组织机构（图4-9）

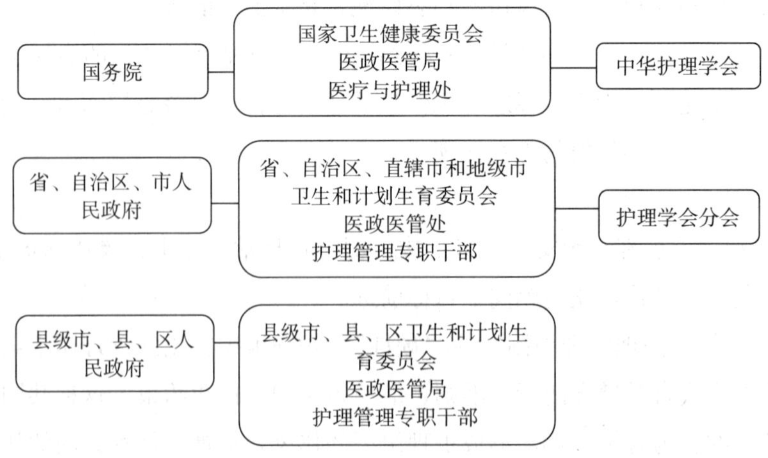


图4-9　我国护理行政管理组织结构模式图

1. 国家卫生健康委员会护理管理机构　国家卫生健康委员会下设的医政医管局护理管理处是我国主管全国护理工作的最高机构。其主要职责是负责制定全国医疗机构有关护理工作的政策、法规、人员编制、规划、管理条例、工作制度、职责、技术质量标准等；组织实施上述制定的有关护理工作的规定，确保贯彻落实；配合教育部门、人社部加强对全国护理人员的护理教育，策划护理人事管理等项目；通过国家卫生健康委员会医院管理研究所护理中心进行护理质量控制、技术指导、专业骨干培训、国际交流等。

2. 各省、自治区、直辖市及其下属各级卫生行政部门　相对应地设置医政医管处、医政医管局，是各省、自治区、直辖市及其下属各级行政部门护理管理机构。其主要职责为在各级主管护理工作的领导下，根据上级的精神和实际情况，负责制定本地区护理工作的具体方针、政策、法规和技术标准，提出发展规划和工作计划，并检查执行情况，组织经验交流；深入基层听取护理工作的汇报，研究解决存在的问题；加强与中华护理学会各分会的互相配合，完成本地区的护理工作任务。

### （二）医疗机构的护理管理组织机构

护理管理系统是医院管理系统中的一个分系统，在医院管理机构设置中，与行政、教学、医务、后勤机构等各部门相互配合、协调，在提供卫生保健服务的过程中，合理分配资源，不断提高医院的服务质量和工作效率。

1. 主要形式

（1）县及县以上医院和300张床位以上的医院执行三级护理管理组织体系（医院-科室-病区），实施院长（分管副院长）领导下的护理部主任-科护士长-病区护士长负责制。

（2）床位不满300张，规模较小的医院，执行护理部主任（或总护士长）-病区护士长二级负责制。

护理部主任或总护士长由院长聘任，副主任由主任提名，院长聘任。护理部主任全面负责医院护理工作，各科科主任与护士长是专业合作关系。

2. 人员编制

（1）一般30～50张病床的病区或拥有5名护士以上的独立护理单元设护士长1名，如果病床多、护理任务重可设副护士长1名。

（2）100张病床以上或3个护理单元以上的科室，以及手术室、门诊部、急诊科等任务繁重、工作量大的科室可设科护士长1名。

### （三）临床护理工作模式

护理工作模式是随着护理临床工作实践和护理理论研究不断深入而发生着变化的，同时也受经济状况的影响。我国自中华人民共和国成立以来主要应用的护理工作模式是个案护理、功能制护理、小组护理、责任制护理、系统化整体护理。

1. 个案护理　个案护理是指护理人员提供给患者在其当班时发生之所有需要的相关护理，

也就是护理人员直接管理某个患者，负责该患者的全部护理工作。常用于危重症患者、大手术后需要特殊护理的患者。在此种护理工作模式下，患者能得到高质量的护理而且患者的需要能得到及时满足；护理人员责任明确，护士能掌握患者的病情，对患者的心理状态也有一定的了解，但是成本高。目前，国内各种重症监护室和普通病房中的危重患者使用此种工作方法。

2. 功能制护理　功能制护理是以工作中心为主的模式，将护理工作按工作的特点及内容划分为几部分，由不同的护理人员分别完成，如处理医嘱的主班护士、治疗护士、药疗护士、生活护理护士等，护士长监督、检查所有护理人员的工作，以保证完成护理工作。此种模式工作效率高，需要的护理人员相对较少，护士长可以依护理人员的工作能力及特点分派工作，但是护理人员对患者的病情和护理缺乏整体的概念，容易忽略患者的整体护理和需求，患者每天接触不同的护士，但当自己有疑问时，却又不知道找哪位护士，而护士也只对自己所从事的一项工作熟练。阻碍其发展。

3. 小组护理　小组护理是将护理人员和患者分成若干小组，一个或一组护士负责一组患者的模式。小组组长制订护理计划和措施，小组成员共同合作完成患者的护理。这种护理模式要求小组成员由不同级别的护理人员组成，能发挥各级护士的作用，能了解到患者一般情况，但因为护理工作是责任到组，而不是责任到人，故护士个人的责任感相对减弱，而且患者没有固定的护士负责，缺乏归属感。

4. 责任制护理　责任制护理是由责任护士和相应辅助护士对患者进行有计划有目的的整体护理，要求患者从入院到出院，由责任护士和其辅助护士负责。每个护理人员负责一定数量的患者，以患者为中心，以护理计划为内容，着眼于患者的身心健康，对患者实施有计划的、系统的、全面的整体护理。护士的工作任务包括入院介绍、各种治疗、基础护理和专科护理、护理病历书写、制订护理计划、观察病情、心理护理、健康教育、出院指导与评价等。

责任制护理有整体性、连续性、协调性、个体化四个特点，在这种模式下，护士能够全面了解患者的情况，为患者提供连续、整体的个体化护理，护理人员责任感得到强化，也增强了患者的安全感。但要求责任护士的业务水平较高，而且护理人力需求也增大。

5. 系统化整体护理　系统化整体护理是责任制护理的进一步完善。整体护理是一种模式，也是一种理念，是以患者和人的健康为中心，以现代护理观为指导，以护理程序为基础框架，根据人的生理、心理、社会、文化、精神等多方面的需要，提供适合人的最佳护理，并将护理临床业务和护理管理环节系统化的工作模式。这种工作方式是目前创建优质护理服务示范医院活动中常用的护理工作模式。

## 二、护理部的作用与管理职能

### （一）护理部的作用

护理部作为医院的一个职能部门，既是医院的参谋机构，又是医院的管理机构，在院长或主管护理的副院长领导下，负责组织实施与管理全院的护理工作，是全院护理工作的指挥中心。良好的护理管理是做好整个医院工作的重要环节。

1. 完成医疗护理任务中的作用　护理工作是医疗工作的有机组成部分。护理人员既配合完成医疗任务，又完成与医疗密切相关的患者的生活护理和心理护理，解除患者的身心疾苦，预防并发症发生，促使其早日康复。护理部是保证完成护理工作，提高护理质量的指挥系统。护理部对护理工作质量的优劣起着至关重要的作用并负有重大的责任。

2. 完成教学、科研任务中的作用　护理部一方面要为临床护理教学创造良好的教学条件，制订及落实各项教学计划；另一方面要规划和安排各级护理人员的在职教育培训工作，还要为医院护理科研制订计划并负责组织实施。

### （二）护理部的管理职能

护理部将占医院总人数1/3的护士组织管理起来，保障完成护理工作任务和不断提高护理工作质量，协调护理工作和医院的其他工作，具体的管理职能有以下几点。

1. 制订并落实医院护理工作长远规划、年度工作计划及培训计划。
2. 设定护理岗位，制订和实施人力资源调配方案。
3. 培养选拔护理管理人员，组织和参与护士考试考核录用、职称晋升工作。
4. 建立健全护理工作制度、各级各类和各岗位护士职责等。
5. 建立健全护理质量管理体系，负责全院护理质量督导和评价，实施护理质量持续改进，不断提高护理质量。
6. 组织疑难病例护理会诊、查房和危重症患者抢救。
7. 制定科学、规范化的疾病护理常规、护理技术操作规程、护理工作关键流程、护理质量评价标准等。
8. 配合医院业务用房建筑设计和装饰布局的审核。
9. 参与护理设施、相关耗材的购置考察与审定工作。
10. 安排和落实各项护理教学计划。
11. 对护理新业务、新技术进行管理，积极开展护理科研。
12. 对医院护理实施信息化动态管理等。

## 复习思考

### A1/A2 型题

1. 下列哪项不属于组织职能的内容（　　）

　A. 确定组织目标

　B. 将必要的业务工作进行分组归类

C. 与其他管理职能配合并建立组织内的信息沟通渠道

D. 进行业务控制与管理

E. 对组织文化进行管理

2. 关于正式组织特点的描述，下列哪项不对（　　）

A. 没有明确的规章制度　　B. 有共同的工作目标

C. 分工专业化但强调协调配合　　D. 成员的工作及职位可以相互替换

E. 具有层级式的等级特点

3. 下级只接受一个上级的领导，只向一个上级负责，是组织的（　　）原则

A. 最少层次　　B. 分工协作

C. 精干效率　　D. 集中统一

E. 有效幅度

4. 下列关于组织的描述不正确的是（　　）

A. 有共同的目标　　B. 一个人可以构成一个组织

C. 成员间分工协作　　D. 具有不同层次的权利和责任程度

E. 组织产生和存在的前提和基础是组织的共同目标

5. 下列情况不可以减小管理幅度的是（　　）

A. 创新性工作　　B. 管理人员能力弱

C. 上下级有效联系程度差　　D. 成熟的下属

E. 内外部环境急剧的变化

6. 管理层次数从最高领导层到基层一般为（　　）

A. 1～2　　B. 2～4

C. 4～6　　D. 6～8

E. 5～7

7. 下列哪项不符合医院护理指挥系统设置的要求（　　）

A. 300 张床位以下的医院实行总护士长和护士长二级负责制

B. 100 张床位以上的或 3 个护理单元以上的大科需要设立科护士长

C. 病房护士长由科护士长聘任

D. 300 张床位以上的医院要设立护理部

E. 任务繁重的手术室、急诊科、门诊部设科护士长 1 名

8. 某县医院有床位 360 张，下列对该医院护理管理体系描述正确的是（　　）

A. 必须设立护理副院长

B. 实行护理部主任-科护士长-护士长三级负责制

C. 实行总护士长-护士长二级负责制

D. 病房护理管理实行科主任负责制

E. 以上均不正确

9. 小张、小吴、小刘、小李均是医院综合内科的护士，小张是处理医嘱的主班护士，小吴是治疗护士，小李是药疗护士，小刘是生活护理护士，她们每隔一段时间就会由护士长安排进行调换岗位，这种工作模式被称为（　　）

A. 个案护理　　B. 功能制护理

C. 责任制护理　　D. 小组护理

E. 临床路径

10. 小杨是儿科儿童组的护士，工作表现突出，护士长经常指派她负责一些工作，但小杨工作起来常缩手缩脚，护士长意识到没有给小杨职权，有责无权，造成了限制，遂任她为儿童组组长，提高了小杨工作的积极性和创造性。这种做法体现的组织原则是（　　）

A. 职责与权限一致原则　　B. 集权分权结合原则

C. 任务和目标一致原则　　D. 稳定适应原则

E. 精干高效原则

扫一扫，知答案

扫一扫，看课件

# 模块五 领导职能

【学习目标】

掌握领导及领导者的概念；领导行为理论、权变理论；激励的概念和类型及在护理管理中的应用；决策应遵循的原则和步骤。

熟悉领导者的影响力；决策的概念、作用；领导艺术的概念及分类。

了解领导者的素质与能力；领导特征理论；决策的类型；领导艺术在护理管理中的应用。

## 案例导入

护理部李主任在对全院护理单元进行考核时发现，骨科无一例护理差错投诉，获得的表扬最多，患者满意度最高；急诊科的患者满意度最低，投诉多，护理差错事件频现。

李主任深入科室进一步调查发现，骨科的医生、护士和患者对小周护士长评价很高，护士们工作积极热情，充满活力。小周护士长总结说："我把同事当成朋友，关心她们的生活，同时我也让大家知道我们需要做什么，这样大家就有努力工作的目标。对表现好的护士及时进行表扬，使大家懂得怎样更好的工作。除此之外，还注意在不同情况下采用不同的管理方式，对日常工作不需要每天重复说该怎么做，但是对于新的工作内容就要向大家统一说明，告诉大家该如何去完成。"

而急诊科的情况与骨科截然不同。护士们情绪低落，工作积极性不高，对待患者态度冷漠。小张护士长说："科室出现这种情况，我也不知道问题在哪里？我平等对待大家，平均发放奖金，从来没有亏待任何一个护士。我尽量让大家了解我对工作的计划和要求，为了防止出差错，我总是亲自监督指导，经常加班加点，我已经很努力了！”

思考：1. 两位护士长的领导方式有何不同？区别在哪里？

2. 急诊科护士长需要运用哪些领导艺术来提高护士工作的热情？

# 项目一　领导概述

领导是管理工作的重要职能之一，为管理各项职能的运行提供保证。领导是将组织中的独立个体组织起来，统一思想，共同实现组织目标。管理实践证明，领导职能在管理活动的有效性方面起着重要作用，如何提高领导能力和效果是任何组织都必须重视的问题。

## 一、领导相关的概念

### （一）领导的概念

什么是领导？不同的学者有不同的定义。美国管理学家孔茨认为“领导是一种影响力，是引导人们的行为，促使人们情愿地、热心地实现组织和群体目标的艺术过程”。泰瑞认为“领导是影响人们自动地为组织目标努力的一种行为”。归纳其共性特征可以认为，领导是指领导者通过对下属产生影响力，从而实现组织预期目标的一种活动过程。领导具备以下几个属性。

1. 领导的目的是实现组织目标，没有目标就没有领导。

2. 领导是一种活动过程，而不是一个个体。

3. 领导的本质是一种影响力，即领导者通过影响下属来实现组织目标。

### （二）领导者的概念

领导者是一种社会角色，是指拥有管理职权并通过影响他人来实现组织目标的个人或集体。现代管理学家德鲁克认为“领导者的唯一定义就是其后面有追随者”。归纳认为领导者包含三层含义。

1. 领导者必须有追随者。

2. 领导者要有影响追随者的能力。

3. 领导者的根本目的是引导人们自愿实现组织目标。

### （三）领导与管理

领导与管理这两个概念常常被混淆，很多人认为领导就是管理，领导者就是管理者。严格意义上讲，领导和管理既有联系又有区别。

1. 两者的联系

（1）管理是领导的母体，领导是管理职能之一。

（2）在组织中，管理者和领导者的身份往往是重叠的。

（3）在行为性质上，都是在组织内部通过影响他人活动实现组织目标的过程。

2. 两者的区别

（1）本质不同　管理是建立在合法的、有报酬的和强制性权力基础上对下属命令的行为；而领导则更多的是建立在专长权和感召权等个人影响力的基础上。

（2）性质不同　管理活动的发生需要正式组织为载体，而领导则有可能存在于非正式团体之中。

（3）对象不同　管理的对象是人、财、物、时间、信息等；而领导的对象是特定的组织成员。

（4）基本职能不同　领导的基本职能是制定决策和执行决策，重点是处理好人际关系，发挥人的积极性和创造性；管理的基本职能是使各种资源得到合理配置，提高管理效能。

（5）评价标准不同　领导活动的评价标准是领导效能；管理活动的评价标准一般是效率和效益。

## 二、领导权威与影响力

影响力是指一个人在与他人交往中，影响和改变他人心理行为的能力。影响力的基础是权力，其来源有两种：一是职务的权力；二是个人的权威。

### （一）职务权力

职务权力也称权力性影响力，属于“正式的权力”。指领导者运用上级授予的权力强制下属服从的一种能力。其核心是权力的拥有，具有强制性，这种权力随着职务的变化而变化，组织成员往往出于压力和习惯不得不服从。包括以下三类。

1. 法定权力　法定权力是根据领导者在组织中所处的职务而被正式授予的权力，包括决策权、人事权等。法定权力通常具有明确的隶属关系，从而形成组织内部的权力等级关系。

2. 强制权力　领导者对不服从要求的下属实施惩罚的权力，比如批评、扣发工资、降级、开除等惩罚性措施的权力。

3. 奖赏权力　领导者根据下属工作表现给予正面奖赏的权力，包括物质性奖赏（晋升、涨薪）和非物质性奖赏（表扬、授予荣誉称号等）。

### （二）个人权威

个人权威也称非权力性影响力，属于“非正式的权力”。指领导者自身素质和现实行为形成的自然性影响力。所产生的影响力是组织成员发自内心的敬重与服从，不具有强制性，个人权威不会随着职务的消失而消失。包括以下两类。

1. 感召权　感召权是指个人的品质、能力、资历、魅力带来的影响力。领导者的优良作风、高尚道德、积极的思想使下属对领导从内心产生崇拜和尊敬，这种个人感召权随领导者思想、行为改变而变化。

2. 专长权　专长权是指领导者拥有比下属更多的知识、特殊技能而产生的权力，如果领导者具有很强的专业知识能力，能指导帮助下属解决问题，顺利达成目标，下属就会自愿追随服从领导者。

## 三、 领导者的素养与能力

### （一）领导者的素养

1. 政治思想素养　包括领导者的政治思想觉悟、品德、职业作风等，是一位领导者应具备的最基本、最重要的素养。对于一位优秀的领导者而言，通过学习先进的马克思主义基本理论，掌握我国政治的基本路线和方针，使自身能够拥有正确的政治立场、先进的思想觉悟及主动献身、公正无私、清正廉洁、实事求是等精神。

2. 文化知识素养　要求领导者不仅仅是在自己掌管的领域内达到精深，更需要具有广博的知识面和对于知识的渴求。文化知识素养对于人的气质风度、价值观念、思维方式、举止言谈及文化涵养等都有着重要的影响。

3. 专业技能素养　直接反映了领导者对于本职工作能否完美掌控的能力，包括业务知识和技能的精深程度等。领导者需要能够完整全面掌握并且熟练运用专业技能知识。对于护理工作者，要具备基本的护理知识，还需要掌握相关的医学、社会学、心理学等知识，此外，一定基础的管理学知识能够提升自身的领导能力。

4. 身体心理素养　良好的身体素质及健康的心理素养才能保证一位领导者能够在繁重的工作中，保持清醒冷静的头脑。在关键时刻，既能够适应各种艰苦环境，又能经受各种挫折考验。

### （二）领导者的能力

1. 指挥能力　指挥是领导者的权利，也是领导者的义务。高瞻远瞩是每一位领导者必须具备的能力。大胆细心、头脑清晰、运筹帷幄、切合实际的指挥，需要领导者在平时善于学习，敢于创新，多听从他人意见，海纳百川，多角度地看待问题，才能够统筹全局，慧眼独到。

2. 决策能力　当机立断，杀伐果决使领导者在面对千万种情况下依然能保持冷静头脑而做出判断，不被欺诈的信息迷惑双眼，能够看穿表面现象直达本质。这需要领导者在平时拥有绝对的自信和丰富的经验，只有本身过硬的素质和能力，才能铸造优秀的决策。

3. 沟通能力　能够将上级的要求和下属的需求合理交互满足，是优秀的领导者所必须做到的。将上级的组织理念、计划等传达给下级，将下级的工作成果和意见等反馈给上级，能够使员工之间互相了解、互相信赖，增强组织的凝聚力，使组织成员朝着共同的目标努力。

4. 协调能力　能够引导所有组织成员达到共同目标，融合所有人的利益为一体，建立良好的团队人际关系。而构建一个良好的团队需要领导者具有足够的协调能力，能够在一定原则基础上，满足成员的利益需求，增强团队凝聚力，并且能够根据信息及时调整，提高工作效率。

5. 激励能力　能够根据员工的需要，适时适度地给予员工帮助，激发员工将满腔热情投入到工作中去，让每个员工的潜能得到最大程度的发挥，更好地实现组织目标。

# 项目二　领导理论

人们从最开始聚合成团队共同完成任务时就开始关注领导，但直到20世纪40年代初，学者们才从领导者的特质入手，对领导的行为和领导环境因素等方面进行大量研究，试图找出有效领导的途径。领导理论按照其发展阶段大致分成三种类型：领导特质理论、领导行为理论和领导权变理论。

## 一、　领导特质理论

特质理论重点研究领导者应该具备的人格特质，它认为领导效率的高低主要取决于领导者的特质，成功的领导者也一定具有某些共同点。

### （一）斯托格笛尔的领导个人因素论

美国管理学家斯托格笛尔在全面研究了有关有效领导者应具备的素质要求的文献后，归纳总结出领导者的个人特征有六类。

1. 身体特征（5种）　如年龄、身高、外貌、精力、体重等。

2. 智力特征（4种）　如知识渊博、说话流利、判断分析强、果断等。

3. 社交特征（9种）　如正直、诚实、能力、合作、声誉、人际关系、老练程度、权力的需要、与人共事的技巧等。

4. 个性特征（16种）　如自信、独立、智慧、热心、外向、有主见、进取心、机警、支配力、急性、慢性、见解独到、情绪稳定、作风民主、适应性、不随波逐流等。

5. 社会背景特征（2种）　如学历、社会经济地位等。

6. 与工作有关的特征（6种）　如责任感、事业心、毅力、对人关心、首创性、坚持等。

### （二）吉塞利的领导品质论

20世纪60年代美国学者吉塞利研究个性特征与领导成功的关系，提出了领导者应具备的五种个性特征、三种能力特征和五种激励特征。

1. 个性特征（P） 自信、决策能力、与下属交往、成熟程度、性别。

2. 能力特征（A） 洞察能力、才智、首创精神。

3. 激励特征（M） 对事业成就的需要、对自我实现的需要、对工作稳定的需要、对金钱物质的需要、对地位权力的需要。

### （三）鲍莫尔的领导条件品质论

美国普林斯顿大学的经济学家鲍莫尔提出了作为一名领导者应具备的十种品质：合作精神、决策能力、组织能力、精于授权、善于应变、力图求新、勇担风险、敢于负责、尊重他人和品德高尚。

## 二、 领导行为理论

领导行为理论的重点在于研究领导者的领导行为和领导风格对组织成员的影响，目的是找到最佳的领导行为和风格。以下介绍三种有代表性的理论。

### （一）领导方式理论

1939 年美国心理学家卢因通过不同的工作作风对下属群体行为影响的实验提出领导方式理论，他根据领导者在领导过程中表现出来的工作作风把领导方式分为三种。

1. 独裁型领导 领导者依靠权力和强制命令要求下属绝对服从，限制员工参与决策，这种领导方式权力高度集中。领导者只关注工作目标的完成和工作效率的高低，与下级保持比较远的心理距离，对团队成员个人不关心，团队缺乏创新和合作精神。

2. 民主型领导 领导者主要依靠非权力性影响力使下属具有服从的意愿。领导鼓励并指导下属参与决策，分配工作给下属具有较大的选择性和灵活性。领导者关心并满足下属的需要，与下属无任何心理距离。民主型领导工作效率最高，既能满足组织目标，而且成员间关系融洽、工作主动积极。

3. 放任型领导 领导者对下属充分的授权，员工自己决定工作目标和行为。领导者只负责提供物质条件及相关信息进行联系，对具体执行情况既不主动协助，也不进行监督和控制，对工作成果不做任何评价和奖惩。这种领导方式工作效率最低，只适合有强烈工作愿望的专业人员或非生产性活动。

### （二）领导行为四分图理论

1945 年美国俄亥俄州立大学提出领导行为四分图理论。他们从 1000 多种度量和描述领导行为中概括，归纳为两种领导行为：任务型领导和关心型领导。

任务型领导，强调以工作技术和任务层面为中心，明确组织模式和目标，利用各种组织资源实现组织目标。领导者向小组成员分配具体工作，要求员工维持一定的绩效标准，强调工作的最后期限。

关心型领导，强调人际关系及关心下属的需求。建立相互信任的气氛，尊重团队成员的意见，给下属较多工作自主权，公平对待每一位下属。

以上两种不同的领导行为，相互结合形成四种基本的领导风格，即领导行为四分图（图5–1）。研究者们总结认为，高任务高关心人的领导风格能够获得高的团队生产率和高的团队成员满意度。

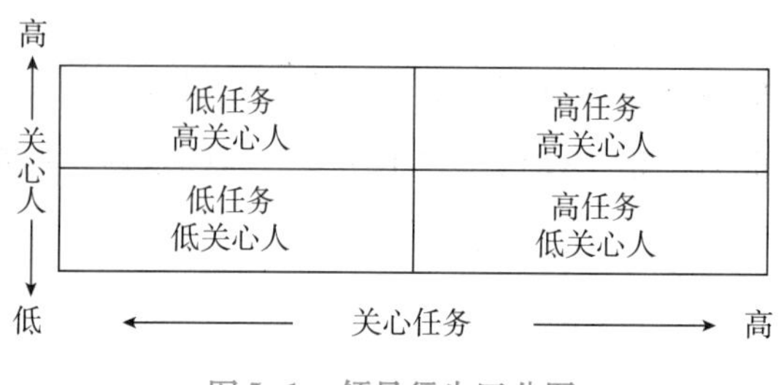


图5–1　领导行为四分图

### （三）管理方格理论

美国心理学家布莱克和莫顿在领导行为四分图理论的基础上提出了管理方格理论，并构建管理方格图。管理方格运用了行为维度“关心员工”（纵坐标）和“关心生产”（横坐标），并利用从1（低）到9（高）的量表来评估领导者做出这些行为的程度。纵横坐标共组成81个小方格（图5–2），每个方格代表一种领导风格，有5种典型的领导风格。

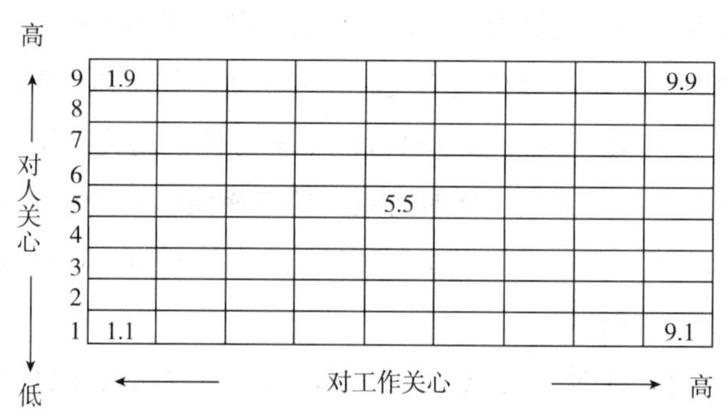


图5–2　管理方格理论图

1. 贫乏型管理　即1.1型管理，低度关心生产，低度关心员工。只用最小的努力来完成必须要做的工作及维持人际关系，对业绩和工作都很少关心。这是不称职的管理。

2. 专制型管理　即9.1型管理，高度关心生产，低度关心员工。管理者偏重任务的完成，而将个人因素的干扰减少到最低程度，以求效率。不关心员工成长和士气，下属不能发挥积极性和创造性。

3. 中庸型管理　即5.5型管理，中度关心生产，中度关心员工。对生产和员工都保持适度的关心，只追求正常的工作业绩和员工士气，不积极促使下属发挥创新的精神。这种领导的主要特点是缺乏进取心与创新精神。

4. 俱乐部型管理　即1.9型管理，低度关心生产，高度关心员工。充分重视人际关系，为员工创造友好和谐的组织氛围和工作环境，但是对生产很少关心，这是一种轻松的领导方式。

5. 团队型管理　即9.9型管理，高度关心生产，高度关心员工。职工利益和企业利益相互结合，上下级关系和谐，生产任务完成出色。布莱克和莫顿认为这是最理想有效的领导类型，但很难做到，是领导者努力的方向。

## 三、 领导权变理论

领导权变理论的重点在于强调有效的领导行为应根据情境因素的变化而做出适当调整。领导行为模式与环境和下属的需要一致性越高，达到管理目标的可能性就越大。常见影响因素包括：任务结构、上下级关系、领导者职权、下属的成熟度、工作性质等。

### （一）费德勒的权变理论

美国管理学家费德勒是权变理论的创始人。该理论认为各种领导方式都有可能在一定的环境内有效，这种环境是多种外部和内部因素的综合作用体。权变理论认为，不存在一种“普遍适用”的领导方式，领导的有效性依赖领导行为与情境的匹配度。费德勒提出影响领导有效性的情境因素主要有三个方面。

1. 上下级关系　上下级关系是指群众和下属乐于追随领导的程度。如果双方高度信任、相互支持，下级对上级越尊重，群众和下属越乐意追随，则上下级关系好，领导环境越好。反之，则属关系差。这是最重要的因素。

2. 任务结构　任务结构是指任务的明确程度和下属对这些任务的负责程度。任务结构越明确，且下属责任心越强，则领导环境越好。反之，则任务结构不明确，领导环境差。这是次重要的因素。

3. 职务权力　职务权力是指领导者所处的职务具有的正式权力大小，以及领导者在整个组织中获得的支持力度。权力越大，成员遵从指示的程度越高，领导环境越好。反之，则职务权力弱。这是最不重要的因素。

表5-1　费德勒权变理论模型

| | 分类 | | | | | | | |
|---|---|---|---|---|---|---|---|---|
| 上下级关系 | 好 | | | | 差 | | | |
| 任务结构 | 明确 | | 不明确 | | 明确 | | 不明确 | |
| 职位权力 | 强 | 弱 | 强 | 弱 | 强 | 弱 | 强 | 弱 |
| 情境类型 | 1 | 2 | 3 | 4 | 5 | 6 | 7 | 8 |
| 领导所处情境 | 有利 | | | 中间状态 | | | 不利 | |
| 有效领导方式 | 任务导向型 | | | 关系导向型 | | | 任务导向型 | |

根据这三种主要因素将其组合成八种不同环境类型（表5-1）。从表5-1可见，如果领导者与下属的关系好，任务结构明确，领导者职权强，则采取任务导向的领导方式效果好。如果只是上下级关系好，而任务结构明确性低，领导者职权弱，则采取以人际关系导向的领导方式效果好。当环境因素处于最好和最差两个极端时，则采取任务导向的领导方式效果最好。换言之，就是在有利和不利的情境中，任务导向效果好；在中等有利的情境中，关系导向效果好。

（二）情境领导理论

20世纪60年代由科曼首先提出，保罗·赫塞和肯·布兰查德予以发展的情境领导理论，又叫“领导生命周期理论”。情境领导理论是重视下属成熟度的权变理论。该理论认为：成功的领导是通过选择恰当的领导方式而实现的，选择的过程主要是根据下属的成熟度水平而定。情境领导理论认为，领导的有效性主要取决于工作行为、关系行为和下属的成熟程度。

成熟度是指个体对自己的直接行为负责任的能力和意愿的大小，包括工作成熟度和心理成熟度。工作成熟度是指个体的工作技能和知识，工作成熟度越高，工作能力越强，越能独立完成任务。心理成熟度指完成工作的意愿和动机，人的心理成熟度越高，工作自觉性越强，越不需要外部激励。工作成熟度和心理成熟度高低的两种水平组合到一起构成四种类型的成熟度类型，下属的成熟度可以自低而高分为四个阶段。

1. $M_1$型（低成熟） 工作能力低且动机水平低。下属既无工作能力又不情愿工作，既不胜任工作又缺乏自信。

2. $M_2$型（初步成熟） 工作能力低但动机水平高。下属有积极工作的意愿但缺乏足够的工作技能。

3. $M_3$型（比较成熟） 工作能力高但动机水平低。下属具有工作能力却不愿意完成领导安排的工作。

4. $M_4$型（成熟） 工作能力高且动机水平高。下属既有工作能力也愿意完成领导安排的工作。

当下属成熟度不断提高时，领导风格的变化表现为四个阶段。

1. 命令型（高任务-低关系） 适用于低成熟（$M_1$型）的下属。领导者需要提供清晰和具体的指令，与下属采用单向沟通方式，明确告诉员工做什么？怎么做？在哪里做？

2. 说服型（高任务-高关系） 适用于初步成熟（$M_2$型）的下属，他们初懂业务并愿意工作，但缺乏技能，不能完全胜任工作。领导者采用双向沟通方式给予直接指导，同时表现出指挥性行为和支持性行为。

3. 参与型（低任务-高关系） 适用于比较成熟（$M_3$型）的下属，他们工作经验比较丰富，领导者的主要角色是促进和沟通，鼓励下属参与决策，对下属的工作尽量不做具体指导。

4. 授权型（低任务–低关系） 适用于高度成熟（$M_4$型）的下属，他们不仅具备独立工作能力，而且愿意主动完成任务。领导者很少提供指导和支持，充分授权下属，只负责监督。

## 四、 领导激励理论

成功的管理者需要了解，为什么对某些人有效的激励方式可能对其他人作用却微乎其微。因此，管理者必须知道用什么方式能有效地调动下属的积极性，发挥其潜力，最大程度地提高工作效率。

### （一）激励概述

1. 激励的概念 心理学家一般认为，人的一切行动都是由某种动机引起的。动机是一种精神状态，它对人的行动起激发、推动、加强的作用。管理学上的激励是指通过外部奖酬形式和工作环境来调动人的积极性和创造性，激发员工的内在动机，以有效地实现组织目标及个人目标的心理过程。这一概念包含以下四个方面的内容。

（1）激励的出发点要满足组织成员的各种需要。

（2）奖励和惩罚并存。

（3）激励贯穿员工工作的全过程。

（4）激励最终目的是同时实现组织目标和个人目标。

2. 激励的模式 未满足的需要是激励的起点和基础。激励的基本模式见图5–3。激励的过程就是满足需要的过程，行为的结果可能使需要得到满足，之后再发生对新需要的追求；行为的结果也可能是遭受挫折，追求的需要未能得到满足，由此产生消极的或积极的行为。

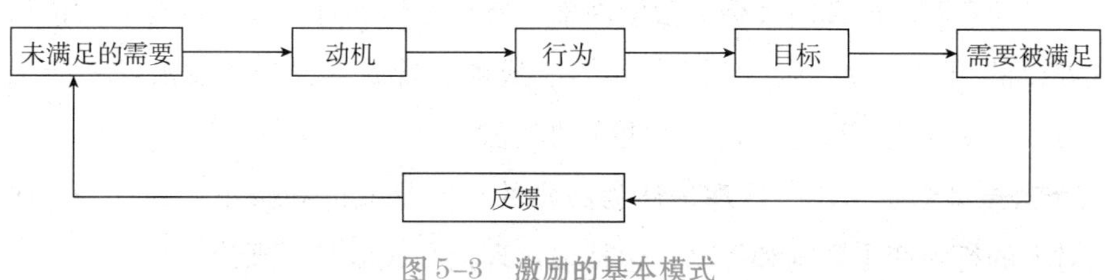


图5–3 激励的基本模式

### （二）激励理论

现有的激励理论主要是从心理学和组织行为学的角度来展开研究，根据研究侧重点的不同，将激励理论分为内容型激励理论、行为改造型激励理论和过程型激励理论。

1. 内容型激励理论 重点研究影响行为变量的性质，试图找到激励的原因和引起激励作用的各种因素，如何设置能满足人的需要来激励人。这类激励理论主要有马斯洛的需要层次论和赫茨伯格的双因素理论。

（1）需要层次论　美国心理学家马斯洛于 1943 年在《人的动机理论》中提出的需要层次论，是最早、影响最大的一种激励理论。他提出每个人都有五个层次的需要（图 5-4）。这 5 个需要是按一定层序排列的，从低层次的生理需要到高层次的精神需要。马斯洛认为人的行为动机是为了满足他们未满足的需要；个体的需求层次是从低层逐步上升的，只有低层次的需要得到满足之后，才能发展下一个较高层次的需要。生理需要和安全需要归为低层次需要，来源于外部因素。爱与归属的需要、尊重需要和自我实现的需要归为高层次需要，来源于内部因素。

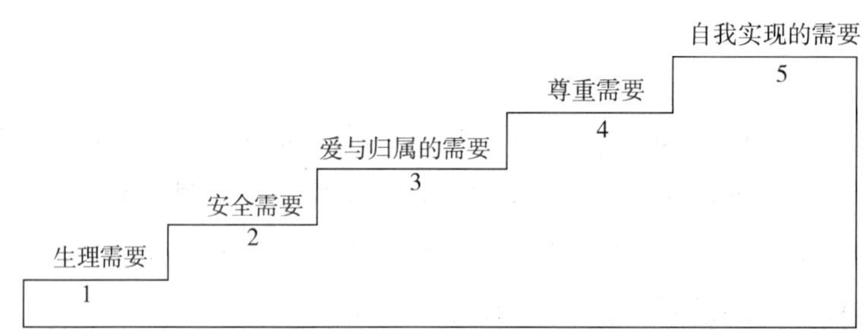


图 5-4　马斯洛的需要层次论

（2）双因素理论　美国心理学家赫茨伯格提出的双因素理论，也称“激励-保健理论”。他通过调查研究把人努力工作的动机相关因素分为保健因素和激励因素。

导致工作不满意的外部因素称为保健因素，属于工作环境或工作关系方面的因素，包括工资、福利、工作条件、单位政策、管理措施、监督管理、人际关系等。当这些因素恶化到可接受水平以下就会引起不满意，当这些因素得到充分满足时，它只会消除不满意，但也不会感到满意（或产生激励）。

增加员工满意度的内部因素称为激励因素，属于工作本身或工作内容方面能满足个人自我实现需要的因素，包括认可、工作本身、成就、晋升、成长和发展、增加工作责任等。这些因素都得到充分满足，就产生更大的激励。

2. 行为改造型激励理论　该理论认为激励的目的是改造和修正人的行为，研究外界刺激如何对人的行为产生影响和控制，包括强化理论和成就归因理论。

（1）强化理论　强化理论是由美国心理学家斯金纳首次提出的。人的行为是个体对外界刺激反应的结果，当行为结果对他有利时，这种行为就会反复出现；当行为结果对他不利时，个体就会改变自己的行为以避免这种结果。强化方法有以下几种。

①正强化：指对某种行为给予肯定和奖赏，使其重复这种行为。正强化的形式有表扬、晋升、授予名誉、增加工资、奖金等。

②负强化：指对某种行为给予否定或惩罚，使之减弱或消退，防止类似行为再度发

生。管理者对不符合组织期望的行为进行批评或惩罚，促使不良行为受到抑制。

③自然消退：指对员工不良行为采取视而不见的态度，让当事人认识到自己的行为无价值后降低该行为出现的频率。

（2）成就归因理论　归因理论是说明和分析人们活动因果关系的理论。美国心理学家韦纳将成功与失败归因为四种可能性，即能力、努力、任务难度和机遇。不同的人对成功和失败有不同的归因，并导致不同的情绪反应。

3. 过程型激励理论　主要研究从行为的发生到具体过程及最终结果的激励理论。包括期望理论和公平理论。

（1）期望理论　由美国心理学家弗鲁姆于 1964 年提出。期望是指个体预期某特定行为能带来有吸引力的结果时，那么个人就会采取该行为。该理论包含三个关系（图 5-5）。

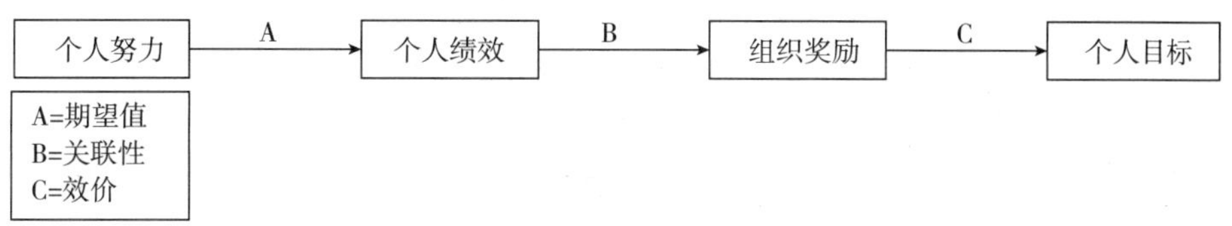


图 5-5　期望模型

①期望值（努力-绩效关系）：指个体评估自己能达到某种目标的可能性大小的主观概率。影响因素有个体的相关经历、任务难易度等。

②关联性（绩效-奖励关系）：指个人期望达到预期目标后能够得到适当的合理奖励。工作绩效高就应该得到高报酬。

③效价（奖励的吸引力）：指奖励对个体的吸引程度。即个体主观对奖励价值的判定，效价同时考虑了个体的目标和需求。

员工在工作中的积极性或努力的程度（激励水平）是效价与期望值的乘积：$M=V\times E$。

M 表示激励水平，指一个人受到激励的强度。

V 表示效价，指一个人对这项工作及其结果能够给自己带来满足程度的评价，即对工作目标价值的评价。

E 表示期望值，是人们对工作目标实现概率的估计。

（2）公平理论　公平理论也称社会比较理论，是美国心理学家亚当斯于 1960 年首先提出来。主要讨论报酬的公平性对人们工作积极性的影响。即个体付出劳动获得的报酬，不仅关注报酬的绝对数，同时关注相对数。人们通过横向比较和纵向比较来判断其获得报酬的公平性（图 5-6）。所谓横向比较就是将自己与从事相同工作的其他人所得到报酬进行比较，纵向比较就是将自己目前和过去的报酬进行比较。

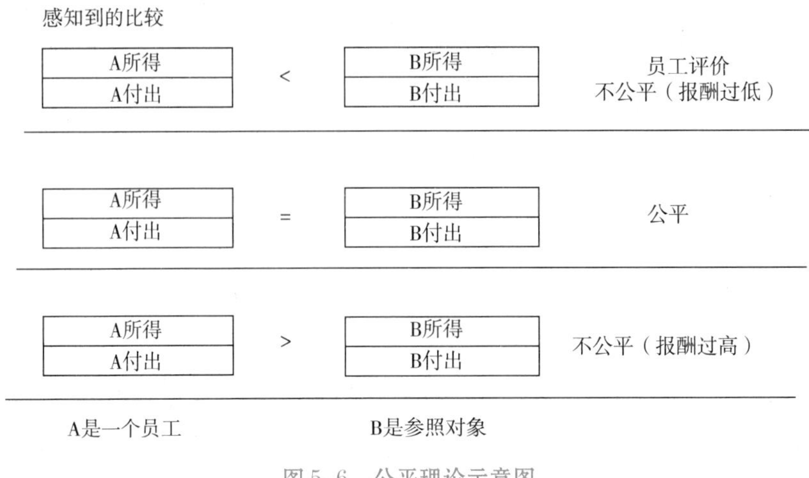


图 5-6 公平理论示意图

# 项目三 领导决策

决策是现代管理的核心，决策是决定管理工作成败的关键，正确的决策能够有效地解决组织发展过程中存在的问题，使组织朝着正确的方向发展。作为一个领导者，想要在管理活动中取得卓越成就，关键在于能否科学决策并顺利实施。

## 一、 决策的概念和类型

### （一）决策的概念

决策管理学派的代表人物是美国的管理学家和社会学家西蒙，他认为："从某种意义上说，管理就是决策。"管理学中的决策是指管理者为了实现组织预期目标而在众多方案中选择一个最佳的方案或策略，并加以实施的过程。决策包含三层含义。

1. 决策是为达到组织预期目标的活动，无目标就无决策。
2. 决策的本质是一个活动过程，这个过程由多步骤组成。
3. 决策的主体是管理者（既可以是单个的管理者，也可以是集体或小组）。

### （二）决策的类型

#### 1. 按决策作用大小分类

（1）战略决策 战略决策是指涉及组织长远发展目标的重大决策，具有长远性和方向性。这种决策一般由高层领导集体采用定量和定性方法结合而做出。

（2）战术决策 战术决策又称"管理决策"，属于战略决策执行过程中为保证实现目标而对具体问题的重要决策。由中层管理人员做出。

（3）业务决策　日常工作中为提高工作和生产效率解决问题时做出的决策，只对组织产生局部影响。由基层管理人员做出。

2. 按决策主体分类

（1）集体决策　多个管理者集体讨论做出的决策，遇到事关组织重大问题都采用集体决策。特点是耗时、责任不明；但可以集思广益、做出更好决策。

（2）个人决策　管理者个人做出的决策。优点是迅速、责任明确、易于保密；但决策受到个人经验、知识和能力的限制。

3. 按决策涉及问题性质分类

（1）程序化决策　程序化决策是针对例行问题所做的决策，即那些日常反复出现、有例可循的管理问题。

（2）非程序化决策　非程序化决策是指针对例外问题的决策，即那些不经常发生、不明确、偶然发生的具有重大影响的问题。

4. 按决策时间分类

（1）中长期决策　指有关组织今后发展方向的长远性、全局性的重大决策，又称“长期战略决策”。时间一般在五年以上。

（2）短期决策　为实现长期战略目标而采取的短期策略手段，又称“短期战略决策”。时间一般在五年以内。

5. 按决策条件可控程度分类

（1）确定型决策　确定型决策是指在决策条件可控下进行的决策，每个备选方案只有一个确定的结果，可直接比较。

（2）风险型决策　决策结果有多种，决策者不知道会发生哪一种结果，但是已知每种结果发生的概率。

（3）不确定型决策　在不稳定条件下进行的决策，决策者不知道有多少种结果，也无法估计每种结果发生的概率。

## 二、决策的作用

### （一）科学管理的基础

决策是现代管理的核心，贯穿整个管理活动。决策是从众多备选方案中选择一个方案作为未来行为的指南，在决策以前只是对计划工作进行研究和分析，没有决策就没有合乎理性的行动，所以决策是计划工作的核心，因而也是科学管理的基础。

### （二）管理成败的关键

决策是现代管理者的主要职责。上至国家的高层领导者，下到基层的班组长，均要做出决策，只是决策的重要程度和影响的范围不同而已。

### （三）正确执行的前提

决策能明确目标，统一行动。正确的决策能让组织成员明白工作的方向和要求，能让组织在有限的条件下做正确的事，创造最大价值。

## 三、 决策的原则

### （一）满意性原则

决策遵循的是满意原则而不是最优原则。对决策者来说选择最优方案存在局限性，因决策者收集的信息是有限的；决策者利用信息的能力也是有限的；任何方案都是在未来执行的；可能出现决策时所预测的未来状况与实际的未来情况有出入。

### （二）科学性原则

现代化大生产和科学技术，特别是信息论、系统论、控制论的兴起，为决策从经验到科学创造了条件，领导者的决策活动产生了质的飞跃。只有树立科学的决策思想，遵循科学的决策程序，运用科学的决策方法，建立科学的决策体制，整个决策才可能是科学的。

### （三）目标性原则

组织中的任何决策都要围绕组织目标进行。明确组织目标以后，决策方案的制订、选择、实施及检查都有了标准与依据。护理组织的各级护理管理者要根据所处的环境条件，围绕护理组织目标、医院目标而做出决策。

### （四）信息性原则

信息完整是决策的基础，对信息的要求是准确、完整、及时，有的信息还要求保密。各级护理管理者要重视信息管理工作，自觉参与护理信息的收集、整理、分析、利用等，加强信息管理制度，实行分级负责，减少信息传递中的不必要环节，防止数据丢失。

### （五）可行性原则

决策的目标途径都要同主观、客观条件符合，要求运用自然科学和社会科学的手段，寻找能达到决策目标的一切方案，并分析这些方案的利弊。只有经过可行性分析论证后选定的决策方案，才是有较大把握实现的方案。

### （六）民主性原则

民主性原则是指决策者要充分发扬民主作风，调动决策参与者甚至包括决策执行者的积极性和创造性，共同参与决策活动，并善于依靠集体的智慧与力量进行决策。

### （七）预测性原则

预测是由过去和现在的已知，运用各种知识和科学手段来推测未来的未知。科学决策，必须用科学的预见来克服没有科学根据的主观臆测，防止盲目决策。决策的正确与否，取决于对未来后果判断的正确程度。

### （八）经济性原则

决策者必须以经济效益为中心，把经济效益同社会效益结合起来，以较小的劳动消耗和物资消耗取得最大的成果。

## 四、决策的步骤

决策程序是一个提出问题、分析问题、解决问题遵循科学的完整的动态过程。决策程序包括八个基本步骤。

### （一）发现提出问题

任何决策都是从发现和提出问题开始的，这是科学决策的前提。管理者通过调查、收集和分析资料去发现问题，弄清问题的性质，找出产生问题的主要原因和相关因素。对决策问题的准确把握，有助于提高决策工作的效率，并确保决策方案的质量。

### （二）明确决策目标

明确目标是一切决策的起点，没有目标的决策是盲目的决策。明确决策目标才能保证决策活动的顺利进行，决策目标要根据所要解决问题的性质来确定，并力求做到目标具体化、数量化；各目标之间保持一致性；分清主次，抓好主要目标；明确决策目标的约束条件。

### （三）信息分析预测

广泛收集与决策相关的信息，进行全面分析、归纳总结。信息是准确预测的基础，信息量的大小、正确与否，直接影响到决策的质量。收集信息时既要注意避免信息遗漏，又要注意避免信息过多，分散注意力，应集中在重要的信息上，以做出科学的预测。

### （四）拟定可行方案

即提出两个或两个以上的可行方案供比较和选择。决策过程要尽量将各种可能实现预期目标的方案都设计出来，避免遗漏。当然，备选方案的提出既要确保足够的数量，更要注意方案的质量。应当集思广益，尽可能拟定出更多的解决方案，这样最终决策的质量才会有保证。

### （五）选定最佳方案

这是决策过程中最关键的一步。即对拟定的多个备选方案进行分析评价，从中选出一个最佳的方案。合理的决策必须具备：决策结果符合预定目标的要求；决策方案实施所带来的收益大于付出的代价；妥善处理决策方案的正面效果与负面效果、收益性与风险性的关系。

### （六）实施执行方案

方案的执行是决策过程中重要的一步。在方案选定以后，就可制订实施方案的具体措施和步骤。执行过程应制订相应的具体措施保证方案的执行；确保每个人充分了解和接受方案的各项内容；把决策目标层层分解，落实到每一个执行单位和个人；建立重要工作的报告制度，以便随时了解方案进展情况，及时调整行动。

### （七）反馈追踪检查

在方案实施过程中要根据实际情况进行调整、修改，以确保实施过程顺利，建立信息反馈制度。决策者依据反馈来的信息，对局部与既定目标相偏离的应采取纠正措施，以保证既定目标实现；对客观条件发生重大变化，原决策目标确实无法实现的，则要重新制订可行的决策方案并进行评估和选择。

### （八）检验评估总结

决策实施后，评估实施的结果，检查是否达到预期目标，总结经验教训，为今后的决策提供信息和借鉴。这一步称“后评价”。

决策是解决问题，完成任务的管理过程。正确的决策会带来工作的高效率、高质量。护理管理者要掌握科学决策的理论，运用自己的智慧和经验，结合护理工作实际，做出正确的决策。

# 项目四　领导艺术

领导艺术是指领导者在一定的知识、经验和才能等基础上形成的创造性地运用各种领导资源和方法以实现组织目标的技巧。领导艺术是领导者对科学的领导方法的具体运用，是领导技巧和领导科学的有机统一。

## 一、领导艺术的分类

### （一）授权艺术

1. 授权的概念　授权是领导将完成某项工作所必需的权力授给下属，使下属拥有相当的自主权和行动权。授权者对被授权者有指挥权、监督权，被授权者对授权者负有汇报情况及完成任务的责任。

2. 授权的原则

（1）授权适度原则　授权必须建立在适当的范围之内。过轻，不利于下属尽职尽责；过重，就会大权旁落。因此管理者要根据工作任务的性质、难度，兼顾下属的工作能力等条件进行授权。

（2）贯彻信任原则　对被授权者要做到“疑人不用、用人不疑”。管理者授权是否有效，在很大程度上取决于对下属的信任程度，要避免想授权又不敢授，授权后又干涉或收回，这些都是不信任的表现。

（3）权责一致原则　授权的同时必须向被授权者明确所授任务的目标、责任、权力范围，权责必须一致。同时管理者授权并非卸责，授权并不能减轻管理者的责任。

（4）相近授权原则　一是给下级直接授权，不要越级授权；二是应把权力授予最接近目标决策和执行的人员，一旦发生问题，可立即做出反应。

（5）授权可控原则　授权不仅要适当，还必须可控。管理者授权之后，必须进行控制，没有可控性的授权是弃权。授权者必须能够有效地对被授权者实施指导、检查和监督，真正做到权力能放、能控、能收。

（6）宽容失败原则　管理者要宽容下属的失败，不过分追究下属的责任，并要同下属一起承担责任，分析原因、总结教训，不能因为失败而降低工作标准。

3. 授权的方法　领导者授权除遵守一般原则外，还要掌握授权的方法，不同的方法会产生不同的效果。授权的方法主要有以下几种。

（1）充分授权　充分授权也叫一般授权。指领导者在向下属下达任务时，允许下属自行决定行动方案。这种授权能充分发挥下属的主动性和创造性，也能减少领导者的工作量。充分授权要求授权对象有较强的责任心和业务能力。常用于上级向下级发布一般工作指示。

（2）不充分授权　不充分授权也称特定授权。指领导者对下属的工作范围、工作内容、应达成目标和完成工作的具体途径等都有详细规定，下属必须严格执行这些规定。在实行不充分授权时，要求下属先深入调研，提出解决问题的全部可行性方案或一套完整的行动计划，交领导者审核修改后，将执行中的部分职权授予下属。适用于重要程度比较高的工作。

（3）弹性授权　弹性授权又称动态授权。指把工作划分为若干个阶段，在不同的阶段采取不同的授权方式。当工作条件、内容等发生了变化，领导者可及时调整授权方式以利于工作的顺利进行，是一种动态授权的过程，有较强的适应性。适用于比较复杂的工作。

（4）制约授权　制约授权又叫复合授权。指把某项任务的职权分解授给两个或多个子系统，使子系统之间产生相互制约的作用，以免出现疏漏。这种授权形式是指领导者将职责和权力同时指派和委任给不同的几个下属，以形成下属之间相互制约地履行他们的职责。这种授权形式只适用于那些性质重要、容易出现疏漏的工作。

4. 授权的步骤　在实际工作中，有效的授权往往要依照下列程序进行。

（1）选择授权对象　主要包括两个方面的内容：一是选择可以授予的那部分权力；二是选择可以接受这些权力的人员。选准授权对象是进行有效授权的基础。

（2）确认授权内容　在对下属进行授权时，应明确工作的任务、权力和职责。管理者应保留事关本部门的重大决策权力。

（3）支持下属执行　既然领导者已把权力授予下属，就不应过多地干预，更不能横加指责，让下属自行去行使这些权力。

（4）追踪检查授权　这是实现有效授权的重要环节。要通过必要的追踪检查，随时掌握下属行使职权的情况，并给予必要的指导，以避免或尽量减少工作中的某些失误。

（5）授权效果评估　按预定的工作标准对授权工作的完成情况进行评估，被授权人完成任务后要进行验收，并将评价结果与奖惩、晋升等联系起来。

### （二）沟通艺术

1. 沟通的概念　沟通是人与人之间思想、感情的传递和反馈的过程。组织内正常有效的沟通是维持良好的人际关系，保证各部门工作目标的协调一致，提高组织效率的基本条件。

2. 沟通的种类　沟通的种类有很多，按信息传递的媒介划分为书面沟通、口头沟通和非语言沟通；按沟通的方向分为垂直沟通、平行沟通和斜向沟通；按沟通渠道分为正式沟通和非正式沟通；按是否进行反馈分为单向沟通和双向沟通。

3. 沟通的影响因素

（1）个人因素　主要有人们对人对事的态度、观点和信念不同造成沟通的障碍；个性特征差异引起沟通的障碍；语言表达、交流和理解造成沟通的障碍。

（2）人际因素　主要包括沟通双方的相互信任程度和相似程度。沟通是发送者与接收者之间“给”与“受”的过程。信息传递不是单方面，而是双方的事情，因此，沟通双方的诚意和相互信任至关重要。

（3）结构因素　主要包括地位差别、信息传递链、团体规模和空间等四个方面。信息传递层次越多，信息失真率越大；组织机构庞大，也影响信息沟通的及时性和真实性。

（4）技术因素　主要包括语言、非语言暗示、媒介的有效性和信息过量。

4. 护理管理中的沟通技巧

（1）提高表达能力　把自己要说的话、要做的事表达清楚，使用对方容易接受的语言文字，避免专业术语，说话要有方向性。

（2）重视沟通环境　创造一种平等和谐，有利于沟通的氛围，使下属畅所欲言。正确运用语言和非语言技巧，注意肢体语言和面部表情，使对方易于接受。

（3）倡导双向沟通　反馈是沟通的重要保证，尽量鼓励反馈。没有反馈，管理者无法知道信息是否被传递到接受者那里及接受多少。

（4）学会有效倾听　有效的倾听能增加信息交流双方的信任感，是克服沟通障碍的重要条件，要善于发现对方表达的思想和情绪，给予真情理解。

（5）缩短信息传递链　拓宽沟通渠道，保证信息的畅通无阻和完整性。

### （三）用人的艺术

用人乃领导成败的关键，是领导者在掌握和运用科学领导用人的方法基础上，根据特定情况灵活运用领导用人方法和技巧。现代管理工作的核心是管理人，因此用人的方法和艺术在领导管理工作中占有特别重要的地位。应努力做到知人选才，任人唯贤；胸襟开阔，大度用人；量才使用，用当其任；坦诚相待，合理授权；奖惩结合，宽严相济。

### （四）协调的艺术

协调就是通过各种调整活动使组织中部门间、人员间的工作和谐有序。领导者需要做好组织内部、上下级及相关科室之间的协调。做到对上级主动请示汇报，对下级积极解释说明，对相关部门要争让有度。协调工作需要遵循整体目标原则、适当授权原则、动态平衡原则、预先计划原则。协调的作用为减少内耗，增加效益的重要手段；增加组织凝聚力的有效途径；调动员工积极性的重要方法。

## 二、领导艺术在护理管理中的应用

领导艺术是学识、智慧、胆略、经验、作风、品格、才能等因素的综合体现，护理管理者想要有效地指挥下属，就应当注意培养和提高自身的综合素质，提高领导艺术，创新思路和方法，以内在的人格魅力和“以人为本”的工作理念来激发护理人员的热情和敬业精神。领导艺术在护理管理中的应用包括以下几方面。

### （一）沟通协调的能力

护理管理者要有善于沟通及统筹全局的思维能力，协调处理好各方面的人际关系，建立良好的护际、医护、护患关系及与其他部门、辅助科室、后勤系统的关系。

### （二）适当授权

护理管理者不需要事必躬亲，但一定要知人善任，用人所长，避其所短。适当授权可以使管理者合理分配精力，让护士都参与科室的管理工作，提高护士的工作积极性，增强其责任心。

### （三）激励管理

护理管理者要学会适时适度使用激励机制，通过有效的手段和方法激发护士的内在动力，发挥护士潜能，同时注意激励的时效性。

### （四）提高用人能力

护理管理者要善于观察和发现护士的优缺点，做到知人善任，人尽其才，让不同的护士发挥其特长，展现其能力，实现自我价值。

### （五）用情管理

管理艺术的核心在于影响他人。护理管理者要提倡“人性化”管理，适时为护士解决问题，了解其情绪动态，生活上遇到问题及时给予帮助，使护士安心投入工作。

### （六）民主决策

护理管理者要掌握科学决策的基本程序与方法，结合护理组织工作的实际情况，积极采取集体决策方法，避免决策脱离临床无法实施。

### （七）勇于创新

护理管理者要充分理解创新的作用，自觉带头创新，努力为组织成员提供和创造有利于创新的环境，鼓励、支持和引导护士进行创新活动。正确对待创新失败，建立合理的奖酬制度避免创新失去动力。

### （八）解决护患冲突的能力

在目前医疗环境很复杂、医患矛盾很尖锐的背景下，护理管理者要能够跟患者和家属进行有效的沟通，及时化解医患矛盾和纠纷，避免矛盾和纠纷复杂化、升级化。

### （九）掌握批评的艺术和技巧

护理管理者要注重批评教育的工作方法。批评要尊重事实，公平合理，批评要分场合，对共性问题公开批评，对个人问题私下谈心。护理管理者应根据问题的性质和护士的性格采取不同的批评方法，护士才心服口服，有利于提高护理业务水平。

## 复习思考

### A1/A2 型题

1. 关于领导者的描述错误的是（　　）

A. 领导者必须有追随者

B. 领导是由上级指派具有正式职位的人

C. 领导者具有影响下属的能力

D. 领导只要有权力，就一定能领导下属完成任务

E. 领导者可以是个人，也可以是集体

2. 领导者权力性影响力的特点是（　　）

A. 下属对领导者表现为尊敬和崇拜

B. 带有强制性

C. 以内在感染的形式发挥作用

D. 比较稳定和持久

E. 不随职务消失而消失

3. 下列不属于领导者职位权力的是（　　）

A. 法定权力　　B. 任命权力　　C. 强制权力

D. 奖赏权力　　E. 参照权力

4. 领导者应具备的素养不包括（　　）

A. 政治思想素养　　B. 文化知识素养　　C. 专业技能素养

D. 身体心理素养　　E. 创造经济素养

5. 根据赫兹伯格提出的双因素理论，属于保健因素的是（　　）

A. 工作带来的愉快　　B. 工作上的成就感　　C. 对未来发展的期望

D. 人际关系　　E. 以上均是

6. 根据领导行为四分图理论，对新上岗的护士最适宜采取的领导方式是（　　）

A. 高任务，高关心人　　B. 高任务，低关心人　　C. 低任务，高关心人

D. 低任务，低关心人　　E. 以上都适用

7. 在管理方格理论中，最理想有效的领导行为类型是（　　）

A. 1. 1 型管理　　B. 1. 9 型管理　　C. 9. 9 型管理
D. 9. 1 型管理　　E. 5. 5 型管理

8. 在管理方格理论中，贫乏式管理的领导行为类型是（　　）
A. 1. 1 型管理　　B. 1. 9 型管理　　C. 5. 5 型管理
D. 9. 1 型管理　　E. 9. 9 型管理

9. 费德勒的权变理论中对领导效果最不利的环境条件是（　　）
A. 上下级关系好，工作任务结构不明确，领导者职权弱
B. 上下级关系差，工作任务结构明确，领导者职权强
C. 上下级关系差，工作任务结构明确，领导者职权弱
D. 上下级关系差，工作任务结构不明确，领导者职权弱
E. 上下级关系好，工作任务结构明确，领导者职权弱

10. 情境领导理论认为，适宜采用说服型领导方式的员工成熟度类型是（　　）
A. 能力低，动机水平低　B. 能力低，动机水平高　C. 能力高，动机水平低
D. 能力高，动机水平高　E. 以上都适用

11. 管理就是决策，是（　　）提出
A. 德鲁克　　B. 巴纳德　　C. 西蒙
D. 费德勒　　E. 布莱克

12. 下列哪项不属于按决策作用大小分类（　　）
A. 战略决策　　B. 战术决策　　C. 业务决策
D. 风险决策　　E. 管理决策

13. 护士长根据工作任务的难度选择适当的工作任务授权给某位护士，是遵循了授权的哪项原则（　　）
A. 贯彻信任原则　　B. 授权适度原则　　C. 权责一致原则
D. 授权可控原则　　E. 相近授权原则

14. 随着医学模式的转变，护理组织创建以患者为中心的服务理念，下列哪项属于创新内容（　　）
A. 管理创新　　B. 制度创新　　C. 产品创新
D. 文化创新　　E. 环境创新

扫一扫，知答案

扫一扫，看课件

模块六

# 控制职能

【学习目标】

掌握控制的原则、功能、基本过程；护理风险、护理安全管理与控制的概念及方法。

熟悉不同类型控制的优缺点及适用对象。

了解控制的概念及风险管理在护理管理中的作用及意义。

### 案例导入

北京某三甲医院手术室，为强化护理安全管理，护士长注重护理质量控制方法的创新与改进，制定相关管理措施，具体内容为：①成立手术室质控小组，制定完善的《手术室护理管理方案》。②建立缺陷防范监督体系，制定规范的护理工作流程，完善护理安全的预防机制。③多元化增强护士的基础知识、专业技能和综合素质。措施的实施最大限度地降低护理安全（不良）事件的发生率，科室已连续五年被评为医院先进科室。

思考：控制的作用有哪些?

## 项目一　控制职能概述

控制是一项重要的管理职能，在护理系统中，控制职能是从院长、护理部主任到护士长，甚至包括普通护士在内的每一位管理人员的职能。如提高护理服务水平、降低服务成本、保证护理服务质量、合理分配组织资源、改进服务流程、提高护理人员素质、提高管理效率等，所有的管理活动都与控制职能有关。控制是管理的职能之一，同其他管理职能相比，它具有不同的性质、内容和方法。

## 一、 控制的概念

控制是监督、核查任务完成情况的一系列活动，其范围十分广泛，贯穿于实现预期目标过程中，对于提高管理效率和工作质量意义重大。法约尔认为，控制就是监视各人是否依照计划、命令及原则执行工作。霍德盖茨认为，控制就是管理者将计划的完成情况和目标相对照，然后采取措施纠正计划执行中的偏差，以确保计划目标的实现。孔茨则认为，控制就是按照计划标准衡量计划的完成情况和纠正计划执行中的偏差，以确保计划目标的实现。谢默霍恩认为，控制是衡量工作绩效，对比成果与目标，并且必要时采取纠正措施的过程。控制是管理者的重要职能之一，它与计划、组织等职能有着密不可分的联系。控制工作通过纠正偏差的行动与其他几个职能紧密结合在一起，使管理过程形成一个相对封闭的系统。为了保证计划的目标能够实现，就必须在计划实施的不同阶段，根据由计划产生的执行标准来检查计划的执行情况，即控制工作存在于管理活动的全过程中。它不仅可以维持其他职能的正常活动，而且在必要时还可以通过采取纠正偏差的行动来改变其他管理职能的活动。五项管理职能之间的关系从逻辑关系来看，通常是按发生先后顺序，即先计划，继而组织，然后领导、决策，最后控制；从管理过程来看，在控制的同时，往往要编制计划，或对原计划进行修改，并开始新一轮的管理活动；从作用看，计划是前提，组织是保证，领导、决策是关键，控制是手段；因此五个职能之间是一个密切联系的整体。

控制是管理者监督和规范组织行为，使其与组织计划、目标和预期的绩效标准一致的系统行动过程。其特征为：有很强的目的性，即控制是为了保证组织中的各项活动按计划进行；控制是通过“衡量、监督、检查、评价”和“纠正偏差”来实现的；控制是一个过程，过程中包括管理人员为保证实际工作与计划和目标一致所采取的一切活动。

## 二、 控制的类型

### （一）按控制的手段划分

1. 直接控制　直接控制是指被管理者（被控对象）直接从管理者那里接受控制信息，或者说是管理者直接向被控对象发出控制信息，并加以适当的指导、监督、约束被控对象的一种控制形式。如护理部主任向护士长下达指令，直接约束护士长的行为。

2. 间接控制　间接控制是指被控对象不是直接从管理者那里接受控制信息，而是从领导者制定的制度、政策、规则等规定中接受控制信息，进行自我调节、自我控制的一种控制形式。在护理活动中，护理管理者和各级护士间主要依靠这种规章制度、护理常规、操作流程及各种方针、政策等来指导并约束护理人员的思想和行为，所以护理管理以间接控制为主。这种控制有利于提高控制效率，使管理者超脱于大量琐碎事务之外，集中精力应对那些涉及全局的关键性问题和难以预料到的例外情况。

### （二）按控制的作用环节划分

1. 前馈控制　前馈控制又称预先控制，是指在活动开始之前就对结果进行认真的估计、分析、预测，并采取相应的防范措施，使可能出现的偏差在事先就得以制止的控制方法。管理人员运用所获得的最新信息，包括上一个控制循环中所产生的经验教训，反复预测可能出现的结果，并与计划要求相比较，必要时调整计划或控制影响，以确保计划目标实现。它克服反馈控制因时间差造成损失的缺点，成为一种主动的、积极的、预防式的控制。在护理管理中，前馈控制称基础质量控制，如急救物品完好率、预防护理差错事故预案等。

2. 过程控制　过程控制又称同期控制、环节质量控制，是指在工作运行过程中，为了很好地完成计划目标，对正在进行的各种工作活动给予检查、指导、监督和纠正的控制方法。它有监督和指导两项主要职能。监督职能是指管理者按照预定的标准检查正在进行的工作，来保证实现组织目标。指导职能是指管理者针对工作中出现的问题，根据相关的标准和自己的经验来指导被管理者改进工作，或与其共同分析原因，采取纠偏措施，使其能正确完成规定的工作任务。它是基层管理者采用的一种重要的控制方法，如护士长检查护士规章制度的落实情况、医嘱执行情况、护理文书书写情况等，均属于过程控制。

3. 反馈控制　反馈控制又称后馈控制、终末质量控制，是指工作结束或行为发生之后，对计划的执行结果与控制标准进行比较，找出偏差，分析原因和对未来的影响，采取措施防止偏差发展或继续存在的控制方法。由于管理活动中的所有信息都可直接影响控制的结果，故反馈控制要求信息应及时、准确、灵敏。这种控制的致命缺陷在于控制发生在整个行动结束后，对出现的偏差已难以补偿，实际上是一种“亡羊补牢”，其作用只能是防止继续发展或作为改进下一次行动的依据。如护理部每月的患者满意度、一级护理合格率、压疮发生率、差错发生率分析等，均属于反馈控制。

另外，按控制活动的性质，分为预防性控制和更正性控制；按控制业务范围，分为生产控制、质量控制、成本控制和资金控制；按控制的方式，分为正式组织控制、群体控制和自我控制等。控制的分类不是绝对的，有时一种控制可能同时属于几种类型。如制定各种护理技术操作规程和护理常规，属于预防性控制，也是间接控制，更是前馈控制。

## 三、 控制的作用

美国北德克萨斯州立大学组织管理学教授亨利·西斯克指出：“如果计划从来不需要修改，而且是在一个全能的领导人的指导之下，由一个完全均衡的组织完美无缺地来执行的，那就没有控制的必要了。”然而，这种理想的状态是不可能成为组织管理的现实的。

无论计划制订得如何周密，由于各种各样的原因，人们在执行计划的活动中总是会或多或少地出现与计划不一致的现象。

在现代管理系统中，人、财、物等要素的组合关系是多种多样的，时空变化和环境影响很大，内部运行和结构有时变化也很大，加上组织关系错综复杂，随机因素很多，处在这样一个十分复杂的系统中，要想实现既定的目标，求得组织在竞争中的生存和发展，不进行控制工作是不可想象的。任何组织都需要控制，它的主要作用是限制偏差的累积和使组织适应环境变化。

1. 限制偏差累积　一只蝴蝶在巴西扇动翅膀，有可能会在美国引起一场龙卷风，这就是人们常说的“蝴蝶效应”。一般而言，小的偏差和失误不会立即给组织带来严重的损害，然而随着时间的延长，小的偏差就会得以积累、放大，最终变得非常严重。在护理管理活动中，控制就是指护理管理者检查下属的工作是否按照既定的计划、标准进行，如发生偏差就要分析其原因，发出指示，并进行改进，以保证组织目标的实现，这就要求有效的控制系统予以保证。

2. 适应环境变化　控制职能作为管理的基本职能之一，在管理职能体系中有着独特的功能。主要表现在任何组织、任何活动都需要进行控制。在管理实践中，制定目标之后到目标实现之前，总是有一段时间，即使在制订计划时进行了全面、细致的预测，考虑到了实现目标的各种有利条件和影响因素，但由于环境条件的不断变化，主管人员自身素质、知识、经验、技能的限制，预测不可能完全准确，在执行计划时可能会出现偏差，甚至发生未曾预料到的情况，这些变化都会对组织实现目标产生影响。因此，为了保证计划的正常执行，必须适应外环境的变化，此时有效控制系统的监测越有效，组织在激烈变化的环境中生存和发展的可能性就越大。

## 四、 控制的基本原则

1. 目的性原则　管理控制的目的是使实际工作按预定的计划进行并取得预期的成果。控制工作应该紧紧围绕这个目的展开，采用的各种控制措施和手段也应有助于这个目的的实现。

2. 确定标准的原则　有效控制需要客观、精确、恰当的标准。控制是通过人来实现，难免会受到管理者自身个性或其他客观因素的影响，这就是确立控制标准的原因。客观的标准可以是定量的，也可以是定性的，并且都是可以考核和测评的，如对护理人员的服务态度、自身素质可以用定性标准来考核，对于各种护理技术操作标准、消毒隔离工作标准、护理病历书写检查标准等可以采用定量考核的方法。

3. 重点性原则　作为管理人员应当对影响全局和结果的重要工作步骤进行重点控制。因为在一个庞大的系统中，各个部分、各个环节在实现控制目标中的地位和所起作用是不同的。管理者应选择对全局影响大或关键的工作环节进行控制。如临床护理工作在现实管理活动中，往往会出现这样的情况，如管理人员发现原定计划本身存在某些问题而不能被下级很好地贯彻执行，或者是组织所处的内、外环境发生的变化使下级无法执行原计划。这时，就会涉及灵活控制的问题。管理人员应做到首先解决现实问题，使计划能够运行，然后及时修改计划，甚至重新确定目标。

4. 及时性原则　控制的最后落实应是纠偏措施的实际贯彻，并发挥应有的效果，否则控制工作就毫无意义。所以，一旦发生偏差，应及时纠正，避免更大的失误。

5. 组织机构健全的原则　首先控制是一种带有强制性的管理活动，组织机构应具备一定的权力、承担一定的责任。其次，被控制机构也要职责分明，这样在计划执行中出现了问题就可以确定由谁负责，否则就会失控。组织结构越是明确、全面和完整，控制工作就越有效果。

## 项目二　控制的过程与方法

控制活动能否顺利实施，除了以正确的目标计划为前提，还必须遵循控制管理的步骤。在组织实施的各项活动中，由于目标性质及达到预定目标所要求的工作绩效不同，所以控制的对象和标准也就不同，因此需要采用多种多样的方法，才能保证控制目标的实现。

### 一、控制的过程

控制同其他管理活动一样具有一定的程序，各种不同类型的控制其具体工作程序可能各有区别，但其控制的过程相同，都包括三个基本环节的工作，即确立标准、衡量绩效、纠正偏差。

#### （一）确立标准

标准就是衡量实际工作或预期工作的测量单位或具体尺度，是控制的依据。确立标准是控制的首要环节，此过程包括以下三项工作。

1. 确立控制对象　确立控制对象是决定控制标准的前提。管理者对影响组织目标实现的所有因素进行控制是不现实的，也是不经济的。控制对象通常为对组织目标实现有重大影响的因素，控制的重点因素要根据具体情况而定，如对于工作成果较难估量、工作过程难以标准化及程序化的高层管理活动，工作者的素质和技能是主要的控制对象。对于工作方法或程序较明确的常规性工作，工作过程则是主要的控制对象。护理管理的重点控制对象主要是护士、患者、时间、操作规程、职责和规章制度，以及环境和物品等。

2. 选择控制关键点　良好的控制效果来源于控制关键点的正确选择。通常要考虑三个方面：影响整个工作过程的关键事项；在出现重大损失前显示出差异的关键事项；能反映组织主要绩效水平，在时间和空间上分布均衡的关键事项。护理管理控制的关键点有：关键制度，如消毒隔离制度、查对制度、抢救制度、交接班制度等安全管理制度；高危护士，如新上岗的护士、进修护士、实习护士等；高危患者，如疑难危重患者、新入院患者、手术后患者、接受特殊检查和治疗患者、有自杀倾向的患者、老年体弱患者及婴幼儿等；高危设备和药品，如特殊耗材、监护仪器设备、急救器材与药品、剧毒药品、麻醉药品、高渗或低渗药品及强腐蚀性药品等；高危科室，如急诊科、手术室、供应室、监护室、产婴室、血液透析室等；高危时间，如交接班时间、节假日、午间、夜间、工作繁忙时等；高危环节，如患者转运环节、患者交接环节等。

3. 制定控制标准　将计划中的目标分解为一系列具体可操作的控制标准，是确立标准的关键环节。标准的类型很多，可以是定量的，也可以是定性的。一般情况下，标准应尽量数字化和定量化，使标准便于考核，具有可操作性。如病室温/湿度标准可确立定量标准，对患者的服务态度、健康宣教，以及患者对实施整体护理的满意度等，要提出可操作性的定性标准。

护理管理中常用的控制标准有五个方面。

（1）行为标准　指对护理人员规定的言行标准。如医德医风、服务用语、行为规范、仪表要求等。

（2）质量标准　指保证护理工作符合各种质量因素的标准，或是服务方面需达到的标准。如一级护理合格标准、消毒灭菌合格标准等。

（3）时间标准　指完成一定数量的护理操作或做好某一项护理工作所限定的时间。如护理操作中铺备用床的时间标准。

（4）程序标准　指根据操作程序制定的流程标准。如口腔护理、吸痰术等护理操作流程等。

（5）消耗标准　指根据服务或工作过程计算出来的消耗。如护理人员进行晨间护理所消耗的时数、材料的核算等。

### （二）衡量绩效

衡量绩效是指用确定的标准衡量执行情况，把实际绩效与标准进行比较，对工作做出客观评价，以便从中发现偏差，并分析偏差产生的原因。管理者在衡量工作绩效的过程中应注意以下问题。

1. 检验标准的客观性和有效性　衡量工作成效是以预定的标准为依据的，但利用预先制定的标准去检查各部门在各个阶段的工作，这本身也是对标准的客观性和有效性进行检验的过程。检验标准的客观性和有效性，是要分析通过对标准执行情况的测量能否取得符合控制需要的信息。因为在为控制对象确定标准的时候，人们可能只考虑了一些次要的因素，或只重视一些表面的因素，因此，利用既定的标准去检查人们的工作，有时并不能达到有效控制的目的。如衡量护士行为，可按照岗位职责要求的内容和标准观察护士的执行情况。由于管理活动中难以用精确的手段和方法加以衡量，建立标准也就相对困难。如果偏差是标准本身存在的问题，则需要纠正或更新标准；如果不是因为标准本身存在问题而出现的偏差，就有必要进一步分析偏差产生的原因。从控制系统内部环境中查找，如制定的目标是否切合实际、规章制度是否完善、组织工作是否合理、管理人员是否合格、设备和技术条件是否完备等；从控制系统外部环境中查找，看外部环境与预期的条件有什么变化，变化到何种程度，对内部因素的影响是什么等；在分析内外因素的基础上找到主要原因，提出切实可行的纠正措施。衡量过程中的检验就是要辨别并剔除这些不能为有效控制提供必要信息，容易产生误导作用的不适宜标准。

2. 确定适宜的衡量频度　控制过多或不足都会影响控制的有效性。这种“过多”或“不足”，不仅体现在控制对象、衡量标准的数目选择上，而且表现在对同一标准的衡量次数或频度上。对影响某种结果的要素或活动过于频繁的衡量，不仅会增加控制的费用，还可能引起有关人员的不满，进而影响他人的工作态度；而检查和衡量的次数过少，则可能使许多重大的偏差不能及时被发现，从而不能及时采取措施。衡量的频度一般取决于被控制活动的性质，以及控制对象的重要性和复杂性。对于长期的标准可采用年度控制；短期的或基础性的标准可采用比较频繁的控制。如对护士长管理工作的绩效控制常以季或年为单位，而对护理质量的控制则以周或月为单位。

3. 建立信息反馈系统　负有控制责任的管理人员，只有及时掌握了解反映实际工作与预期工作绩效之间偏差的信息，才能迅速采取有效的纠正措施。然而，并不是所有的衡量绩效的工作都是由主管领导直接进行的，有时需要借助专职的检测人员。因此，应该建立有效的信息反馈网络，使反映实际工作情况的信息适时地传递给适当的管理人员，使之能与预定标准相比较，及时发现问题。建立这样的信息反馈系统，不仅有利于保证预定计划的实施，而且能防止基层护理人员把衡量和控制视作上级检查工作、进行惩罚的手段，从而避免产生消极情绪。

信息的有效性表现在以下四个方面。

（1）信息的准确性　即所获取的信息能客观地反映事实，这是对信息最基本的要求。

（2）信息的及时性　即信息的加工、检索和传递要及时，过分拖延的信息将会使衡量工作失去意义，从而影响整个控制工作的进行。

（3）信息的可靠性　即要求信息在准确性的基础上还要保证其完整性，不因遗漏重要信息而造成误导。

（4）信息的适用性　即应根据不同管理部门的不同要求提供不同种类、范围、内容、详细程度、精确性的信息。

管理者可从以下三个方面获取真实的控制信息反馈。

（1）个人观察　通过管理者个人的亲自观察、交谈，可获得真实而全面的信息，能发现问题并及时解决，但易受时间、精力的限制。例如病区护士长对护士仪表、操作技能及服务态度的观察等。

（2）建立工作汇报制度　可以通过口头、书面汇报或召开会议，通过各部门主管汇报工作状况及遇到的问题，有助于管理者了解各部门工作情况，也有助于加强各部门间的协作和沟通。

（3）通过现象推断　对一些无法直接衡量的工作，通过某些现象来推断。例如，从护理人员工作热情下降可以推断管理有可能存在不当之处。

### （三）纠正偏差

控制的最终目的是通过采取适当的措施将偏差纠正过来，以保证原定目标的实现，这是控制的关键。需要利用科学的方法，依据客观的标准，对工作绩效进行衡量，及时发现评价偏差，分析偏差存在的原因，进而采取适当的纠正行动，以确保组织目标的实现。

1. 评价偏差　偏差是控制标准与实际绩效的差距。评价偏差，确定是否需要采取纠正措施。一般偏差有两种：一种是正偏差，即实际执行结果优于控制标准；另一种是负偏差，即实际执行结果次于控制标准。在许多活动中，偏差在所难免，管理者应评估判断偏差的严重程度，对组织造成危险的大小，并预先对偏差达到多大时，应当进行调整做出规定。如急救药品与器材的完好率 98% 与健康教育知晓率 89% 比较，这时 2% 的偏差会比 11% 的偏差对患者和医院造成的严重危险更大。

2. 分析原因　偏差发生的原因往往是复杂的、多样的。有主观原因，也有客观原因；有可能在组织内部，也可能在组织外部；有可控原因，也有不可控原因。要找出偏差产生的主要原因，确定纠正措施实施的对象，进行认真深入的分析。在某些情况下，偏差还有可能来自不切实际的标准。标准过高或过低，即使其他因素都发挥正常也难以避免偏差。发生的原因可能是当初计划工作的失误，也可能是计划的某些重要条件发生了改变等。若发现标准不切实际，管理者可以修订标准。但是管理者在做出修订标准的决定时，一定要非常谨慎。管理者应从控制的目的出发，仔细分析，确认标准的确不符合控制的要求时，才能做出修正的决定。

3. 采取纠正行动改进工作　按照行动效果的不同，把改进工作的行动分为两大类：立即纠正行动和彻底纠正行动。前者是指发现问题后马上采取行动，力求以最快的速度纠正偏差，避免造成更大的损失；后者是指发现问题后通过对问题本质的分析，挖掘问题的根源，即弄清是如何产生的，为什么会产生，然后从产生偏差的地方入手，力求永久性地清除偏差。前者重点纠正的是偏差的结果，而后者重点纠正的是偏差的原因。在控制工作中，管理者应灵活地运用这两种行动方式。特别注意不应满足于“救火式”的立即纠正行动，而应从原因出发，采取彻底纠正行动，杜绝偏差的再度发生。

## 二、 控制的方法

### （一）预算控制

预算控制是指根据预算规定的收入和支出标准来检查和监督各部门的经营活动，保证各部门、各项活动在对资源的利用过程中进行严格有效的约束，即将结果与预算相比较，确认预算的完成情况，找出差距并进行控制，以实现对组织资源有效合理的利用。如护理部每年度对全院护士外出进修学习的资金控制。

### （二）质量控制

质量控制是质量管理的一部分，致力于满足质量要求。质量控制主要采取数理统计方法将各种资料汇总、加工、整理，得出控制用的统计指标、数据，以此来衡量工作质量情况，然后找出偏差，采取措施，达到控制的目的。护理质量控制涉及的范围广泛，包括要素质量控制、过程质量控制和终末质量控制。其目的就是让各项护理工作达到规定的护理质量标准，以满足护理服务对象的健康需求。对护士的各种护理操作规范、各项规章制度和护理工作质量管理标准执行情况进行监督检查，均属于质量控制。

### （三）行为控制

行为控制是指直接对人们的具体活动进行控制。它基于直接的个人观察。当工作成绩的要求或标准已众所周知而需要个人观察来提高效率时，通常运用行为控制的方法。行为控制是管理者组织建立的一套用来提高工作绩效的组织控制系统，也是激励员工的方法之一，其控制机制有三种：直接监督、目标管理、行政控制。行为控制是护理管理活动中常用的控制方法，如带教老师对实习生的控制。

### （四）组织文化控制

组织文化是在长期的实践活动中所形成的并且为组织成员普遍认可和遵循的具有本组织特色的价值观念、团体意识、行为规范和思维模式的总和。组织文化作为团体共同价值观，并没有对组织成员有具体的硬性要求，而只是一种软性的理性约束，它通过组织共同价值观向个人不断地渗透和内化，使组织自动生成一套自我控制机制。它以尊重个人思想、感情为基础进行非正式控制，使组织目标自动地转化为个体成员的自觉行动，达到个人目标与组织目标的高度一致。组织文化控制是指人类在长期的共同生活中创造的、为人类共同遵守的行为准则和价值标准，对组织内个人和群体施加控制，如对新护士进行授帽、宣誓仪式的控制。

### （五）进度控制

进度控制是指将各个阶段的工作、工作程序、持续时间及其相互衔接关系，根据进度总目标及优化资源的原则编制进度计划，并将该计划付诸实施的活动。进度控制就是对工作的进程在时间上进行控制，使各项工作能够在时间上相互衔接。例如，新护士要求半年内完成基础培训，三年内完成专科培训，以保证其符合职业化进程中的临床用人要求。

# 项目三　控制在护理管理中的应用

护理管理是医院管理系统中的子系统，高品质的护理质量是医疗质量的重要组成部分，控制是护理管理的五大职能之一，是保障护理质量的重要手段。控制贯穿护理管理和护理工作的全过程，是每个层级管理者和护士工作的常态。应重点对护理质量、护理风险、护理安全、护理成本和护理组织冲突等方面实施全面的控制。

## 一、护理风险的控制管理

风险是指可能发生的危险与危害，包括政治、法律、人身、经济风险等。医疗卫生领域是高技术、高风险的服务行业。护理工作是医疗活动重要的组成部分，只要有护理服务活动，就必定存在着护理风险。

### （一）相关概念

1. 护理风险　护理风险是指在从事护理服务工作过程中，存在的危险与危害的可能性。护理风险有些是不可预测的，有些是难于预知的，往往受各种因素的影响，具有突发性和难预测性。护理风险分为患者的护理风险、护士的职业风险、探视者或陪护等其他人员的风险三类。

2. 护理风险事件　护理风险事件是指存在于护理服务过程中的所有不确定的危险因素，可能直接或间接造成患者伤残或死亡的一切不安全事件。护理风险事件可分为差错事故类、投诉类、意外事件类和护理管理类等四类。应采取正确的预防和处理措施，最大限度地降低护理风险事件的发生，减轻风险事件造成对患者、医护人员、陪护与探视者及医疗机构的危害和损失的过程。护理风险管理的意义在于践行“以预防为主”的管理理念，体现“以人为本，以患者为中心”的服务宗旨，促进护理质量持续改进。

### （二）护理风险的控制内容

护理风险管理贯穿在整个护理工作过程中，包括护理风险识别、护理风险评估、护理风险控制、护理风险管理效果评价等内容。

1. 护理风险识别　护理风险识别是护理风险管理的基础，其主要任务是分析、识别护理服务过程中可能出现的风险事件。护理服务是一个开放的动态的系统，风险伴随着护理过程的每个环节，护理风险识别实质上是对护理服务过程的一个动态监测过程。护理风险可来源于患者和疾病因素、护理行为、医院系统因素等方面，包括患者机体抵抗力、治疗配合度和疾病发展的复杂性、多变性，护理行为特殊性、局限性，护理人员的素质、数量，医院整体协调管理、人力资源管理、设备环境管理和安全保障制度等。护理风险识别的主要方法有正确收集相关信息，上报护理风险事件；积累临床护理资料，掌握风险发生、分布规律；分析护理工作流程，科学预测风险环节。

2. 护理风险评估　护理风险评估是通过风险识别发现护理中可能存在的风险因素，明确风险的性质，获得有关数据，并通过对资料和数据的分析，得到有关发生概率和损失程度的信息，为选择处理方法进行正确的风险管理决策提供依据。风险管理重在预防，而预防工作重在评估，因而风险评估是风险管理中的重要内容。常用的护理风险评估方法有风险评估分级法，如目前在风险管理实践中广泛使用的“严重程度-概率式风险评估矩阵表”；护理风险评估量表，如跌倒评估量表、压疮评估量表等。

3. 护理风险控制　护理风险控制是指对风险识别、风险评估之后发现的风险问题采取措施的过程，是护理风险管理的核心内容。常用的护理风险控制措施主要有五个方面。

（1）风险预防　即采取积极预防措施防止风险事件的发生，如加强医疗设备的维护和检查、增强护士的责任意识、改善高危环境等。

（2）风险转移　即将风险责任转给其他机构，如保险公司、更高级别医院等。

（3）风险回避或取消　即停止提供可能产生某种风险的护理服务项目，从而完全避免此类风险事件的发生，如避免开展疗效不确切且容易发生问题的项目、禁止无执业资格的护士独立上岗、进行侵入性操作必须有相应资质等。

（4）风险相关的法律事项准备　即对一些风险发生率较高的诊疗项目，应严格履行告知义务和与患者知情同意签约制度。如静脉化疗前让患者及家属签署知情同意书，以避免不必要的纠纷。

（5）风险教育　即将曾经发生的风险事件作为风险教育素材，向护士进行警示教育，吸取经验教训，以提高护理风险防范意识和能力。

4. 护理风险管理效果评价　指对风险控制措施的执行效果进行分析、检查、修正和评估。风险控制方案是否最佳，其适用性和效益性如何，都要对处理结果的相关信息进行客观公正的评估、分析和总结，进而提高护理风险管理的效率。如评价护理文书书写合格率是否提高、护士法律意识和风险防范意识是否增强等。评价方法有问卷调查法、护理文书抽查法、理论及技能考核法等。

### （三）护理风险的控制方法

1. 加强风险教育，强化风险意识　风险教育是加强护理风险管理的基础。目的是使护士意识到护理风险存在于护理工作的各个环节，是不可避免的，最好的办法是主动预防，尽量减少风险事件的发生。可采用讲座、培训、学习班、网络分享等形式，将护理风险的相关理论知识、相关法律法规更新情况、护理风险事件的预防方法等知识提供给护士学习和参考，提高护士的风险管理意识。

2. 完善制度建设，注重严格落实　科学、完善、合理的规章制度是减少护理风险事件的基础，严格执行规章制度是防范护理风险事件的保证。风险管理制度主要包括：护理职业标准、护理治疗程序、药物治疗、新业务及新技术的临床应用、实习护士临床实践规定等方面的制度。制定和完善与护理风险管理相应的一系列规章制度，可以保障治疗和护理工作的顺利进行，同时也有利于维护护士的自身利益。

3. 加强风险监控，降低风险事件　成立护理风险管理组织，完善全院护理风险管理系统。加强护理风险监控和管理，可以提高临床护士的警惕性，降低护理风险事件的发生率。在风险发生率高的护理工作阶段，如输液高峰期、护士过于疲劳时应加大人力投入，合理调整人力结构，实行弹性排班。对于容易导致工作人员和患者身体危害的环境，应给予改善及行为引导，如地面湿滑时应设置“慎防滑倒”警示牌等。

4. 加强护患沟通，化解风险事件　护理风险事件的发生有一部分是由于护患沟通不畅，患者对护理服务不满意造成的。护士应与患者加强沟通，充分尊重患者，认真、耐心地对待患者的要求和疑问，正确、有效地处理患者及家属的意见，杜绝演变成风险事件。

### （四）风险管理在护理管理中的作用和意义

护理风险管理是一项长期的、持续的工作，需要在护理活动中通过对护理风险进行识别、评估、控制和效果评价等一系列工作，不断强化护士的风险意识，健全风险管理制度，加强风险管理监控，有效地推进护理风险管理工作，真正为患者提供更加安全、有序、优质的护理服务。护理风险管理具有以预防为主、消除安全隐患、保证护理安全、提高护理质量的重要作用，既保障患者的生命安全，又保障护士的执业安全，对创造良好的医疗环境，构建和谐社会具有重要的意义。

## 二、　护理安全的控制管理

### （一）相关概念

1. 护理安全　护理安全是指在实施护理服务过程中，不发生允许范围以外的不幸或损失。包括护理主体护士的安全和护理对象患者的安全。

2. 护理安全管理　护理安全管理是以创建安全的工作环境为目的，主动地实施一系列与安全及职业健康相关的行为措施和工作程序。包括患者安全管理和护士职业防护。

### （二）护理安全管理的内容

1. 患者安全管理　患者安全管理是指为保证患者的身心健康，对各种不安全的因素进行控制的过程。目的是防止患者因医疗护理过程中的意外而导致不必要的伤害。患者安全管理的重点在于降低护理过程中不安全的设计、操作及行为，从护理的环境、设备、行为、流程等方面考虑是否存在危害患者安全的因素，并加以控制。建立专职医疗护理安全管理机构，制定和完善相关法律法规，建立患者安全信息基础设施；健全护理安全（不良）事件报告系统；完善护理差错的分析系统；制定保证患者安全的操作流程。

2. 护士职业防护　职业危害已成为全球性公共卫生问题。随着医学科学的快速发展和高新技术、高端设备、新特化学药物的广泛运用，医护人员暴露于各种职业危害之中的概率呈上升趋势。护士职业防护是指在护士从事医疗护理活动过程中采取防止职业暴露造成对护士本身危害的措施，从而达到从业人员安全健康的过程。换言之，是指为避免护士在执业过程中的损害，对各种不安全的因素进行控制的过程。医疗护理工作环境中，存在多种损伤护士身心健康的因素，主要包括物理性因素、化学性因素、生物性因素、心理社会性因素等。护士职业防护属于医疗机构职业健康与安全的范畴。

### （三）护理安全管理与控制的方法

1. 追踪法　追踪方法最初应用于生物学，是一种过程管理的新方法。在护理管理工作中，管理者通过选定某特定患者或事件，用该患者的病历资料或事件处理过程作为路线图，从患者角度“看”医疗服务，对患者在整个医疗系统内获得的诊疗护理经历进行追踪，观察医疗护理行为本身对患者的影响，及时发现存在的和潜在的问题，并在掌握准确的信息和资料的基础上，进行原因、因果关系的分析，制订改进方案。这是一种全程动态管理方法，基于循证学调查的决策落实到每个细节，针对性强，可降低护理差错发生率，有利于护理服务品质的提升和患者安全的实现。追踪法实施的主要过程包括确定追踪项目；选定追踪目标患者；明确追踪途径、追踪内容；制订并实施改进方案。

2. 根本原因分析法　根本原因分析法源于美国，最初应用于航空安全、核工业等领域，之后广泛应用于各行业。它是一种回溯性失误分析方法，通过对已发生的不良事件进行回溯性调查分析，找出患者安全事故或严重的潜在失误的根本原因，从而改进系统，避免类似事件再次发生。根本原因分析法超越了过去只针对具体事件，分析整个系统及过程而非个人执行上的过错与责任，发现隐匿于组织系统中造成患者各种损失和伤害的根本原因，找出预防措施，制订可执行的计划，避免类似事件再次发生，从而营造一种安全文化。

根本原因分析法的实施分为四个阶段。

（1）组成团队、调查事件与确认问题　成立工作小组，按照事件发生的先后顺序确认护理过程中发生的问题，识别发生了什么、发生的过程等。

（2）找出直接原因　通过鱼骨图、决策树和推移法等，找出导致事件发生的直接原因。

（3）确认根本原因　分析原因与结果的关系，从众多直接原因中发掘出根本原因。

（4）制订并执行改进计划　根据确定的根本原因和直接原因，制订可行性的改进计划，并贯彻执行。

3. 健全管理体系　健全管理体系是护理安全管理的保障。首先，制度建设是基础。

护理安全涉及医院所有部门，必须得到最高管理层的重视，制定相关的护理安全管理制度，同时需要医院各部门和同事之间的支持与帮助。其次，加强护理安全教育。护理安全管理的有效方法是加强安全教育，提高全体人员的安全防范意识。这就要求加强护士安全意识、职业责任感、慎独精神、法律规范等方面的教育与培训，加大对患者及家属的安全教育力度，鼓励其参与安全管理，营造安全文化。再者，建立护理安全监督机制。建立以护理部-科室护士长-科室安全员为主体、全体护士参与的护理安全监控网络体系，落实各级检查要求，保障护理安全管理工作的高效运行。最后，建立非惩罚性环境。管理者要转变安全管理理念，不以惩罚为手段，而将错误视为促进护理安全的机会。

4. 应用患者安全技术　患者安全技术指用来帮助医护人员减少临床失误和增进患者安全的各类技术的总称。目前，临床上应用最广泛的患者安全技术有：患者数字化辅助设备，条形码系统，全自动口服药品摆药机，计算机医生工作站和护士工作站，各类预警技术，患者监护系统。

### （四）安全管理在护理管理中的作用和意义

护理安全管理贯穿在护理服务的各个环节和全过程中，往往在极其简单或微不足道的临床护理活动中存在着安全隐患，一旦发生护理差错或事故，将会给患者及其家属带来巨大的痛苦或无法挽回的损失。安全管理是评价护理质量的有效指标，在护理管理中有着举足轻重的作用，是保障临床护理工作得以顺利开展的重要手段。

## 复习思考

### A1/A2 型题

1. 医院制定重大医疗过失行为和医疗事故防范预案，做好医院安全管理工作，属于（　　）

A. 检查性控制　　B. 外部控制　　C. 前馈控制

D. 过程控制　　E. 反馈控制

2. 某医院制定雇员标准，属于（　　）

A. 前馈控制　　B. 过程控制　　C. 反馈控制

D. 环节质量控制　　E. 结果控制

3. 护士长一日五查房，属于（　　）

A. 前馈控制　　B. 自我控制　　C. 矫正性控制

D. 现场控制　　E. 反馈控制

4. “治病不如防病，防病不如讲卫生”。根据这种说法，以下几种控制方法中，最重要的是（　　）

A. 现场控制 B. 实时控制 C. 反馈控制

D. 前馈控制 E. 事后控制

5. 百货商场经理为了提高商场的服务质量，聘请有关专家在售货现场对销售人员的售货进行指导，这是一种（　　）

A. 现场控制 B. 预先控制 C. 事后控制

D. 前馈控制 E. 反馈控制

6. 下列哪项不属于控制的环节（　　）

A. 确立标准 B. 衡量成效，找出偏差 C. 纠正偏差

D. 控制的客观性 E. 以上均不属于

7. 控制是完成计划的（　　）

A. 标准 B. 依据 C. 保证

D. 前提 E. 关键

8. 《医疗事故处理条例》将差错归为医疗事故的（　　）

A. 一级 B. 二级 C. 三级

D. 四级 E. 五级

9. 对压疮发生率的统计分析属于（　　）

A. 过程控制 B. 反馈控制 C. 全面控制

D. 前馈控制 E. 综合控制

10. 下列哪项属于二级医疗事故（指《医疗事故处理条例》）（　　）

A. 造成患者死亡的

B. 造成患者中度残疾、器官组织损伤导致严重功能障碍的

C. 造成患者轻度残疾、器官组织损伤导致一般功能障碍的

D. 造成患者明显人身损害的其他后果的

E. 造成患者重度残疾

扫一扫，知答案

扫一扫，看课件

模块七

# 护理人力资源管理

【学习目标】

掌握护理人力资源管理的职能、原则；护理人力资源配置的原则；护理人员的排班原则与配置方法；护理人员绩效考核的内容。

熟悉专科护士培训的内容、目的、方法及原则；护理人员的招聘原则、程序、途径。

了解护理人力资源管理的相关概念、目标、特点；护理人员薪酬设计及支付的方法。

## 案例导入

小王为某医院在职护士，入职已经整整8年，之前医院不是很重视绩效考核，是因为医院资源十分丰富，发展比较迅速。2016年，医院引进一名人力资源总监，开始在医院实施绩效考核制度，绝大多数员工比较支持实施绩效考核制度。2016年年终考评时，护士长找小王谈话，总体肯定了她1年来在工作方面的付出，但同时也指出了很多需要继续改善的地方。谈话过程比较愉快，小王并没有过多在意这件事，认为只是简单的一次谈话，谁知1周后，当小王拿到护士长给她的年终考评书面报告时，感到震惊与不安，书面报告中大部分是她的缺点与不足，而优点却少之又少，年终奖金也因此受到相应影响。小王无法接受这样的结果，同时她也了解到这份书面考评报告要长期存档，对今后职称晋升也有一定影响，小王感到很郁闷，不知今后怎样才能避免这些问题的发生。

思考：如果你是小王该怎么办?

# 项目一 护理人力资源管理概述

从德鲁克于1954年在其《管理实践》首次提出“人力资源”的概念，到巴克对“人力资源功能”的经典性阐释，以及同期舒尔茨和贝克尔提出“人力资本理论”，再到20世纪60年代中期曾有管理学者发表相关研究论著，虽引起学界和实业界关于“人力资源”术语及“人力资源管理”概念的认同，但对于人力资源管理区别于传统人事管理的实质性理念究竟是什么，直到其后的10余年时间里，人们一直不甚了然。进入20世纪80年代后，在知识经济和全球化的新时代背景下，以哈佛大学学者及英国学者盖斯特等为首的一批西方管理学者才重又继承德鲁克和巴克尔的研究思路，对人力资源管理的人本化思想、战略性理念和系统化运作模式进行了一系列开拓性探索，逐渐形成关于现代人力资源管理的独立框架和完整体系。近30年来，新技术革命突飞猛进，知识经济成为管理的重要部分。人力资源特别是知识员工和专业化的人力资本，越来越成为决定微观经济组织及其他各类机构健康运作和市场竞争成败的战略要素，并成为管理学科中发展迅速的一个领域，逐步被管理者认识到其在组织生存发展中的地位和作用。

## 一、 护理人力资源管理的相关概念

### （一） 人力资源

人力资源是指一个社会所拥有的具有智力劳动能力和体力劳动能力的人们之总称。

### （二） 人力资源管理

人力资源管理是指一个组织对人力资源的获取、维护激励、运用与发展的全部管理过程与活动。

### （三） 护理人力资源管理

护理人力资源管理是指护理人力资源的微观管理，是卫生服务组织利用护理学和相关学科的知识，对组织中的护理人员进行规划、培训、开发和利用的过程，从而达到实现组织目标、提高服务水平的目的。

## 二、 护理人力资源管理的目标

护理人力资源管理在护理管理中的主要目标包括：通过对护理人员的个体行为的统一规范，促进实现组织目标；有效利用护理人员的工作技能使医院护理服务能力更有成效；运用科学方法解决护理人事问题，为医院提供训练有素的护理人员；营造良好的工作氛围，注重满足护理人员的多层次需求，提高护理人员的工作满意感；提供护理人员职业发展空间，创造成长条件，让护理人员在组织中得到个人职业生涯的最大发展；适应社会发展和内外环境的变化，不断完善组织护理人力资源管理模式，提高管理效率。归纳起来讲，护理人力资源管理需要做好三方面的工作：一是人与岗位的匹配，做到人尽其才，才尽其用；二是人与人的科学匹配，使组织中护理人员结构优势互补，提高群体工作效率；三是人的需求与工作报酬的匹配，使组织薪酬发挥有效激励作用，达到酬适人需、人尽其力的最佳工作状态。

## 三、 护理人力资源管理的特点

### （一）人的主观能动性

护理人力资源是组织护理人员综合能力的总和，这种能力依附于医院护理人员个体的存在，资源作用的发挥通过护理人员的工作绩效反映出来。护理人力资源的主观能动性主要是指护理人力资源作用的发挥取决于护士个体的实际工作状况。这种实际工作状况主要从护理人员个体在医疗护理服务机构中的工作态度和行为两方面来理解。护理人员的主观能动性表现在个体对组织目标的认同和对护理工作任务的态度上。此外护理人员对自己劳动能力的使用程度和方式直接受本人意志支配，就是说护理人员在工作中的努力程度和工作方式，主要由护士本人所决定。因此护理人力资源具有主观能动性。

### （二）人力资源的可变性

在护理活动过程中，护理人员的工作能力不是一成不变的。护理人员实际表现出来的工作能力只是个人全部能力的一部分。管理者如何充分发挥护理人员的潜在能力是提高组织管理效率的关键。管理部门和管理者可以通过不同的方法和多种培训途径对护理人员的潜在工作能力进行开发利用，不断提高组织护理人力资源的效能。

### （三）人力资源的流动性

护理人力资源的流动性主要表现为人员的流动和人力派生资源，如由其他人创造的科技成果，在不同空间上的转化使用。护理人员的流动主要指人员跨部门、跨单位、跨地区、跨国度的流动，特别是中国进入世界贸易组织后，人力资源的国际市场化步伐加快，资源共享和成果转让，使护理人力资源及由人力派生的成果资源在空间上的流动也越来越频繁。

### （四）人力资源的可塑性

护理人力资源的可塑性是指在特定的时间和职业范围内，通过工作经验的积累、不同形式的培训和教育，护理人员的职业素质和综合素质都会有不同程度的变化，如认识提高、技能加强，由此强化了岗位胜任力，这种护理人员工作能力从量变到质变的过程体现了人力资源可塑性的特点。

### （五）人力资源的组合性

两位护理人员共同协作发挥的作用可以达到 1+1>2 的效果或出现 1+1<2 的现象，这

体现了人力资源的组合性，科学合理的人员组合是人力资源管理的重要内容。护理管理者在进行人员岗位安排时如果重视护理人员之间个人能力的互补作用，使每一位护理人员的潜能都能够充分发挥，就可以提高护理人力资源的使用价值。

### （六）人力资源闲置过程的消耗性

一般来说，自然资源如森林资源、水力资源等不开发、不使用就不具有消耗性。与自然资源不同的是，处于闲置状态的人力资源具有消耗性，这是因为为了维持其本身的存在，人力资源必须消耗一定数量的其他资源，如什么都不做的人也有衣、食、住等基本需求，就必然会消耗一定数量的其他资源，如食物、水、能源等。因此，有效的护理人力资源管理就应该注重护理人才的有效使用和开发，降低其消耗性。

### （七）人力资源劳动的特殊性

护理工作是一项科学性、服务性、连续性很强的职业，是脑力劳动与体力劳动相结合的复杂劳动，也是一种创造性、探索性的劳动。护理工作本身为多学科知识的综合反映。因此，护理人员从事的工作是一项特殊的劳动，具有以下特点。

1. 主动性　这是因为从事护理工作的人员必须具有强烈的责任心和进取心，工作勤恳，一丝不苟。在长期的护理工作实践中不断揭示护理工作规律，从而体现主动服务的特点。

2. 独创性　由于服务对象的复杂多样，也由于疾病的变化无常，护理工作主要表现的特征之一是开拓、创新，即有自己独特的见解，善于思考和判断，而不拘泥于固定的程序和方式，更不能用一个“模式”对待千变万化的患者。

3. 艰苦性　艰苦性体现在护理人员思维判断的艰辛和技术创新的不易；体现在脑力劳动和体力劳动结合的复杂性和长期性；体现在掌握疾病变化规律和护理工作规律及新理论、新技术的具体应用；也体现在为提高护理服务效果所具备的不断进取精神。

4. 探索性　在护理工作中注重对周围环境和患者的不同情况进行观察，注重与护理工作相关理论的应用，发现和捕捉易被忽视但有意义的情况和细节，揭示护理工作规律，对诊疗护理工作及患者康复做出贡献。

5. 自信性　自信性即对护理工作有很高的价值观念，对从事的事业充满成功信念，自尊、自重、自爱，以自己的劳动成果改变社会对护理工作的偏见，为护士和护理工作在整个人类健康中所起的重要作用增添正向效应。

### （八）人力资源成长的综合性

由于护理学是实践性、探索性、学术性很强的科学，因此护理人员的成长和其他医学人才的成长一样，具有综合性特点，具体体现以下特点。

1. 实践性　在护理人才的成长中，实践是重要的基础。工作初期的护理人员，通过理论知识学习和短期的临床实践，只是具备了从事护理专业工作的基础，还需要在临床实践中刻苦学习、反复实践、理论联系实际、掌握规律。如临床病情观察、重症监护、护理病历书写、各种技术操作等，均是促进护理人员接受专业知识再教育的重要措施。实践中大量接触患有各种疾病且具有各种生理、心理、社会问题的患者，可以加深对基础理论知识的理解和增长解决实际问题的能力。医院是护理人员接受教育和训练的重要场所，实践是护理人员成长的重要途径。

2. 晚熟性　培养护理人才，不仅要使其掌握基础医学、临床医学、现代护理学，而且要经过较长时间的实践，取得比较丰富的临床经验，能够解决患者不同方面的护理问题，满足患者不同层次的健康需要，逐步成为高素质的护理人才。因此，对刚刚步入工作岗位的护理人员需要早考核、早选拔、早培养，使之尽早成才。

3. 合作性　护理人员的成长，既要靠个人努力，也需要有护理领导者的支持、关注。培养护理人员应根据工作需要与本人条件分期、分批地进行。护理质量的提高，护理学科的发展，应靠群体的形成和群体的努力。如新的护理模式的推广应用，需要护理群体的共同努力。因此，应根据实际情况，制定并实施护理人员整体教育和训练规划，加速培养，使护理群体符合现代护理工作的要求。

## 四、护理人力资源管理的职能

护理人力资源管理主要包括护理人员预测规划、选择聘用、人员培训、考核、开发和发展、人员薪酬管理、护理人员健康及劳动保护，以及制定相关的人事政策。

### （一）护理人力资源规划

护理人力资源规划是医院人力资源管理部门和护理职能部门，根据护理业务范围评估和确认护理人力资源需求并做出策划的过程。护理人力资源规划的要点包括确认、分析、预测和规划护理工作领域内护理人员数量和质量上的需要，使护理人员适应医院的护理服务活动。

### （二）护理人员招聘

护理人员招聘是组织及时吸引足够数量具备应聘条件的个人并与具体工作岗位相匹配的过程。招聘活动的关键点是寻求足够数量具备岗位任职资格的相关岗位申请人，使组织在人员选择上具有自主性，保证人员质量。

### （三）护理人员培训

护理人员培训是通过对医院护理人员的工作指导、教育和业务技能训练，使护理人员在职业态度、知识水平、业务技能和工作能力等方面得到不断提高和发展的过程。

### （四）护理人员绩效评价

绩效评价是为护理人员提供发扬成绩、改正不足的机会，其目的是帮助护理人员把今后的工作做得更好，更富有成效。护理人员的绩效评价结果是护理管理部门和管理人员对护理人员进行奖惩、培训、调整、升迁、离退、解聘等人事决策的依据。

### （五）护理人员的开发及发展

为组织保留优秀人员是护理人力资源管理必不可少的环节之一。主要措施是分析人力资源现状，有效利用人力资源；充分发挥护理人员的主观能动性，为护理人员的个人发展提供空间；营造良好的工作氛围；按照护理人员的个人贡献确定工资和奖金的分配；调动护理人员的工作主动性和积极性，减少护理人员的流失。

### （六）护理人员的薪酬管理及劳动保护

在组织内建立合理的护理人员薪酬体系。管理者应根据各级护理人员的岗位、资历、工作能力、工作表现和绩效等方面因素制定科学、合理、具有吸引力的薪酬标准和制度并有效实施。此外，采取有效的措施为护理人员提供健康、安全的工作环境，按照国家劳动政策提供相应的医疗保险、养老保险、劳动保障福利也是人力资源管理的内容。

## 五、护理人力资源管理的原则

### （一）优化原则

通过科学招聘、合理搭配，实现人员配备的最优化。护理管理者要注重择优选拔、适才适用、用人所长、人才互补、优化组合。

### （二）竞争原则

人员的招聘、组合、使用与发展不能在封闭和僵化的环境下进行，必须引入竞争机制，公开、公正、公平竞争，并形成有利于人才脱颖而出的有效机制。

### （三）激励原则

通过人员配备，最大限度地调动人的积极性和创造性。护理管理者要做到充分授权，科学地安排工作职位，科学地进行工作设计，根据科学公正的考核机制对人员做出客观评价，并将奖励与贡献紧密挂钩。

### （四）开发原则

在人员配备与使用过程中，通过各种形式进行智力开发，不断提高人员素质，最大限度地发挥人的潜能，要把促进人的全面发展作为组织的重要目标。

# 项目二　护理人力资源的配置

护理人员的配备是否齐全与合理，与医院的工作质量及护理质量密切相关。医院护理人员配置与管控力的核心任务是选配综合素质好、技术熟练的合格护理人员。选聘和培养优秀人才，做到人尽其才，可最大限度地发挥护理人员的主观能动性。

## 一、 护理人力资源配置的原则

### （一）科学配置原则

人员的科学配置是指组织人员的配置数额与组织任务要求具有科学性。护理管理部门应在分析护理业务范围、种类和服务对象需求的基础上确定人员配置数额。

### （二）成本效率原则

在护理人力资源配置过程中，管理者要重视护理人员的能级对应，做到人尽其才，才尽其用。

### （三）结构合理原则

结构合理化要求护理人员在专业结构、知识结构、智能结构、年龄结构、生理结构等方面形成一个合理的整体护理群体，建立护理人员能级对应机制，营造优势互补的群体工作氛围。

### （四）个人岗位对应原则

管理者在分析个人特点与岗位要求的基础上实现个体与具体岗位的最佳组合，也是有效利用护理人力资源，调动护理人员工作积极性的配置原则。

## 二、 影响护理人员编设的因素

护理人员的配置总是在特定组织内，并且在一定环境下进行。管理者在遵循上述原则的基础上，还要充分考虑影响配置的因素，才能为护理人员合理编配提供基本的保证。影响编配的因素主要有以下方面。

### （一）工作量和工作质量

工作量和工作质量是影响护理人员编配的主要因素。工作量主要受床位数、床位使用率、床位周转率、门/急诊患者就诊率、手术开展率等因素影响；工作质量与护理业务广度和技术难度有关，不同类型与级别的医院、不同护理方式、不同护理级别患者所要求的护理质量标准不同。整体护理病区的建立、专科特色的发展和新的诊断治疗仪器设备的使用，对护理人员的数量和质量提出了更高的要求。

### （二）人员素质

人数数量的多少与人员的素质密切相关，使用技术、品德、心理素质较高的护理人员，编配可以少而精，利于提高工作质量和效率；若编配的护理人员素质差、能力低，不仅需要的人数多，且影响工作质量和效率。

### （三）人员比例和管理水平

医院内各类人员的比例、护理系统的管理水平及与医院行政、医技、后勤等部门的相互协调，直接影响护理工作的效果和对护理人员的编设。管理水平包括护理指挥系统和其他相关部门的管理水平。护理指挥系统能科学地组织、使用人力资源，激发护理人员积极性，并有效地协调好各部门关系，可节省人力并提高效率。

### （四）工作条件

不同地区、不同自然条件的医院，需要的人力资源有所不同。工作条件包括医院的建筑、布局、配备、自动化设备和后勤供应等条件。如后勤供应及时则能节省人力，提高工作效率。

### （五）政策法规

目前，我国实行双休日，规定的公休假有节假日、休假、产假、病事假等。现在护士每年各种假可高达150多天，且护理人员以女性居多，尤其是二孩政策所致产假及哺育期的增加，也影响护理人员的编设。

### （六）社会因素

医院在社会中的地位、医疗保险制度和护理对象的经济状况、社会背景、文化层次、年龄特征等，都会影响护理人员的编设。此外，自然条件影响发病率，不同地区人们的风俗习惯对人员的编配也有一定的影响。总之，随着社会的不断发展，还会产生新的影响因素，在进行护理人员编配时，应综合考虑多方面的影响因素。

## 三、 护理人员的配置方法

### （一）按卫生部（现国家卫生健康委员会，下同）医院分级管理标准计算法

1989年卫生部《医院分级管理办法（试行草案）》和《综合医院分级管理标准（试行草案）》中，提出了各级医院人员编配的标准（表7-1）。

如某三级医院，预设病床数2000张，根据《医院分级管理标准》，请计算该院工作人员应编配多少名？护理人员应最多编配多少名？护师以上职称需要编配多少名？

问题一：根据医院分级管理标准，三级医院工作人员总编配（床：职工）为1：1.6，应编工作人员数=2000×1.6=3200（名）。

问题二：根据医院分级管理标准，卫生技术人员占工作人员总编配的72%～75%，护理人员占卫技人员的50%，最多应编护理人员数=3200×75%×50%=1200（名）。

问题三：根据医院分级管理标准，护师以上职称人员比例（占护理人员总数）≥30%，应编护师人数=1200×30%=360（名）。

表7-1 各级医院人员编配基本标准

| 项目 | 一级医院标准 | 二级医院标准 | 三级医院标准 |
| --- | --- | --- | --- |
| 总人员编制（床：职工） | 1：（1～1.4） | 1：1.4 | 1：1.6 |
| 卫生技术人员比例（%） | 80 | 75 | 72～75 |

续表

| 项目 | 一级医院标准 | 二级医院标准 | 三级医院标准 |
|---|---|---|---|
| 护理人员占卫技人员比例（%） | 38 | 50 | 50 |
| 医师与护理人员比例（%） | 1∶1 | 1∶2 | 1∶2 |
| 病床与病区护理人员比例（%） | - | ≥1∶0.4 | ≥1∶0.4 |
| 护士以上职称占护理人员总数比例（%） | ≥10 | ≥20 | ≥30 |
| 护理员占护理人员总数比例（%） | ≤33 | ≤25 | ≤20 |

### （二）按国务院《护士条例》和卫生部《医院管理评价指南（2008年版）》计算法

2008年1月31日国务院颁布的《护士条例》，对我国护士编配做出了明确规定。《护士条例》第二十条、二十八条规定："医疗卫生机构配备护士的数量不得低于国务院卫生主管部门规定的护士配备标准。""违反本条例规定，护士的配备数量低于国务院卫生主管部门规定的护士配备标准的，责令限期改正，给予警告；逾期不改正的，依法给予处分。"卫生部《医院管理评价指南（2008年版）》重点适用于三级综合医院，指南中规定：病房护士与床位比至少达到0.4∶1，重症监护室护士与床位比达到（2.5～3）∶1，医院护士总数至少达到卫生技术人员的50%。有条件的医院可进一步提高上述比例。

### （三）按卫生部《综合医院组织编制原则试行草案》计算法

根据卫生部1978年颁布的《综合医院组织编制原则试行草案》（以下简称《编制原则》），对我国综合医院的组织机构及人员编制做出了明确规定。

1. 医院人员总编配　根据医院规模和所担负的任务，按照医院床位与工作人员之比分为三类。

（1）300张床位以下的医院，按1∶1.30～1∶1.40计算。

（2）300～500张床位的医院，按1∶1.40～1∶1.50计算。

（3）500张床位以上的医院，按1∶1.60～1∶1.70计算。

2. 病区护理人员编配　护理人员包括护士（含护师）和护理员，护士和护理员之比以3∶1为宜，每名护理人员担当的病床工作量见表7-2。病区护理人员担当的工作量不包括发药和治疗工作在内，发药及治疗工作每40～50床位还需配备护士3～4名，每6名护理人员（助产士）另增加替班1名。

表7-2　每名护理人员承担的床位数

| 科别 | 每名护理人员承担的床位数 | | |
|---|---|---|---|
| | 白班 | 小夜班 | 大夜班 |
| 内外科、妇产科、传染科 | 12～14 | 18～22 | 34～36 |
| 五官科、口腔科、皮肤科、中医科 | 14～16 | 24～26 | 38～42 |
| 儿科 | 8～10 | 14～16 | 24～26 |

如某新建医院内科病区将设置病床50张，根据《编制原则》，请计算应配备护理人员多少名（给药及治疗工作按4名护士计算）？

步骤1：根据《编制原则》内科病区每名护理人员承担的床位数计算标准，该科分管床位的护理人员应为：

最多护士数：50/12+50/18+50/34≈8.42（名）。

最少护士数：50/14+50/22+50/36≈7.25（名）。

步骤2：除分管床位的护理人员外，给药护士及治疗护士应加4名，则：

最多护士数=8.42+4≈12.42（名）；最少护士数=7.25+4≈11.25（名）。

步骤3：根据《编制原则》，每6名护理人员应增加替班1名，则该病区实际护理人员数应为：

最多护士数：12.42+12.42/6≈14.49（名）；最少护士数：11.25+11.25/6≈13.13（名）。

结论：该内科病区实际应配备的护理人数为13~14名。

3. 非病区护理人员编配　门诊护理人员与门诊医师之比为1∶2；急诊室护理人员与医院总床位之比为（1~1.5）∶100；急诊观察室护理人员与观察床之比为1∶(2~3)；注射室护理人员与病床之比为（1.2~1.4）∶100；住院处护理人员与病床之比为（1~1.2）∶100；供应室护理人员与病床之比为（2~2.5）∶100；手术室护理人员与手术台之比为（2~3）∶1；助产士与妇产科病床之比为1∶(8~10)。以上各部门每6名护理人员（助产士）另增加替班1名。

**（四）按实际工作量计算法**

根据分级护理的要求，计算每名患者直接、间接护理的平均时数确定实际工作量来计算护士编配。目前，大多数综合医院都根据江苏省1980年对7个非传染病成人病房护理工时测定的结果作为依据，即一级护理每日所需直接护理时数为4.5小时；二级护理为2.5小时；三级护理为0.5小时；间接护理40张床日平均护理时间为13.3小时。如有机动、抢救、特殊护理时应增加护理时间。

计算公式：应编护士数量=（各级护理需要时间总和/每名护士每天工作时间）×（1+机动数）。

注：每名护士工作时间每天按8小时计算，机动数一般按正常休假及其他护士不在岗情况下减少的百分比计算，为17%~25%。

## 四、护理人员的排班

排班是基层护理管理者的一项周期性工作。由于护理工作具有24小时不间断的特点，需护理人员轮流在不同的时间上班，护士长应根据护理工作任务、内容、程序、人力和时间等影响因素全盘考虑，做出系统、科学的安排，以确保患者安全和护理工作的优质、高效、连续性和整体性。

### （一）排班的基本原则

1. 以患者需要为中心　确保24小时连续护理。按照护理工作24小时不间断的特点，合理安排各班次，保证相互衔接，尽量使医疗、护理、清洁工及后勤人员的工作互不干扰重叠，提高工作效率。

2. 掌握工作规律　保持各班工作量均衡。护士的工作量以白天多、夜晚少和工作日多、节假日少为特征，应根据患者需要护士的时间规律，合理安排人力，保持各班工作量均衡，必要时适当调配。

3. 人员结构合理　排班时应确保患者安全，根据患者情况，结合护理人员的数量、知识技能水平等进行有效组合，做到新老搭配、优势互补，消除排班的薄弱环节，保证患者安全，防范护理纠纷。

4. 保持公平原则　排班时，应以一视同仁的态度爱护、体谅所有护理人员，适当照顾人员的特殊需求，使护理人员产生公平感和满意感。

5. 有效运用人力资源　通过按职上岗，将护理人员的专长、优势与患者的护理需要相结合，充分发挥个人专长，提高工作成就感，可增加患者及其家属的安全感和信任感，提高满意度。

### （二）排班的类型

依照排班权力的归属分为以下三类。

1. 集权式排班　集权式排班是由护理部或科护士长负责所有部门护理人员的排班。由于计算机的临床应用，也可由计算机负责操作。其优点是排班者掌握全部护理人力资源，可依各部门工作需要，灵活调配合适人员。但是由于不能真正了解各部门的需求，照顾工作人员的个别需要也不够，集权式排班会降低护理人员满意度。

2. 分权式排班　排班者为护理单位护士长，可依自己的实际护理需要和工作人员个人意愿排班，是目前最常用的排班方式。其优点是管理者能充分了解本部门的人力需求状况，进行有效安排，也能照顾护理人员的个别需要；缺点是受病区护士长职责范围的限制，无法调派其他病区的人力，且排班花费的时间较长。

3. 自我排班　由护理人员自我协调排班，个人可自行选择自己想上的班，以激励护理人员的自主性，提高工作满意度。在采用自我排班法前应先拟订排班原则，集体讨论排班方案，试行后不断修改、完善排班方案。其优点如下。

（1）提高护理人员的积极性和自主性。

（2）促进团体凝聚力。

（3）促进护士长与护理人员关系融洽。

(4) 护理人员调班减少。

(5) 节省护士长排班时间。

缺点与分权式排班类似。

### (三) 影响排班的因素

根据排班的原则，做到科学合理、公正、有弹性的排班很不容易，在实施中，不能忽视影响排班的若干因素。

1. 医院政策　排班与人员编设数量、群体结构等情况有密切关系，受医院相关政策影响。编制人数与群体结构合理，则排班顺利，若人力不足或新成员多，则不易搭配。有的医院为缩减开支，轻视护理，首先压缩护理人员编制，而有的医院以服务患者为主要方针，按护理量需要进行人员编排，以保证护理质量。

2. 护理人员素质　护理人员的教育层次、工作能力、临床经验、心理素质、心理和身体状况均是排班时需考虑的因素。

3. 护理分工方式　不同的护理分工方式，人力需求和排班方法也不同。个案及责任制护理人力需求多，功能制护理则节省人力。

4. 部门的特殊需求　如监护病房、手术室、门诊、急诊等不同护理单元，各有其工作的特殊性，人员需求量和排班方法也与普通病区不同。

5. 工作时段特点　每天24小时的护理工作量不同，白班工作负荷最重，小夜班、大夜班依次减轻，人员安排也由多到少。

6. 排班方法　各医院因机构、政策、人力配备、工作目标和管理方式不同，排班的方法也不同。

### (四) 排班的方法

在临床护理工作中，排班的方法多种多样，没有固定的模式，各医院可根据自身政策、采用的护理方式、护理人员的数量与素质、各部门患者的特点及护理工作量等灵活安排。

1. 每日三班制排班法　使用广泛，即将1日的24小时分为3个基本班次，按照早班、小夜班、大夜班等进行安排，每班工作8小时，一般由7～8名护士进行轮班，人员多时可增加白班的力量，设定固定的排班模式，每个护理人员都熟悉排班规律和休假时间，既利于相互之间的合作与配合，又便于安排个人生活。其优点为人员均有公平而预知的休假时间，上班人力固定，班次与时间变化少，减少排班所花费的时间。

(1) 单人三班制　每班只安排1位护士，早、晚配备帮班，适当安排白班，责任护士与早班、小夜班及大夜班护士之间进行患者、病情及物品交接，主要适用于患者数量和危重程度变化不大、夜班工作量较少的病区。优点是上班与休息时间集中；夜班轮换少；节约人力。缺点是夜间病区有紧急情况或工作量大时，1位护士顾及不周；夜班工作时间长，护士较疲劳。

（2）双人三班制　每班安排 2 位护士，适当安排白班，责任护士和早班、夜班护士之间进行患者、病情及物品交接，主要适用于危重患者多、护理工作量大、专科性强（如心血管内科、神经内科、脑外科等）的病区。优点是 24 小时均有 2 个护士值班，且保证大、小夜班护理工作量较大或抢救患者时有 2 位护士相互分工与协作；新老护士搭配上班，有利于新护士的成长；夜班有 4 小时休息时间，护士乐于接受。缺点是需要的人力资源较多。

2. 每日二班制排班法　将 1 日的 24 小时分为两个基本班次，按白班、夜班排班，每班安排 1 位或多位护士，工作 12 小时，同时上下班，由 6 ~ 8 名护士进行轮换，必要时增加白班人数，白班与夜班护士之间进行患者、病情及物品交接。同样设定固定的排班模式，既利于相互之间的分工与协作，又便于安排个人生活，主要适用于产房、手术室及眼科等小病区。优点是上班与休息时间集中，便于路途较远的护士上下班，也便于护士参加学习；节约人力。缺点是连续工作时间过长，易出现精力不充沛的现象。

# 项目三　护理人员的招聘

招聘是招募和聘任的意思，是指人事管理部门根据一定条件，运用适当的方法，有效地选拔聘任各级各类护理人员，并把他们分别安置到相应岗位上的活动过程。医院需选聘出高素质的护理人员，发挥其出色的才干，同时营造宽松、和谐的氛围，使人们置身其中得到有效的信息沟通，从而提高工作效率。

## 一、护理人员招聘的原则

### （一）按需设岗原则

医院应根据工作要求和业务发展的需要，科学设岗，优化配置。

### （二）公开竞争原则

医院应建立和完善科学、规范、合理的竞聘制度，公布岗位条件，明确岗位职责，按照岗位聘用程序，公开招聘。这样既能保证医院招聘到最佳人员，又能增加用人制度上的透明度。

### （三）择优聘任原则

医院在选聘过程中不因人设事，要因事择人，不任人唯亲，要任人唯贤。所有应试者都必须经过层层筛选，层层淘汰，最终确定聘用名单。

### （四）平等自愿，协商一致原则

协议双方按照国家的有关法律、法规及单位规章制度，明确双方的权利和义务，平等协商，自愿签约。

（五）相互监督，契约管理原则

单位与受聘人建立聘用合同关系，双方守信，互相制约，自觉履行各自的责任与义务，依法维护双方的合法权益。

## 二、 护理人员招聘的途径

组织制订招聘计划时，就会考虑从何处获得人力资源来源。人力资源的来源可分为内部和外部两条途径。护理人员招聘的途径包括两种：一是医院内部提升，也称为内部招聘；二是从医院外部招聘。医院选择何种招聘途径主要受医院人事决策、职位技术特征、对人员的要求等多种因素影响，由管理者根据具体情况而定。

（一）内部招聘

内部招聘是指通过内部晋升、工作调换、工作轮换、人员重聘等方法，从医院内部人力资源储备中选拔出合适的人员补充到空缺或新增的岗位上去的活动过程。医院内部招聘主要包括发布工作公告、查看护理人员档案记录信息和管理层指定三种途径。内部招聘有利于保证选聘工作的正确性，精确性高、人员适应较快，有利于鼓舞士气，并且吸引内部人才，同时节约了成本，降低了招聘的费用。内部提升制度也存在弊端，容易引起同事的不满，带来负激励，也可能造成近亲繁殖、任人唯亲的现象，不利于组织的管理创新。

（二）外部招聘

外部招聘是根据一定的标准和程序，从医院外部的众多候选人中选拔符合空缺职位工作要求的护理人员的活动过程。外部招聘的主要途径包括学校招聘、发布广告、借助中介机构。外部招聘易于招揽一流人才，由于外来优势，有利于创新思维和新方法的引进，重塑组织文化，调动原有组织成员的积极性，并且有利于平息和缓和内部竞争者之间的紧张关系，提高组织的工作绩效。但是外部招聘时由于应聘者的个性、态度、才能等素质不同，在筛选、选拔一流人才时难度较大，并且外部招聘通过不同渠道发布信息，招聘成本增大，同时新进的员工缺乏对组织的深入了解和认同，进入角色慢，培训成本较高；如果新引进人员岗位不匹配，会导致招聘失败的风险增加。内部和外部招聘途径各有利弊，在实际工作中应结合医院实际情况，灵活安排。

## 三、 护理人员招聘的程序

1. 确定招聘人员的数量和条件：医院护理管理和人事部门应对岗位性质进行全面分析、评价，最终确定招聘人员的数量和条件，以满足医院的用人需求，保证护理服务质量。

2. 进行招聘宣传，吸引候选人：招聘宣传是传播招聘信息，动员合格人员参与应聘的过程。

3. 招聘考核：招聘考核的目的是将适当的人选放在适当的岗位上。包括理论考核和技能考核两部分。考核内容应针对具体护理岗位的职责要求选择，考核的重点是护理基础知识和基本技能。

4. 招聘面试：面试的目的是为用人单位和主考人员提供了解和观察应聘者的机会。面试小组一般由 3 ~6 人组成，主要由护理主管部门、人事部门和用人护理单元的护士长等相关人员组成。面试的内容应根据招聘岗位的不同选择不同的测试方式，主要考核应聘者的专业知识、沟通表达能力、判断能力、思维能力和应变能力等方面。面试过程可概括为：面试准备、礼节性问候和建立关系、面试开始。

5. 资格确认：用人单位的护理主管部门和人事部门对应聘者的所有资料及背景要进行全面审查，包括护士执业资格证书和信用状况等，确保为组织挑选出合格的候选人。

6. 健康体检：对考试合格的应聘者进行体格检查，目的是确认应聘者身体状况是否达到岗位要求，是否能胜任工作。体检作为招聘程序之一，虽然具有灵活性，但从对组织和应聘者个人负责的观点看，进行有关项目的健康检查还是必要的。

7. 确定试用人选并进行考察：主管部门负责人经过层层考核确定试用人员和试用时间，试用时间一般为 3 个月，试用部门对拟聘护士在试用期间的表现是否胜任工作做出鉴定，以供制定招聘决策时进行参考，对试用期间不合格的人员可进行辞退。

8. 确定聘用人选并签订聘用合同。

## 项目四　护理人员培训概述

护理人员培训是通过对护理人员的工作指导、教育和业务技能训练，使护理人员在职业态度、知识水平、业务技能和工作能力等方面得到不断提高和发展的过程。现代医院的竞争就是人才的竞争，护理人员的培训是促进护理人才成长的重要途径，是优化组织护理人力资源结构的有效措施，也是降低护理人员流失率的有效途径。

### 一、护理人员培训

#### （一）培训目的

1. 帮助护理人员了解医院文化和护理工作的宗旨、价值观和发展目标，增进护理人员对组织的认同感和归宿感。

2. 帮助护理人员提高知识、智慧、技术和能力，从而能够按照工作岗位的要求完成所承担或将要承担的工作和任务，达到人事和谐，为患者提供安全有效的护理服务。

3. 帮助护理人员适应新的工作模式、新业务和新技术的开展、新仪器的使用，满足社会和科学技术发展的需要，提高工作效率，增强组织的竞争力。

4. 帮助护理人员提高职业技能和职业素养，增强对自身和工作的信心，激发工作热情，充分挖掘人的潜能，实现自我完善。

### （二）培训原则

1. 当前需要与长远需要相结合　培训的计划和目标，不仅要满足当前护理工作的需要，还要根据护理专业的发展趋势，结合本部门的长远规划合理安排。

2. 专业培训与组织文化培训相结合　培训内容既要注重与护理岗位职责衔接的专业知识与技能，提高护理人员专业素质；还应包括护理伦理、价值观念、道德规范、组织形象等组织文化的内容，帮助护理人员在提高专业素质的同时，完成与组织文化相适宜的社会化转变。

3. “三基”培训与专科护理培训相结合　“三基”即基本知识、基本理论、基本技能，是护理人员必备的基本功。抓好“三基”训练是实现基础理论向临床实践过渡的重要环节，也是培养高质量护理人才的基础。在强化“三基”培训的同时，应有目的、有计划地安排专科理论和技能培训，以发展专科护理人才。

4. 重点培训和普遍培训相结合　组织中的每一位护理人员都有接受培训和教育的权利，在制订培训计划时，既要注意对组织发展影响力大的骨干进行培训，又不要忽略护理队伍整体素质的提高，做到全员培训。

### （三）培训形式

1. 岗前培训　岗前培训又称新员工导向培训，包括新护士的岗前培训和转岗护士岗前培训两类。通过培训使员工尽快熟悉组织，尽快适应环境和岗位。

2. 在职培训　在职培训是护理人员在不脱离工作岗位的情况下，不占用或很少占用工作时间的一种边工作边学习的培训形式。常见的有“以老带新”的导师制，即由高年资护士向低年资护士传送职业道德、知识和技能等。另外，目前也有不少护士通过这种方式提高学历，包括参加自学考试和各类成人教育。

3. 脱产培训　脱产培训是护理人员保留工职、集中时间离开工作岗位，去专门从事知识和技能学习的一种较正规的人员培训形式。包括参加全脱产培训班、进修学习和挂职锻炼等，受训者一般为根据本院护理工作需要选派出的、有培养前途的护理骨干。这种培训针对性强，受训者收获大，从长远观点看，对医院有利。但由于人员、条件、财力等因素的影响，使受训者在数量上受到一定限制。

### （四）培训方法

1. 讲授法　讲授法是最常用的一种培训方法，医院内经常举办的各种学术讲座、学术会议及大部分护理人员的继续教育常采用此法。

2. 演示法　演示法是最直观的一种培训方法，护理部经常举行的各种技能操作演示、竞赛常采用此法，如六步洗手法演示、多功能呼吸机的使用演示等。

3. 医院科室轮转　有计划地安排护理人员分期分批在内、外、妇、儿等主要科室轮转，以综合、全面地掌握各专科护理的知识和技能，扩大知识面。

4. 案例分析法　临床护理人员培训常采用此法，如临床病例讨论、护理案例分析、护理教学查房等。

5. 其他培训方法　如角色扮演、视听和多媒体教学法等。同时，计算机网络技术的发展、远程教育手段等新教育技术也为护理人员的培训提供更广阔前景。

## 二、护理人员继续教育培训

继续教育培训是人们为进一步获得和完善知识技能和技巧的一种方法，对获得一定学历教育和专业技术职称的在职人员进行的教育活动，是学历教育的延伸和发展。由于科技的不断进步，新的诊疗技术及新的护理方法层出不穷，护理人员作为科技工作者必须不断地更新知识，才能胜任本职工作，适应专业发展的潮流，实现护理工作目标。继续教育培训的主要目的，不仅帮助新上岗的护理人员尽快进入所承担的工作角色，掌握工作所需要的基本方法，使护理工作更有成效，而且帮助护理人员了解组织和护理工作的宗旨、价值观和发展目标，提高和增强护理人员对组织的认同感和归属感，改善护理人员的工作态度，强化职业素质，提高工作效率。护理人员只有不断增强学习的能力，学会在工作环境中知识共享，才能运用掌握的知识和技能为患者优化护理服务。继续教育培训不仅使护士个人能力提高，协助护理人员结合个人特点制定职业生涯发展规划，不断提高个人素质与发展最大潜能，也使组织的群体人力资源持续增值。

### （一）培训原则

护理人员的继续教育培训种类方式很多，可根据地区医院情况的不同，采用灵活的方式进行。

1. 学以致用　护理人员培训要从护理人员的知识结构、能力结构、年龄情况和岗位的实际需要出发，注重培训效果的实用性。

2. 兼顾全局　培训要结合医疗部门的发展目标，保证培训为组织发展服务，促进组织战略目标的实现。

3. 层次分明　护理人员培训应针对不同需求开展不同层次的培训，专业素质与综合素质兼顾，重点培训与全员培训相结合。

4. 循序渐进　必须根据不同的学历背景、任职年限与职称，由浅入深，循序渐进地安排相应的学习内容。

### （二）培训对象与内容

护理人员年龄、层次、职称、岗位不同，对继续教育的需求与内容也不同。护理管理者应善于分析不同层次护士学习的特点，确定不同的培训内容。

1. 新护士岗前培训　新护士岗前培训又称定位教育，是使新护士熟悉组织、适应环境和岗位的过程。刚入职的新护士应尽快熟悉环境，学会成为一名合格的护士，培训主要内容有医院历史、文化环境及专业思想、职业道德、医院及护理组织情况和相关政策、护理行为规范、岗位职责及规章制度、技术操作要求及护理质控标准等。

2. 毕业2年内护士培训　这是巩固在校学习成果，奠定工作基础的重要阶段。应加强基本功训练，逐步掌握专科常见病的治疗和护理，熟悉护理常规及各项规章制度、科室轮转，外语达到初级水平。

3. 毕业3～4年护士培训　要在熟练掌握基础护理，掌握专科护理技术积累的基础上，掌握急危重症患者的处理原则、配合抢救；初步掌握沟通技巧及患者身心整体护理的知识和技能；指导护生临床实习，继续进行外语培训。

4. 毕业5年以上护士培训　熟练掌握基础护理、专科护理理论及技术培训，能熟练运用护理程序实施整体护理，进行临床教学、配合科研工作；每年要撰写教学论文或经验总结1篇，能借助字典初步阅读本专业的外文书。

5. 护师培训　除达到以上要求外，应开展新技术、新业务；具有临床教学能力，每年撰写完成1篇护理学术论文，能阅读本专业的外文书，了解国内外的护理进展情况。

6. 主管护师培训　精通本专科临床护理理论与技能，掌握基础医学与临床医学相关的理论；具有较强的管理、教学、科研能力，承担专科护理课程教学，以及教学管理领导和组织护理科研工作，掌握一门外语，了解国内外的护理新动态，每年发表1篇质量较高的论文。

7. 护理管理人员培训　除了精通本专科临床护理技能外，还应掌握护理管理岗位所需要的知识和技能，不断提高管理能力，包括管理理论与技能及管理岗位相关的知识和技能。

### （三）培训途径与方法

护理工作的性质与在职教育的特殊性，决定了护理继续教育形式具有多样性、多层次、多渠道的特性。护士开展继续教育形式多种多样，没有统一的模式，可根据医院的自身条件要求等因素进行选择。常用的培训方法有在职培训、脱产培训、自我培训。

1. 在职培训　包括：①临床指导，任命工作经验丰富、年资较高的护士，作为新护士的导师，负责对新护士的带教，进行床边教学、专题讨论，组织护理人员针对某一专题学习讨论，互相交流，如读书报告、专题讲座等。②短期培训，时间不等，具有专题性、针对性强的特点，如护士长管理培训班、急救护理培训班、专题讲习班等。③岗位轮转，通过不同科室岗位轮转使护士积累更多的临床护理经验，增强分析和解决临床护理问题的能力。

2. 脱产培训　脱产培训包括全脱产培训和半脱产培训。全脱产培训是比较正规的人员培训，根据医院护理工作的实际需要，选派具有培养前途的护理骨干集中时间离开工作岗位到专门的学校、研究机构等进行学习，培训有一定的深度，但是培训成本高，如专科护士培训。半脱产培训是在职培训与脱产培训结合的方式。较脱产培训时间安排灵活，可边工作边学习，达到一定学分，经考核合格可获得培训证书。

3. 自我培训　自主学习是护理人员根据自身情况结合工作要求，不断进行自我学习，如向有经验、高年资护士请教，学习专业数据丰富的理论知识，提高自身技能。还可以在毕业后参加全国护士教育自学委员会或者其他医学院校组织的专业辅导考试，进一步提高学历。通过互联网学习也可以更加快捷方便地获取各种信息，查阅文献资料，甚至开展远程教学。医院可以充分利用网上的护理资源，通过院内局域网建立护理学习网站，使护理人员更高效地实现继续教育。

## 三、专科护士培训

新技术、新业务的开展及医院高精尖设备的使用，使许多医院开始重视对在专科病房工作护士的系统化专科培训。

### （一）专科护士概念

专科护士是指在某一专门的护理领域有较高水平和专长的专家型临床护士。不同国家对临床专业护士有不同的称谓，共同点是满足临床护理特定岗位或领域的特殊需求，具备丰富的临床护理经验，经过特殊的机构进行专门的专业知识技能培训，并由权威机构考核取得资格认定。

### （二）专科护士培训与认证

2007 年卫生部针对临床护理技术性较强的 5 个专科护理领域制定了《专科护理领域护士培训大纲》，为全国各地区规范开展专科护理领域的培训工作提供指导。培训对象为具备 2 年以上临床护理工作经验的注册护士。培训时间为 2 ~ 3 个月，可采取全脱产或半脱产的学习方式，其中 1 个月学习时间进行理论业务知识的集中学习，剩余 2 个月的时间在具有实践能力和带教条件的临床进修培训基地进行临床技能实践。培训形式包括专题讲座、讨论示范、操作、护理查房、论文撰写等。进修学习以本专科为主，辅加本专业性关系密切的考试及必要的辅助检查考试，以熟悉掌握本学科疾病知识、专科诊疗护理技术等。培训考核主要进行基础理论、专科技术理论、论文答辩及专科护理技术考试，合格者发给专科护士培训合格证书。我国现阶段专科护士培训主要采取省级卫生行政部门、护理学会为主导，以有教学资格的医院为培训基地的模式，时间 2 ~ 6 个月，培训采取脱产分阶段理论学习及护理实践相结合的形式，通过评审成绩合格者获得主办方颁发的证书。

（三）专科护士职能及展望

1. 参与临床护理　指导护理研究在熟悉专科基本理论技能、掌握护理新进展及相关学科知识基础上，积极开展本专科护理新技术、新业务，开办专科护理门诊，对特殊疑难患者提供直接护理和指导，并能把研究成果应用到专业领域，积极参加本学科的学术活动，根据需要进行专题讲座和论文交流。

2. 开展健康教育与咨询　针对家属及患者不同的病情及文化背景，开展不同形式健康教育。利用自身的专业知识，指导患者及家属解决问题，经常参加护理会诊，帮助其他护理人员解决疑难问题。

3. 专科业务培训　对护士临床护理工作进行质量监督，承担临床护理教学，传授专科护理知识技能及护理经验。

4. 专科护士发展展望　我国目前对护理专科人才界定、分层培养、资格认证尚缺乏统一的认识，专科护士培训及认证领域上也缺乏统一标准与权威的机构，但近年来专科护理人才培养项目已经越来越规范化与成熟化，未来随着高等护理教育的蓬勃发展，我国护理人员必将在专科实践领域开创具有自身特色的局面。

# 项目五　护理人员绩效评价与薪酬管理

护理人员绩效考核是指护理管理者或相关人员通过一定的方式对护理人员的工作成效进行考察评价的过程，是护理人员晋升、晋级、培训、人事调整、奖罚、人员留用、解聘等人力资源管理决策的主要依据。由于护理人员的行为受到诸多因素的影响，因此，建立客观、公正、系统的绩效考核评价体系，是新时期护理管理者面临的一大挑战。

## 一、护理人员的绩效评价

### （一）绩效考核的原则

1. 指标客观化原则　首先，考核指标应依据具体的护理岗位职责而定，如护士、护师、主管护师、副主任护师岗位职责不同，考核的标准应有区别。其次，制定的考核标准应具有可衡量性，如工作态度、职业道德等一些主观描述的内容应尽可能量化，可通过患者满意度、表扬信、锦旗等指标进行衡量。最后，考核过程应尽量客观，采用事先公布的标准和程序，公平、公正地进行，避免主观臆断。

2. 标准公开化原则　考核指标经专业人员审定后应公之于众，使所有被考核的护理人员明确考核内容，理解组织对她们的工作期望和业绩水准，找准自己努力的方向。同时，在公开的内容里还应包括考核结果奖优罚劣的措施。

3. 操作标准化原则　相同岗位的护理人员应采用统一的考核标准，但要注意分层次、按岗位职责考核，如护士、护师、主管护师、副主任护师应该有各层次相对应的考核标准；考核间隔时间应基本相同，一般每年或半年1次；定期安排考核反馈会议，并进行考核面谈；提供正确的考核文字资料，被考核者应在考核结果上签名。

4. 结果反馈化原则　绩效考核的结果应尽量公布，反馈的内容应包括被考核者的工作业绩，说明不足之处；改进工作的目标；实现这些目标应采取措施方面的建议。

### （二）绩效考核的内容

1. 德　即政治素质、思想品德、工作作风和职业道德等。具体内容包括良好的职业道德、团结同事、关爱患者、爱岗敬业、遵守各项规章制度、坚持党的方针和政策等。

2. 能　指具备本职工作要求的知识技能和处理实际问题的能力。具体包括专业理论、专业技能、健康教育能力、沟通能力、应急能力、临床教学与科研能力等。

3. 勤　指护理人员的工作态度、勤奋精神、事业心等。工作态度是指护理人员在工作中是否能够认真负责、积极主动；勤奋精神是指护理人员是否刻苦钻研业务、不断学习进取；事业心是指护理人员对本职工作的热爱执著追求。

4. 绩　指护理人员的工作实绩，包括完成工作的质量、数量、效率和效益。具体包括是否在规定时间内按质按量地完成工作任务、工作是否取得一定的经济效益和社会效益等。

### （三）绩效考核的方法

护理人员绩效管理方法的选择取决于绩效考核的目的。评价方法根据具体情况相对选择。

1. 绩效评价表　绩效评价表是根据限定因素对员工表现进行考核的绩效评价方法。其具体操作是根据评定表上所列出的指标（评价要素），对照被评价人的具体工作进行判断并记录。评价护理人员所选择的指标一般有两种类型：一是与工作相关的指标，如工作数量、工作质量等；二是与个人特征相关的指标，如主动性、积极性、合作精神、适应能力等。除了设计评价指标外，还应对每一项指标给出不同的等级，评价者通过指明最能描述被评价人及其业绩的各种指标比重来完成评价工作，对各项指标和等级定义得越确切，其评价结果就会越完善可靠。当每一个评价者对每个指标等级都按同样的方法解释时，就会取得整个组织评价的一致性。

2. 直接排序法　直接排序法是一种较为常用的排序考核法，评价者将同一部门或小组中的所有人员列选出来，就某一评估要素（总体绩效或者某项特定的工作绩效）展开评估，并按高低顺序排列起来进行比较的评价方法。如病房中绩效最好成绩的护士排在最前面，最差的排在最后面，然后找出次最好、次最差，以此类推。排序法的优点是简单、省时、省力、便于操作；容易识别好绩效和差绩效的员工；如果按照要素细分进行评估，可以清晰地看到某个员工在某方面的不足，有利于绩效面谈和改进。缺点是如果需要评估的人数较多，工作比较烦琐；当护士业绩水平相近时则难以进行排序。

3. 比例分布法　比例分布法是一种强制分配法，是在考核进行之前设定好绩效水平的分布比例，然后将工作单元或小组的所有人员的考核结果分配到一种类似于正态分布的标准中去的一种评价方法，即按照“中间多、两头少”的分配规律确定各等级在总数中所占的比例，按照每人绩效的相对优劣程序，列入其中的一个等级。例如，将病房中最好的5%的护士放在优秀等级组，其次的20%的护士放在良好等级组，再次之的50%放在中间的平均水平等级组，再次的20%放在低于平均水平等级组，剩下的5%放在最低的等级组中。

4. 描述法　描述法是评价者用陈述性文字对组织人员的能力、工作态度、业绩状况、优势和不足、培训需求等方面做出评价的方法。该法侧重于文字描述工作中的行为，而非工作业绩，并且语言描述没有统一标准，同行之间的比较没有鉴别性。

5. 关键事件法　关键事件法是客观评价方法中比较简单的一种形式。当护士的某种行为（有效的或无效的）对部门或组织的工作和效益产生无论是积极还是消极的重大影响时，由管理者把这些行为记录下来，这样的事件称为关键事件。关键事件法是一种通过员工在工作中所表现出来的关键行为和行为结果进行绩效考核的方法。应用时，负责评价的主管人员将被评价人员在工作中表现出来的特别有效行为和无效或错误行为记录下来，形成一份书面报告，作为评价的依据。需要注意的是关键事件必须是比较突出的、与工作绩效直接相关的事，而不是一般的、琐碎的生活方面的细节或小事。关键事件法的优点是根据行为表现评价员工的优缺点和潜力；及时和具体地反馈员工做得好与不好之处；关键事件对事不对人，有助于评价鉴定和面谈；通过动态的关键事件记录员工消除不良绩效的具体途径和事例。缺点为费时，需要花大量的时间去搜集那些关键事件，并加以概括和分析；只能做定性分析，不能做定量分析；无法在员工之间、团队之间和部门之间进行工作情况的比较。

6. 目标管理法　目标管理法是管理者与护理人员共同确定工作与行为目标，定期按目标考核的方法，该方法重视成员对医院或科室的个人贡献来有效评价员工的业绩。目标管理法的优点是护理人员直接参与目标与评价标准的制定，同时以目标达到的程度为基准进行评价，有利于护理人员自我控制、自我调节，激励自我认识与成长。缺点是目标设计时，需上下级统一意见，所以数量化目标难以制定。

7. 360°绩效评价　360°绩效评价又称为全视角评价，是由被评价者的上级、同事、下级和（或）服务对象及被评价者本人从多个角度对被评价者工作业绩进行的全方位衡量并反馈的方法。使用要点是不要让所有的评估者评估所有的方面；确保评估的保密性；评估者以相同的了解来对待每一个评估项目；有规律地执行360°绩效评价。360°绩效评价的优点是打破了传统的上级考核下属的制度，避免传统考核中容易发生的“光环效应”“居中趋势”“偏紧或偏松”“个人偏见”“考核盲点”等现象；较全面的反馈信息保证了评价的准确性、客观性，有助于被考核者多方面能力的提升。缺点是费时费力；考核培训工作难度大，比较适用于对管理人员的工作考评，对一般员工不太适用。

## 二、护理人员的薪酬管理

薪酬是多数人在社会中赖以生存的主要经济来源，护理人员同其他人员一样关心重视自己的薪酬。薪酬体系是否公平合理不仅直接影响护理人员的生活质量，也影响其自身的积极性，影响自身职业价值的体现，继而影响组织的工作质量与效率。在组织经济能力许可前提下有效地利用薪酬杠杆作用，调动护理人员积极性值得护理管理者重视与研究。

### （一）薪酬管理的概念与分类

1. 薪酬　薪酬是指组织根据员工提供的劳动技术与服务及取得的绩效，给予的相应回报。薪酬是医院对护理人员实行激励与约束的手段，也是衡量员工品行与保障系统完善与否的重要指标。

2. 薪酬管理　薪酬管理是指组织针对所有员工所提供的服务来确定他们应当得到的报酬总额及报酬结构和报酬形式的过程。薪酬管理对于任何一个组织来讲都是棘手的问题，医院的薪酬管理也受多种因素限制，除了政府的法律法规，医院的经济承受力之外，还受到护理人员的工作水平、业绩、类型、护理劳动力需求等因素的影响。

3. 薪酬的分类　从是否采用货币形式来分，薪酬包括直接经济薪酬与间接经济薪酬两部分。直接经济薪酬以货币形式表现，如护理人员通过劳动取得的各种工资、奖金、加班费等，间接经济薪酬又称为福利补贴，指为职工提供的各种福利待遇，如各种保险补贴、带薪假期。从绩效考评角度看薪酬可分为固定薪酬和浮动薪酬，固定薪酬一般包括基本工资等；浮动薪酬包括奖金、佣金等短期激励手段，浮动薪酬与员工的绩效水平相联系，因此绩效考评的结果会对员工的工资有重要的影响，这就在绩效管理和薪酬管理之间建立了直接的联系，通过绩效管理有助于员工努力工作进而实现绩效提升。

### （二）影响护理人员薪酬的因素

1. 外部影响因素

（1）护理人员劳动力市场供求状况的变化，决定医院对护理人员的成本投入，从而影响护理人员薪酬水平的变化。当市场护理人员供给不足时，医院就会提高其薪酬水平以吸引合格的护理人员填补空缺；反之，则停止招收新员工，也可能降低现有薪酬，甚至裁员。

（2）国家政策、地区和医院的薪酬政策常涉及组织薪酬管理的重要运作，如工资增长的基本标准、人员提升与降级的薪酬变动标准等。

（3）地区经济发展状况及劳动生产率。由于各地的消费水平、劳动力结构、劳动生产率的因素不同，使得劳动力价格在不同地区有所不同。一般来说，当地经济发展水平高，其劳动生产率高时，医院护理人员的薪酬会较高；反之则较低。

2. 内部影响因素

（1）医院经济负担能力直接影响医院护理人员薪酬。这与医院的发展阶段、发展水平、业务范围、市场占有等经济指标直接相关。如果医院薪酬负担超过其支付能力，必然给组织经营带来直接影响，不同医院及岗位的薪酬也会有区别。

（2）护理岗位工作的类型及业绩。医院有不同的护理岗位，由此产生不同的薪酬水平，岗位责任大小、工作的复杂性、风险程度、工作质量要求的高低、工作量的大小等因素是确定护理人员薪酬水平的基本要素。

（3）护士个人条件。主要包括护士的工作表现、资历与经验、技能水平等。

### （三）护理人员薪酬管理遵循的原则

1. 按劳付酬原则　按劳分配是社会主义的经济规律，是组织薪酬管理的首要原则。按劳付酬的含义是指组织对员工所从事的工作应该以员工有效的劳动量（即劳动者在劳动过程中体力与脑力的消耗量）为尺度计算薪酬。劳动有复杂和简单之分，在同一时间里，复杂劳动的劳动量大于简单劳动。因此，按劳付酬不能单独以劳动时间或劳动产品作为计量劳动的尺度。

2. 公平原则　任何组织薪酬政策的制定都必须以特定组织的条件、人力资源市场、工作岗位及员工四个方面为依据。基本做到外部公平、内部公平和员工个人公平。外部公平是指本医院护理人员所获得的薪酬达到或超过其他同等规模的医院条件和工作岗位相似的护理人员的薪酬水平；内部公平是指在同一医院内，不同职务的护理人员所获得薪酬应与其各自对医院所做出的贡献成正比；员工个人公平是指医院中占据相同职位的护理人员所获得的薪酬应与其做出的贡献成正比。

3. 竞争原则　医院护理人员薪酬水平的高低直接决定其所能吸引到护理人才的能力和技术水平的高低。薪酬的竞争性是指护理人员的薪酬标准在社会上和护理人才市场中具有的吸引力，能战胜竞争对手，招聘到医院需要的护理人才，同时留住优秀的护理人才。

4. 激励原则　薪酬的激励性是指薪酬分配能在组织内部各类工作岗位、各级职务的薪酬水准上适当拉开差距，真正体现员工的薪酬水平与其对组织的贡献大小密切相关，以充分发挥组织薪酬系统的激励作用。有激励效果的薪酬能增强护理人员的责任感、调动其工作的积极性和主动性，激励其掌握新知识、提高业务技能，创造更好的工作业绩，还可以吸引其他组织的优秀护理人才，使自己的竞争实力得到增强。

5. 经济原则　医院在进行薪酬设计时必须考虑医院的运作情况，因为员工的加薪就意味着组织人力成本的上升，即医院在确定各级人员的薪酬标准时，要从医院的整体情况出发，考虑自身的实际承受能力。不同成本构成的医院或组织，受到人力成本的影响强度也是不同的。对于劳动密集型组织，员工的薪酬水平稍有提高，组织的成本就会明显增加。

6. 合法原则　医院的薪酬制度必须符合国家现行的有关劳动与社会保障的政策和法律法规。这是任何组织都必须遵循的原则。

（四）护理人员薪酬设计与薪酬支付

1. 工作岗位分析　工作岗位分析是确定薪酬的基础。医院应结合服务目标，对医院护理服务范围和护理工作项目进行分析，确定岗位职务、所需人员技能等，在此基础上制定护理职位（岗位）说明书，为确定薪酬水平提供依据。

2. 岗位价值评价　岗位价值评价以职位说明书为依据。薪酬管理中的护理岗位价值评价有两个重要目的：一是比较医院内各护理职位的相对重要性，即确定一个具体岗位的价值，从而得出职位等级；二是为下一步进行薪酬调查提供统一的职位评估标准，消除不同医院之间由于职位名称不同，或职位名称相同但实际工作要求和工作内容不同所导致的职位难度差异，使不同职位之间具有可比性，为确保医院人员工资的公平性奠定基础。护理人员工作岗位评价是在确定各具体岗位工作内容的基础上对岗位薪酬因素进行的比较、分析、衡量。岗位评价可采取排序法、职位归类法、要素计点法、要素比较法。

3. 薪酬调查　薪酬调查主要是针对组织薪酬具有的对外竞争力而进行的。医院在确定护理人员工资水平时，需参照劳动力市场的工资水平。医院可自己通过不同途径进行调查，也可以委托专业机构组织进行这方面的调查。薪酬调查的对象应该是与医院有竞争关系或条件相似的医院。只有采用相同的标准进行岗位评价，并掌握真实数据，才能保证薪酬调查结果的准确性。薪酬调查的结果可反映市场现行同类人员的薪酬水平，医院可在此基础上为所有护理岗位设立起薪点，同时确定不同级别的薪酬差距。薪酬调查结果也可作为医院调整薪酬水平的依据，以此向医务人员解释医院薪酬政策的合理性。

4. 确定薪酬水平（薪酬定位）　在得到每一类岗位价值评估的相对系数和同行业的薪酬数据后，根据医院现状确定不同护理岗位的薪酬水平。由于各岗位价值不同，其对应的薪酬水平也有所区别。确定薪酬水平时医院既要考虑影响薪酬水平的外环境因素，更要考虑医院内部的相关因素，如医院盈利和支付能力、人员的素质要求、医院所处发展阶段、人员稀缺度、招聘难度、医院的市场品牌和综合实力等因素。

5. 护士薪酬结构设计　薪酬结构又称为薪酬模式，是指在薪酬体系中，工资、奖金、福利、保险、佣金等所占的比例和份额。医院薪酬结构的设计反映了医院的分配理念、分配原则和价值观取向，即医院根据什么原则来确定医务人员的薪酬。不同的医院有不同的价值观和分配原则，分配方式要与各医院所处发展阶段、自身行动特点和组织文化相一致。组织在确定护理人员报酬时，要综合考虑职位等级、护理人员的技能和资历及个人绩效等因素。在工资结构上，与之相对应的就是职位工资、技能工资和绩效工资，以此作为一个人基本工资的基础。在医院护理人员薪酬结构体系中，常见的薪酬形式包括工资、奖金、福利、保险和津贴五种。不同的薪酬形式具有不同的特性，管理人员进行护理人员薪酬结构设计和确定薪酬形式的比例时应认真分析，以保证护理人员薪酬的公平性和激励作用。在薪酬形式中，基本工资具有高差异性和高刚性（差异大、变化小）。在组织中，护理人员之间的工资差异应该是明显的，而且一般是能升不能降，有较强的刚性特点。薪酬形式中奖金的特点则是高差异性和低刚性，由此体现护理人员不同绩效对应不同奖金的特点；但奖金的比例并不是一成不变的，随着医院经济效益和战略目标的转变，奖金就应该不断进行调整，表现出低同性（差异大、变化小）的特点。目前我国企事业单位的保险主要是医疗保险、养老保险和失业保险。福利是组织所有员工均可享受的利益，而且不能轻易取消，因此具有低差异性和低变化性的特点。津贴的种类较多，在确定时应根据有关政策和医院实际情况区别对待。

6. 薪酬体系实施与控制　医院在确定护理人员调整比例时，要预先对薪酬水平做出预算。在医院整个的运营中，人员薪酬所占的比例占有非常重要的作用，管理者应注意有效控制人力成本。薪酬预算有利于医院在特定的时间段中使人力成本保持在一个既定的水平范围内。护理人员薪酬预算可以采用从医院的每一位护士在未来一年的薪酬预算估计数字，计算出各科室或部门所需的薪酬支出，然后汇集所有部门和岗位的预算数字，编制出医院护理人员整体的薪酬预算。从实质上讲，护理人员薪酬是对护士人力资源成本和医院护理人员需求之间进行权衡的结果。在制定和实施护理人员薪酬体系过程中，在组织内部进行及时沟通和培训，介绍医院护士薪酬制定的依据，是保证薪酬改革成功的重要因素之一。

（1）支付时机　在薪酬体系中，薪酬支付也是十分重要的。按照薪酬管理的公平原则，薪酬支付应该公开化，但公开化的程度应根据各医院的实际情况而定。护理人员对于薪酬的公平感觉来自于管理人员及时传达正确的薪酬信息。护理人员的工作积极性是需要调动的，而调动工作热情最有效的手段之一，就是对他们良好的工作成绩给予及时的奖励。恰当的薪酬支付时机是维持护理人员工作积极性的关键，要求管理人员有效把握。

（2）支付形式　目前我国薪酬支付主要有高弹性模式、高稳定模式和折中模式，各医院根据本单位实际情况选择使用或在此基础上进行改良。高弹性模式主要是根据护理人员近期的绩效决定其薪酬的数量。这种模式在基本工资部分常实行绩效薪酬（如计件薪酬、销售提成薪酬等）；奖金和津贴的比重大一些，而福利、保险的比重小一些。高稳定模式主要取决于护理人员工龄和护理组织经营状况。薪酬的主要部分是基本工资，奖金的比重较小，一般根据组织的经营现状及个人薪资的一定比例发放。这种模式使护理人员有较强的安全感，但激励作用较差，如果组织人力成本增长过快会造成组织的负担过大。折中模式需要护理管理者根据医院组织的整体经营目标、护理工作特点及组织的经济效益情况，合理有效地进行组合搭配。这种模式既具有弹性，能激励护理人员不断提高工作绩效，同时具有稳定性，给护理人员带来安全感，使护理人员关注组织和个人的长远目标，是较为理想的薪酬支付形式。

## 复习思考

### A1/A2 型题

1. 就人力资源的科学管理而言，高效率的管理应该做到（　　）

A. 保证人尽其才　　B. 保证人员质量　　C. 保证人员数量

D. 加强人员培训　　E. 多加班

2. 护理人员对待护理工作的态度和在工作中的努力程度，反映了护理人力资源的（　　）

A. 科学组合性　　B. 主观能动性　　C. 闲置消耗性

D. 能力可变性　　E. 随机性

3. 关于护理管理人员岗位职责的描述，下列哪项是错误的（　　）

A. 护理部主任有责任营造一个支持护理专业发展的工作环境

B. 护理部主任、科护士长、护士长都负有护理人力资源管理的责任

C. 护士长有责任将上级管理部门的目标转化为本护理单元的工作目标

D. 科护士长的主要责任是评价护理人员的日常工作表现

E. 以上均有误

4. 下列哪项不属于控制的环节（　　）

A. 确立标准　　B. 衡量成效，找出偏差　　C. 纠正偏差

D. 控制的客观性　　E. 以上均不属于

5. 控制是完成计划的（　　）

A. 标准　　B. 依据　　C. 保证

D. 前提　　E. 关键

6. 护理人力资源管理的基本原则不包括（　　）

A. 优化原则　　B. 竞争原则　　C. 公平原则

D. 激励原则　　E. 开发原则

7. 应常备机动人员供随机调整，以保证护理人员的休息及学习，充分体现以人为本的排班原则是（　　）

A. 满足需要原则　　B. 结构合理原则　　C. 效率原则

D. 公平原则　　E. 弹性排班的原则

8. 以下哪项不属于护理人员培训的形式（　　）

A. 脱产培训　　B. 在职培训　　C. 护理管理人员的培训

D. 定期培训　　E. 半脱产培训

9. 某护士长，女，45 岁，副主任护师，大内科科护士长，每年定期对各病区护士进行多层次培养教育，针对不同年资、学历、技术职称提出不同要求。该护士长遵循了以下哪种原则（　　）

A. 分类培训与因材施教相结合的原则

B. 基本功训练与专科技术训练相结合的原则

C. 一般培养与重点择优培养相结合的原则

D. 当前需要与长远需要相结合的原则

E. 灵活与激励相结合的原则

10. 某护士长，女，35 岁，主管护师，内分泌科护士长，是本科实习学生带教老师。她的教学内容之一是让学生学会如何注射胰岛素，为此她把胰岛素注射程序演示给学生看，通过演示让学生掌握胰岛素注射技术。该护士长采用的教学方法是（　　）

A. 讲授法　　B. 演示法　　C. 讨论法

D. 案例学习法　　E. 角色扮演法

11. 下列哪项不属于固定薪酬的内容（　　）

A. 工资　　B. 津贴　　C. 职工股票

D. 福利　　E. 以上均不属于

12. 护理人力资源管理的发展趋势最基本的是要求管理人员做到（　　）

A. 管理原则化　　B. 管理人性化　　C. 行为规范化

D. 信息现代化　　E. 管理科学化

扫一扫，知答案

扫一扫，看课件

模块八

# 护理质量管理

【学习目标】

掌握护理质量、护理质量管理、护理质量标准的概念；护理质量管理的特点、原则；护理质量管理的模式。

熟悉护理质量标准的分类及常用的护理质量标准；护理质量标准的制定原则、制定过程。

了解护理质量管理的作用和意义；护理安全的类型。

**案例导入**

普外科，在病房为患者输液的操作过程中，刘护士为了图省事，用别的患者使用过的通气针头插到患者小马的输液瓶中。小马看到后，拒绝输入那瓶液体，并叫来护士长："护士就是这样输液呀？符合操作规范吗？我平时输的液体护士都能做到无菌消毒吗？在病房里当着患者就是这样操作，背地里还不知道怎样呢？我一个老百姓都能发现这种操作不正确，可见你们的操作是何等的不专业！"

护士长并没有道歉，反而向小马解释道："液体成分差不多，没有太大的影响，不会有事的！"

思考：护士长的说法正确吗？

## 项目一　护理质量管理概述

质量是组织生存发展的基础，质量管理是组织为实现质量目标借以使用的标准、制度、规范、方法等。护理质量管理是医院质量的重要组成部分，是护理管理的核心。医院质量管理已不是一种方法，而是一种竞争策略，更是衡量管理水平的关键指标和医院生存、发展的重要因素。科学有效的护理质量管理是医院在激烈的市场竞争中，扩大医院生存空间、增强核心竞争力的基础。

## 一、护理质量管理的相关概念

### （一）护理质量

患者通常根据对护理服务的期望来定义护理质量；护理服务提供者根据护理过程和结果来定义护理质量；管理者则把没有投诉及成本效益作为护理质量；科研者根据护理服务的结构、过程、结果来评价护理质量。也有人认为护理质量就是指护理人员提供给患者的服务品质及护理人员本身表现出来的专业形象，2002 年美国护理学术中心将护理质量定义为护理服务的优良程度。

护理质量是指护理人员为患者提供护理技术服务和基础护理服务的效果及满足患者对护理服务一切合理需要特性的总和，是在护理过程中形成的客观表现，直接反映了护理工作的职业特点和工作内涵。护理服务质量取决于护理设施、护理技能、护理人员、护理人员与服务对象之间的行为关系。护理质量=实际护理服务质量-服务对象的期望值，若差值为零，说明服务质量正好满足服务对象的期望值，因此服务对象对护理质量满意；当差值为正值，说明服务对象对护理服务质量很满意；当差值为负值，说明服务对象对护理服务质量不满意。有时同样的护理服务质量，却会因服务对象的期望值不同而出现完全不同的结果，因此，护理人员应与服务对象进行有效沟通，了解其期望值并将其调整到最恰当的程度。

### （二）护理质量管理

护理质量管理是指通过对护理服务工作的管理过程评价、判断，对护理工作实行有目的的持续性质量改进和控制的过程。

护理质量管理是建立完整的质量管理体系，运用质量管理的方法与标准，一切从患者的利益出发，对护理过程的每一个环节进行行之有效的管理，提高护理质量。换言之，护理质量管理就是建立完整的质量管理体系，并通过对护理工作、护理服务管理的过程评价，对护理质量实行有目的的控制过程，保证患者得到最佳的护理效果。

## 二、护理质量管理的特点

护理质量管理的基本任务主要是建立质量管理体系、进行质量教育、制定护理质量标准、进行全面质量控制和持续改进护理质量。具有三方面的特点。

### （一）程序性与连续性

护理质量是医疗质量和整个医院质量中的一个重要环节质量，又可以分为若干小的环节质量，即工作程序质量，如中心供应室的工作质量、手术患者的术前护理和术前准备工作质量。这些工作程序质量在护理质量管理中起到承上启下的作用，确保每一道工作程序的质量，从而保证了整个护理质量。不论护理部门各道工作程序之间，还是护理部门与其他部门之间，都有工作程序质量的连续性，都必须加强连续的、全过程的管理。

### （二）广泛性和综合性

护理质量管理包括技术质量管理、心理护理质量管理、生活服务质量管理、环境质量管理等各类质量管理，在整个医院的服务质量管理中处处都有护理质量问题，事事都离不开护理质量管理。

### （三）协同性与独立性

护理工作与各级医师的诊疗工作密不可分，与各医技科室、后勤部门的工作紧密联系。大量的护理质量问题从护理工作与其他部门的协作中表现出来；与其他医务人员、其他部门的协调与否也是护理质量的问题，所以护理质量管理必须加强协同质量管理。但是，护理学是一门独立的学科，其质量管理具有相对独立性，具有独立的质量管理体系。

## 三、护理质量管理的原则

### （一）以人为本的原则

人是管理的第一要素，关心护士是提高护理质量的重要措施。广大护理人员的工作态度、护理行为和心理状态直接影响护理效果。重视人的作用，调动人的主观能动性和创造性，发挥全员参与是实施质量管理的根本。因此，在护理质量管理过程中，必须重视人的作用，增强护理人员的质量意识，引导护理人员积极参与质量管理工作的全过程，自觉自愿把好护理质量关。

### （二）以患者为中心的原则

患者是医院医疗护理技术服务的中心，患者是否满意是护理质量管理的最终目标。如以患者为中心的整体护理模式的应用，使护士从思维方式到工作方法都有了科学的、主动的和创造性的变化，护理质量管理要指导和不断促进这种变化。护理管理者在质量管理中，必须坚持以患者为中心的原则，时刻关注患者现存的和潜在的需求，以及对现有服务的满意程度，以此持续改进护理质量，最终满足并超越患者的期望，维护患者的权利。

### （三）质量标准化的原则

质量标准化是护理质量管理工作的基础，建立健全护理质量管理制度和法规，使护理人员在服务过程中有章可循、有据可依至关重要。护理质量管理必须制定各种规章制度、各项工作质量标准、各项护理技术操作规程及各种护理安全保障措施，使各级护理管理者都能按标准要求去执行、检查、督促和评价。

### （四）预防为主的原则

护理质量管理必须坚持以预防为主，由“事后把关”变为“事先预防”。管理层要树立“三级预防”的观点，一级预防是力争不发生质量问题；二级预防是把问题消灭在萌芽状态；三级预防是减少质量问题的不良影响和损害。

### （五）事实和数据化的原则

事实和数据是判断质量和认识质量的重要依据，也是质量管理科学性的体现。护理质量管理必须按照护理工作的规范和医院的实际工作情况开展，坚持以客观事实和数据为依据，认真收集资料、进行数据分析和统计学处理，要用客观事实和数据说话，不可凭空、主观下结论，力求结果准确可信。

### （六）持续改进的原则

质量持续改进是质量管理的灵魂，是指在现有水平上不断提高服务质量、过程及管理体系有效性和效率的循环活动。要满足护理服务对象不断变化的需求。广大护理人员和护理管理者应对影响质量的要素具有敏锐的洞察、分析和反省能力，不断地发现问题、提出问题、分析问题、解决问题，以达到质量持续改进的目的。

## 四、护理质量管理的作用

### （一）提高护理管理水平

科学、有效的护理质量管理树立了护理人员质量、安全、服务和诚信的理念，促使护理管理者树立以人为本的科学发展观，围绕着护理质量和护理安全这两个管理核心，建立和完善护理管理的长效机制，从整体上提高我国医院的护理管理水平。

### （二）提高素质

将规范的护理质量标准落实到各项护理服务过程中，既能激发护理人员工作的积极主动性，又能增强护理人员积极参与管理的意识，促进护理人员不断学习新知识、新理论，提高自身素质，保质保量地完成各项护理工作。

### （三）保障安全

良好的质量管理有利于提高护理人员自觉地执行制度、规范自己的工作行为。良好的护理服务过程管理有利于为患者提供更加安全、有序、便捷、优质的护理服务。

### （四）品牌效应

持续的护理质量改进是提高医院信誉的根本体现，是医院打造核心竞争力的重要保证、创造品牌效应的关键、医院生存发展和患者信赖的基础。

# 项目二　护理质量管理的标准

护理质量管理是指按照护理质量的形成过程和规律，对构成护理质量的各个要素进行计划、组织、协调和控制，以保证护理服务达到规定的标准、满足服务对象需要的活动过程。

护理质量管理首先必须确立护理质量标准，有了标准，管理才有依据，才能协调各项护理工作，用现代科学管理方法，以最佳的技术、最低的成本和时间，提供最优的护理服务。

## 一、护理质量管理标准的相关概念

### （一）标准

标准是为在一定范围内获得最佳秩序，对活动或其结果规定共同的和重复使用的规则、准则或特性的文件。以科学技术和实践经验为基础，经有关方面协商同意，由公认的机构批准，以特定形式发布，具有一定的权威性。

### （二）标准化

标准化是为在一定范围内获得最佳秩序，对实际的或潜在的问题制定共同的和重复使用的规则的活动。这种活动包括制定、发布、实施和改进标准的过程。这种过程不是一次完成，而是不断循环，螺旋式上升，每完成一次循环，标准水平就提高一步。标准化的基本形式包括简化、统一化、系列化、通用化和组合化。

### （三）标准化管理

标准化管理是以标准化原理为指导，把标准化贯穿于管理的全过程，以增进系统整体效能为宗旨，以提高工作质量与效率为根本目的的一种科学管理方法。包括科学制定、贯彻执行、修订标准的全部活动过程。标准化是这三个程序的不断循环，实现统一。

### （四）护理质量标准

护理质量标准是依据护理工作内容、特点、流程、管理要求及护理人员及服务对象特点、需求而制定，是护理人员应该遵守的准则、规定、程序和方法，一般是由各种不同项目、种类及一系列具体标准而形成，是衡量工作数量、质量的标尺和砝码。

## 二、护理质量标准的制定

护理质量标准目前没有固定的分类方法。依据使用范围，一般可分为护理业务质量标准、护理管理质量标准；根据使用目的，可分为方法性标准和衡量性标准；根据管理过程结构，可分为要素质量标准、环节质量标准和终末质量标准。

### （一）制定护理质量标准的原则

1. 科学性原则　制定护理质量标准不仅要符合法律和规章制度要求，而且还要能够满足患者的需要；利于规范护理人员的行为、提高护理质量、护理人才队伍的培养；提高医院管理水平，促进护理学科的发展。

2. 实用性原则　制定护理质量标准时，应从客观实际出发，掌握医院目前护理质量水平与国内外护理质量水平的差距，根据现有人员、技术、设备等条件，定出质量标准和具体指标，制定标准时应基于事实，标准是经过努力才能达到的。

3. 先进性原则　护理工作服务的对象是患者，任何疏忽、失误或处理不当，都会给患者造成不良影响或严重后果。因此，要总结国内外护理工作的经验和教训，在充分循证的基础上，按照质量标准形成的规律制定标准。

4. 可衡量性原则　在制定护理质量标准时，尽量用数据来表达，对一些定性标准尽量将其转化为可计量的指标。

5. 严肃性和相对稳定原则　在制定各项质量标准时要有科学的依据和群众基础，一经审定，必须严肃认真地执行，凡强制性、指令性标准应真正成为质量管理法规；其他规范性标准，也应发挥其规范指导作用。因此，需要保持各项标准的相对稳定性，不可朝令夕改。

### （二）制定护理质量标准的过程

制定护理质量标准的过程可以分为三个阶段。

1. 调查研究，收集资料　调查内容包括国内外有关标准资料、标准化对象的历史和现状、相关方面的科研成果及实践经验和技术数据的统计资料和有关方面的意见、要求等。调查方法要实行收集资料与现场考查相结合，本单位与外单位相结合。调查工作完成后，收集的资料要进行认真的分析、归纳和总结。

2. 拟定标准，讨论验证　在调查研究的基础上，对各种资料、数据进行统计分析和全面综合研究，然后着手编写关于标准的初稿。初稿完成后发给各有关单位、人员征求意见，组织讨论、修改形成文件。通过试验验证，保证标准的质量。

3. 报批审定，公布实行　对拟定的标准进行审批，须根据不同标准的类别，经有关机构审查通过后公布，在一定范围内实行。

### （三）制定护理质量标准的意义

护理质量标准对护理工作起着衡量和指导的作用，只有推行护理质量标准体系建设，才能构建统一的质量管理平台。

1. 标准是护理服务质量的保证和促进因素　各医院制定严格的质量标准，对护理人员提出了服务的基本要求，即达到标准的过程本身就是保证质量。如全国医院分级管理中护理质量标准是医院评审的基本要求，各医院在创建过程中根据自己医院的特色和优势补充修订一些细则，可以使医院在建设中能够更好地发展。实施 ISO9000 国际质量标准，则可使护理质量体系建设更加趋于完善，有效保证患者能获得最好、最新、最全面的护理服务。

2. 标准是保证护理服务全过程良性循环的行为规范　如护理技术操作标准，每一项操作都包括解释目的、用物准备、操作流程、注意事项等。操作流程严谨规范，操作步骤清晰合理，注意事项对易出错的步骤起到了警示的作用，使护理人员的技术操作能达到预期的效果。

3. 标准是质量检查和评价的依据　护理质量检查以标准为依据，评价可量化，更有说服力。

## 三、 护理质量标准的分类

### (一) 要素质量标准

要素质量是构成护理工作基本要素的质量。要素质量标准既包括护理技术操作的要素质量标准，又包含管理的要素质量标准。

1. 人员　人员是指人员的配置、素质及业务水平。

2. 医疗护理技术　医疗护理技术是指医务人员的医学理论、实践经验、操作方法和技巧。

3. 物质　物质是指医院提供的药品、试剂、消毒物品、医疗器械、消耗材料及生活物质等。

4. 仪器设备　指各种检测、治疗仪器及操作工具等。

5. 规章制度　指各级各类护理人员的岗位职责、各种工作的规章制度、护理质量的考核评估标准、各种疾病的护理常规、各项护理操作的规程、突发意外事件处理及预案等。

每一项要素质量标准都应有具体的要求。如护理人员配置标准要求各组织配备护理人力资源时必须按照规定的数量及素质要求设置。护理人员数量是指护理人员的配置应能满足临床护理工作的需求，护士与床位比病区应达到 0.4：1，监护室应达到（2～3）：1。护理人员质量要求主要包括 3 个方面：①按照《护士管理办法》规定，执行护理人员执业资格准入管理，未经护士执业注册者不得从事护理工作。②护理人员应参加定期的业务培训和考核。③护理人员的知识结构与梯队应合理化。

### (二) 环节质量标准

环节质量是指各种要素通过组织管理所形成的各项工作能力、服务项目及其工作程序的质量。在环节质量中，医疗服务体系能保障提供连贯的医疗服务。连贯的医疗服务是指患者在急诊就诊与入院的衔接、诊断与治疗的衔接、诊疗程序的衔接、科室之间的衔接和院内与院外的衔接。

### （三）终末质量标准

护理工作的终末质量是指患者所得到的护理效果的综合质量。它是通过某种质量评价方法形成的质量指标体系。这类指标包括技术操作合格率、差错发生率、患者及社会对医疗护理工作满意率等。

## 四、常用护理质量标准

护理质量总体要求是要认真贯彻执行国家有关法律、法规和规章制度，健全医院各项工作制度，加强科学管理，保障医院正常执业活动，不断提高医疗护理的质量，确保医疗安全，改善医疗服务，提高运行绩效，促进医院健康、可持续发展。常用的护理质量标准包括护理技术操作、临床护理、护理病历书写、护理管理等质量标准。

### （一）护理技术操作质量标准

护理技术操作质量总标准是严格三查七对；正确、及时、确保安全、省力、省物；严格执行无菌操作原则及操作程序，操作熟练。每一项护理技术操作的质量标准可以分为三个部分，即准备质量标准（包括患者准备、工作人员准备、物品准备、环境准备）；环节质量标准（包括操作过程中的各个环节）；终末质量标准（即操作完毕时所达到的效果）。

### （二）临床护理质量标准

临床护理工作要体现对患者知情同意与隐私保护的责任；基础护理与等级护理的措施到位；护士对住院患者的用药、治疗提供规范服务；对实施围手术期护理的患者有规范的术前访视和术后支持性服务制度与程序；提供适宜的康复和健康指导；各种医技检查的护理措施到位；密切观察患者病情变化，根据要求正确记录。

### （三）护理病历书写质量标准

护理病历包括体温单、长期医嘱单、临时医嘱单、入院患者评估表、一般患者护理记录、危重患者护理记录单、手术护理记录单及患者健康教育评估表。护理病历书写应客观、真实、准确、及时、完整，不应出现主观臆想的内容。护理记录字迹端正、清晰、无错别字，不得出现涂、改、刮等痕迹。护士执行、核对及签名应及时准确，入院评估、护理措施有效，能真实反映患者的病情、治疗和护理的连续性。

护理文书书写应当使用蓝黑墨水、碳素墨水，电子文书录入应当使用中文。护理文书必须由在职注册护士书写录入，实习生、试用期及进修护士书写录入的护理文书必须经过在职注册护士审阅、修改并签名。科室护士长应定期检查护理文书书写录入情况，修改时应当使用红笔，注明修改日期，签全名，并保持原记录清楚、可辨。因抢救急危患者，未能及时书写录入时，护理人员应当在抢救结束规定时间内据实补记，并加以注明。

### （四）护理管理质量标准

涵盖面较广，内容多。如护理部、科护士长、护士长的工作质量标准。包括建立健全指挥和监控网络、工作计划和落实、人力资源管理、护理质量管理、信息管理、教学与科研管理；各项规章制度及各级护理人员的岗位职责；病房管理质量标准。包括组织管理、环境管理、物资管理、护理安全管理、护理人员管理、服务过程质量管理、消毒隔离管理等。

# 项目三　护理质量管理的方法

护理质量管理常用的模式有 PDCA 循环、DXTXA 模式、QUAC-ERS 模式、以单位为基础的护理质量保证模式和质量管理圈活动等。其中 PDCA 循环是护理质量管理最基本的方法之一。

## 一、 PDCA 循环

PDCA 循环是由美国质量管理专家爱德华·戴明（W. Edwards Deming）于 20 世纪 50 年代提出来的，故又称“戴明环”。PDCA 是指英语 plan（计划）、do（执行）、check（检查）和 action（处理）四个词的缩写，它是在全面质量管理中反映质量管理客观规律和运用反馈原理的系统工程方法。

### （一）PDCA 循环的基本工作程序

每一次 PDCA 循环都要经过四个阶段，八个步骤（图 8-1）。

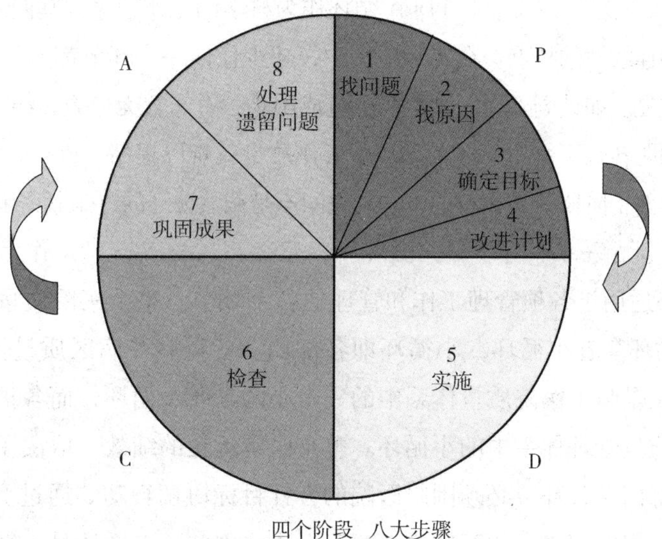


图 8-1　PDCA 循环的四个阶段八大步骤

1. 计划阶段　包括四个步骤。

（1）收集资料，分析质量现状，找出存在的质量问题。

（2）分析产生质量问题的原因或影响因素。

（3）找出影响质量的主要因素，只有抓住其中主要的影响因素，进行判断和分析，才能进一步完善质量的改进。

（4）针对影响质量的主要因素研究对策，制订相应的管理或技术措施，提出改进行动计划，预测实际效果。措施应具体而明确，回答5W1H内容：做什么（what）？为什么要这样做（why）？谁来做（who）？什么时间做（when）？在什么地方做（where）？怎样做（how）？

2. 实施阶段　实施阶段是PDCA循环的第五个步骤，即按照预定的质量计划、目标、措施及分工要求付诸实际行动。

3. 检查阶段　检查阶段是PDCA循环的第六个步骤，即根据计划的要求，对实际执行情况进行检查，将实际效果与预计目标做对比分析，寻找和发现计划执行中的问题并实施改进措施。

4. 处理阶段　对检查结果进行分析、评价和总结。分为两个步骤进行。第七步把成果和经验纳入有关标准和规范之中，巩固已经取得的成绩，防止不良结果再次发生。第八步把没有解决的质量问题或新发现的质量问题转入下一个PDCA循环，为制订下一轮循环计划提供资料。

### （二）PDCA循环的特点

1. 完整性、统一性、连续性　PDCA循环作为科学的工作程序，其四个阶段的工作具有完整性、统一性和连续性的特点。在实际应用中，缺少任何一个环节都不可能取得预期效果，只能在低水平上重复。如计划不周，会给实施造成困难；有布置无检查，结果会不了了之；不注意将未解决的问题转入下一个PDCA循环，工作质量就难以提高。PDCA是一个循环，没有终结，将其划分为四个阶段只是相对的，它们之间不是截然分开的，是紧密衔接的。

2. 大循环套小循环，小循环保大循环，相互联系，相互促进　作为一种科学的管理方法，PDCA循环适用于各项管理工作和管理的各个环节。整个医院质量体系是一个大的PDCA循环，大循环套着小循环，小循环即各部门、各科室及病区质量体系的动态管理。护理质量管理体系是整个医院质量体系中的一个小的PDCA循环，而各护理单元的质量控制小组又是护理质量管理体系中的小循环。整个医院运转的绩效，取决于各部门、各环节的工作质量，各部门、各环节必须围绕医院的方针目标协调行动。通过PDCA循环把医院的各项工作有机地组织起来，相互联系，相互促进。因此，大循环是小循环的依据，小循环是大循环的基础。

3. 阶梯式运行，不断上升的循环　PDCA循环不是一种简单的周而复始，也不是同一水平上的循环。每次循环，都要有新的目标，解决一些问题，就会使质量提高一步，接着又制订新的计划，开始在较高基础上的新循环。这种螺旋式的逐步提高，使管理工作从前一个水平上升到更高一个水平（图8-2）。

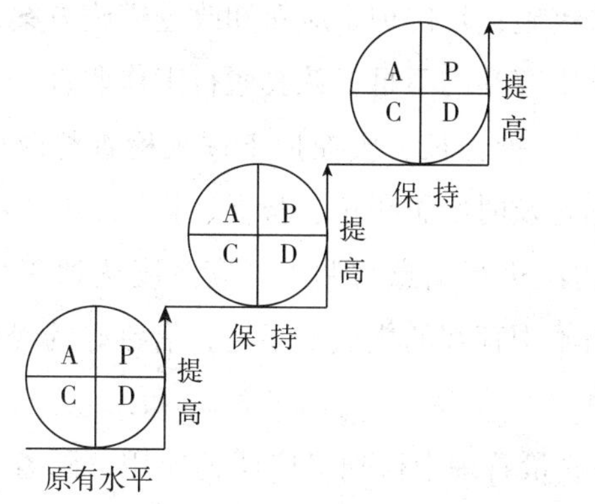


图8-2 阶梯式运行，循环上升

### （三）PDCA循环的基本要求

1. PDCA循环周期制度化：PDCA循环管理必须制度化，一是明确规定循环周期，周期时间不宜过长，也不能过短，一般以月周期为宜；二是按照循环周期做管理制度运转，不可随意搁置、停顿。

2. 实行PDCA循环管理责任制：PDCA循环能否有效地运转，关键在于责任到人。首先确定循环管理的责任人，其次是组织有关人员参加。

3. 制定循环管理的有关标准，定期进行循环管理成绩考核。

4. 实现PDCA循环运作的程序化。

### （四）PDCA循环在临床护理管理中的应用

在实际质量管理中，应用PDCA循环是持续质量改进的基本方法。以医院持续提高患者对护理工作满意度为例，说明PDCA循环在持续护理质量改进工作中的应用。

1. 计划阶段　二季度某病区护理工作满意度低于80%，找出患者对护理工作不满意的主要因素。

（1）患者对医院接待、介绍服务不够满意。

（2）部分护士服务态度较差。

（3）部分护士操作技术不熟练。

（4）护士健康教育不到位。饮食指导不细致、特殊检查未指导、用药指导少。

（5）未能耐心解释患者提出的问题，尤其是收费的疑问。

护理部主任、科护士长、护士长认真分析患者不满意的原因，针对存在问题，制定改进措施。如首先抓好护理人员的管理，转变护理服务观念，增强护士的责任感和使命感，改善服务态度；建立护士接待新患者的流程和服务用语；护理部和护士长狠抓护士的技术操作考核；抓健康教育的知晓率；实行医疗费用一日清单制；护理简报通报批评。

2. 执行阶段 护士长召开全科护士会议，围绕如何提高患者满意度进行讨论，提出亟待解决的问题，部署改进措施；每位护士应熟知改进措施方案，主动学习理论知识和操作技能，认识到自己在工作中存在的不足，认真履行工作职责。

3. 检查阶段 科护士长、护士长、质控护士逐级检查整改措施落实情况，将检查结果做好反馈，针对存在的问题及时给予纠正、督促、指导。

4. 处理阶段 下季度再次进行满意度调查，满意度达到90%。通过对满意度结果进行分析、总结，找出改进措施中存在的优点及不足，借鉴好的经验，对出现的新问题，转入下一个PDCA循环去解决。

PDCA循环已经在护理质量管理中得到了广泛的应用，随着卫生事业的迅速发展及医疗服务评价标准的提高，它将发挥更加重要的作用。

## 二、品管圈

### （一）定义

品管圈（quality control circle，QCC）也称为品质圈、质控圈、质量小组、QC小组，是指同一工作单位或工作性质相关联的基层人员（通常为5～12人）自发组织，科学运用统计数据及品管工具，分析、解决工作中存在的问题，达到业绩改善等目标的小组。

### （二）特点

由下而上的管理，自主管理。

### （三）宗旨

尊重人性、团队精神、采用“脑力风暴法”开发无限脑力资源。

### （四）组圈

1. 根据组圈宗旨，由圈长、圈员、辅导员组成品管圈。
2. 选出圈长。
3. 由圈长主持圈会。
4. 以民主方式决定圈名、圈徽。
5. 填表、备案。

### （五）活动流程

1. 主题选定

（1）每期品管圈活动，围绕一个明确的活动主题进行，并列出问题一览表。

（2）主题的选定以品管圈活动在3个月左右能解决为原则。

（3）提出选取理由，讨论并定案。

2. 拟定活动计划书

（1）制订活动计划及进度表。

（2）决定适合每一个圈员的职责和工作分工。

3. 现状评估

（1）主题呈报审核。

（2）活动计划表备案存档。

4. 目标设定

（1）明确目标值并和主题一致，目标值尽量量化。

（2）不宜设定太多的目标值。

（3）目标值应从实际出发，具有挑战性和可行性。

（4）对目标进行可行性分析。

5. 分析

（1）对圈会后收集数据过程中所发现的困难点，全员检讨，并提出解决方法。

（2）检讨圈会后设计的检查表，加以补充或修改，使数据收集更顺利。

（3）如无前两点困难，则圈长落实责任人及时收集数据，使用 QCC 手法，找出影响问题点的关键项目。

6. 对策拟定

（1）在圈会上确认每一关键项目。

（2）找出影响的主要因素，要求具体、明确、便于制订改善对策。

（3）会后落实责任人，对主要因素进行验证、确认。

（4）对于重要原因以分工方式，决定各圈员负责研究、观察、分析，提出对策构想并于下次圈会时提出报告。

7. 对策实施与检讨

（1）执行整改方案，调查对其他工作或其他部门有无副作用。

（2）对所实施的对策，由各圈员就本身负责工作做出报告，加以分析并提出改进方案和修改计划。

（3）对前几次圈会做整体性的自主检查，尤其对数据收集、实施对策、圈员向心力、热心度等，必须全盘分析并提出改进方案。

（4）各圈员对所提出对策的改善进度进行反馈，并收集改善后的数据。

8. 效果确认

（1）每一个对策实施的效果，通过管理程序验证，由圈长最后总结编制成合理化建议实施绩效报告书，进行效果确认，分为有形效果和无形效果。

（2）对无效的对策需开会研讨决定取消或重新提出新的对策。

（3）圈会后应把所绘制的总推移图收集在 QCC 手册内，供大家学习及改进。

9. 标准化　文书的标准化制作，依照医院规定的文书要求新订、改订或废止文件、公告信息，对新的流程、制度进行员工教育培训，依控制图拟定质量问题再发措施，向全院推广或纳入日常管理体系。

10. 检讨与改进　对改善过程做全盘性的反省、评价，明确残留的问题或新发生的问题，定期检查追踪标准化措施的遵守情况及预期的效果。整个流程以 PDCA 循环为基础，以上 1 ~6 阶段为计划，7 阶段为实施，8 ~9 阶段为确认，10 阶段为处置。

（六）作用

1. 医院层面　持续改善医疗质量，全面提升患者的满意度，强化护理品质管理。如节约医疗和护理成本、建立医院品牌、树立患者口碑、降低人员的流动率等。

2. 患者层面　患者享受到更高质量的医疗和护理服务、更安全的就医环境、更便捷的就医流程及更顺畅的医疗作业。

3. 参与者层面　运用各种改善手法，启发个人潜能，通过团队力量，结合群体智慧，群策群力，使每一成员有参与感、满足感、成就感。调动护理人员的工作积极性，充分发挥个人的潜质。

# 项目四　护理质量评价与持续改进

护理质量评价是护理质量管理中的核心内容，用来衡量护理工作和护理效果完成的程度。有效的护理质量控制可促使护理人员的护理行为、职业素质、道德水平都符合质量标准的客观要求，达到提高护理工作效率、护理质量和科学管理水平的目的。

## 一、护理质量评价的目的和原则

（一）目的

1. 衡量计划的实施　衡量工作进展的程度和达到的水平，检查护理工作是否按预定的目标或方向进行，衡量工作计划是否完成。

2. 贯彻持续质量改进　通过评价工作结果，肯定成绩，找出缺点和不足，指出今后的努力方向；通过比较，选择最佳方案，如选用新技术、新方法等。充分利用考评结果，不断提高护理质量，是做好护理质量管理工作的根本。

3. 监督、控制和指导工作，保障患者安全　根据提供护理服务的数量、质量，评价护理工作满足患者需要的程度、未满足的原因及其影响因素。为管理者改进、提高护理质量提供参考依据；评价指标和标准的确立是质量控制的主要形式和护理的指南，也是提高护理质量、保证患者安全的有效措施。

4. 为护士继续教育提供方向　检查护理人员工作中实际缺少的知识和技能，为护士继续教育提供方向和内容，对护理人员提出新的要求，为培养优秀护理人才提供契机。

5. 体现护理工作的价值　通过评价，能达到客观、公正地反映护理工作绩效的效果，能正确评价护理人员的责任、行为、知识、技术、管理能力，达到奖惩的激励目的。

### （二）原则

1. 评价标准适当的原则　所定标准应适当，不可过高或过低。评价还要具有可比性，对比要在水平、等级相同的人员中进行。

2. 实事求是的原则　评价建立在事实的基础上，将实际执行情况与原定的标准和要求进行比较。这些标准必须是评价对象能够接受的，并在实际工作中可衡量的。

## 二、护理质量评价的方式

### （一）预防性控制与反馈控制相结合

预防性控制又称事先控制、前馈控制，是面向未来的控制，是防止发生问题的控制，是管理人员在差错发生之前即运用行动手段对可能发生的差错采取措施进行纠正，如有计划地进行各类、各层次护理人员的业务培训、职业道德教育、护理技术操作培训，制定护理差错事故防范措施、制定护理文件书写标准、制定消毒隔离措施等，均为预防性质量控制。反馈控制又称回顾性质量控制，这类控制主要是分析工作的执行结果，并与控制标准相比较，针对已经出现或即将出现的问题，分析其原因和对未来的可能影响，及时纠正，防止同类问题再次发生。如护理质量控制中的压疮发生率、护理严重差错发生次数等统计指标，即属此类控制指标。反馈控制有一个不断提高的过程，它把重点放在执行结果的考评上，目的在于避免已经发生的不良后果继续发展，或防止再度发生。

### （二）垂直控制与横向控制相结合

垂直控制是护理部主任对科护士长，科护士长对护士长，护士长对护士，自上而下层层把关，环环控制。如逐级进行定期或不定期的检查、考核，护理部坚持日夜查岗制度、节假日查房制度、各类质量检查制度等；科护士长负责所属科内病区护士长的护理质量及病区护理管理质量控制；护士长负责对每个护理人员工作质量控制，把好查对关、交接关、特殊检查诊疗关等。由于护理工作质量受人与人之间、部门之间、科室之间的协调关系等多种因素的制约，横向关系因素的质量控制如医护之间的质量控制，病区与药房、化验室等医技部门和后勤部门的质量控制，均对护理质量控制有很大的影响，只有做到垂直质量控制与横向质量控制紧密结合，才能使质量控制完善而有效。

## 三、护理质量评价的过程

护理质量评价是一个复杂的活动过程，也是一个不断循环和逐步提高的过程。可按以下程序进行。

### （一）制定评价标准

评价标准的产生是关键的步骤。评价标准一般由评价人员根据评价的目的而制定。在护理工作中，评价标准多以计划目标和护理工作质量标准为衡量标准。

### （二）鉴别与收集信息

确定所要评价的内容后，要收集能够反映此项工作状况的信息和数据，如从护理病历中查找护理程序执行的信息，从现场检查实物或观察护理技能中查找有关基础护理质量的信息，通过观察护士操作过程获得过程质量或护士行为的信息。明确信息及来源之后，即可确定收集信息的工具。

### （三）信息与标准比较

将收集到的详细资料与标准进行对比。

### （四）判断分析

实施结果与标准比较后，对实际工作结果做出判断，用完成指标的百分值来描述。对评价结果进行分析衡量，不仅要对评价所需数据进行阐述，客观分析评价结果，还要对一些影响因素予以说明，以便在今后评价工作中确立标准时加以注意。

### （五）结果反馈

评价的目的是改进工作，提高护理工作质量。因此，对评价结果应该进行充分的分析与交流，提供适当的反馈，提出纠正措施和改进方案，推进护理质量的提升。

## 四、 护理质量评价的方法

对于任何一种评价结果，都必须进行分析、总结、反馈、提出改进措施，要体现PDCA循环的精髓。正确利用评价与结果，实施动态管理，才能控制护理缺陷，提高护理质量。常用的评价方法有以下几种。

1. 百分法（负值法） 以百分为基数，将检查结果与质量标准对照，对存在的不足做分值扣分，此法好操作、易接受。如急救物品完好率评价。

方法：抽查某病区10件急救物品，合格数10件。

标准值：100%。

计算公式：

$$急救物品完好率=\frac{急救物品完好件数}{抽查急救物品总件数}\times100\%$$

$$\frac{10}{10}\times100\%=100\%$$

2. 因素比较法（要素比较法） 因素比较法是将评估者的工作质量分成若干因素或要素，把每个要素的评分分为三个等级，即好、中、差；或五个等级，即优、良、中、及格、差；亦可分为很满意、满意、较满意、可接受和不满意。三个等级的评价比较容易产生集中趋势，趋向评中，而五个等级较为科学，评价结果更确切实际。如满意度调查表，包括满意（3 分）、一般（2 分）、不满意（0 分）三个等级，或满意（5 分）、较满意（4 分）、一般（3 分）、不满意（1 分）、很不满意（0 分）五个等级。

计算方法：

$$个体满意度=\frac{调查表每项得分值总和}{总项\times3\ 或总项\times5}\times100\%$$

3. 加权平均法　将检查结果赋值，并根据管理者所认为的重要程度加权，计算平均值来评价护理质量。

4. 等级法　用事先制定的标准来评价护理工作质量，并对每项标准设立分值，最后把各项分值相加，评分越高质量越好。

5. 因果图法　因果图法是分析和表示某一结果（或现象）与其原因之间关系的一种工具。通过分层次地列出各种可能的原因，帮助人们识别与某种结果有关的真正原因，特别是关键原因，进而寻找解决问题的措施。因果图因其形状像鱼刺，故又称鱼骨图，包括原因和结果两部分，原因部分又根据对质量问题造成影响的大小分大原因、中原因、小原因。

评价质量的方法还有排列图、直方图、控制图法等其他方法。

总之，评价的目的是持续改进护理质量，护理管理者应培养评价人员良好的素质和操作技能，使其本着科学、严谨和实事求是的态度评价护理工作，减少和杜绝误差，确保护理服务的质量。

### 五、 护理质量的持续改进

1. 内容　包含主动改进、被动改进两个方面。

2. 步骤　寻找机会和对象，确定质量改进项目和方法；制订改进目标、质量计划、质量改进措施（P）；实施改进活动（D）；检查改进效果（C）；总结提高（A）。

3. 意义　护理质量评价应以自身评价为基础，通过回顾性、阶段性、随时性主动参与评价，参与持续性质量改进的新护理质量评价，不断完善护理质量评价标准以提高护理质量工作。

## 项目五　护理质量缺陷管理

护理质量缺陷管理指尽一切力量运用技术、教育、管理三大对策，人人从根本上采取有效的预防措施来防范事故，把事故隐患消灭在萌芽阶段，确保患者的安全，创造一个安全、健康、高效的医疗护理环境。

## 一、 护理质量缺陷的原因

1. 护士工作责任心不强 工作中安全意识淡漠、惰性严重、缺乏自我约束能力和慎独精神，不能严格遵循工作制度和操作规程办事，是导致护理缺陷发生的主观原因。

2. 护士分层次上岗未落实 有资料显示，差错发生的主要时间还是白班。白班各种护理治疗集中，同时要对患者进行健康教育，还要接待、处理新患者等，容易造成工作上的疏忽，是造成差错的客观原因。

3. 与发生缺陷人员的护龄和职称有关 护龄和职称越低，差错发生率越高，这与护士的业务知识水平，分析、判断、解决问题的能力及临床经验有很大关系。

4. 与管理因素有关 护理管理缺乏力度，责任不清，奖罚不明，质量控制措施形同虚设，流于形式。护士长要花大量精力进行琐碎的行政事务管理。如科室的经济收入和支出的管理、各类物资的管理、临时顶班、完成计划外工作等，严重影响了护士长的管理职能。

## 二、 护理质量缺陷的分类

1. 护理不良事件 护理不良事件是指在护理工作过程中发生的、不在计划中的、未预计到的或通常不希望发生的事件，包括患者在住院期间发生的跌倒、用药错误、走失、误吸或窒息、烫伤及其他与患者安全相关的、非正常的护理意外事件。护理不良事件包括可预防和不可预防，主体是患者。

（1）不可预防的不良事件，指正确的护理行为造成的不可预防的损伤。

（2）可预防的不良事件，指护理过程中由于未能防范的差错或设备故障造成的损伤。

2. 护理缺陷 指在护理工作中发生技术、服务、管理、体制等方面的不完善或过失。护理缺陷包括缺点、纠纷、差错、事故，主体是护士。

（1）护理缺点 指发生差错尚未对患者引起不良后果，或尚未实施即被发现并被纠正。

（2）护理纠纷 指患者或家属对护理服务的过程、内容、结果、收费或态度不满而发生争执。

（3）护理差错 指在护理工作中责任心不强，粗心大意，不按规章制度办事或技术水平低，违反操作流程给患者造成精神和身体痛苦而影响医疗护理工作的正常进行，但未造成严重后果。护理差错分一般差错和严重差错。

（4）护理事故 指在诊疗护理工作中，因医务人员诊疗护理过失，直接造成患者死亡、残废、组织器官功能障碍等不良后果者。

根据国家《医疗事故处理条例》，护理事故的分级及评定标准如下：

一级事故：因诊疗护理过失直接造成患者死亡。

二级事故：因诊疗护理过失直接促使患者死亡或造成残疾。

三级事故：因诊疗护理过失造成患者严重痛苦或轻度残疾。

四级事故：因诊疗护理过失造成患者明显人身损害的其他后果。

## 三、 护理质量缺陷的防范措施

1. 建立自愿、非惩罚性上报系统，鼓励自愿上报护理不良事件和缺陷。

2. 分析发生护理不良事件的根本原因，包括人力资源系统、资讯管理系统、环境设备管理系统、组织领导和沟通系统等。

3. 完善护理不良事件上报系统。

4. 降低发生率，是护理不良事件防范的最终目标。

（1）强化安全意识，健全各项护理规章制度，增强法律意识教育。进行安全教育，强化安全意识，防患于未然，落实护理工作制度，经常性地学习医疗安全知识和有关法律、法规，建立健全规章制度并认真落实。如查对制度、交接班制度、执行医嘱制度、差错事故分析讨论制度等。

（2）提高护士业务水平，充分发挥高年资护士的作用。高年资护士既有牢固的专业知识、熟练的操作技能和丰富的临床经验，又有高度的责任心和善于及时发现、处理问题的能力。高年资护士要为年轻护士把好关，做好传、帮、带、教，工作安排上要新老搭配，以老带新，以此防范护理缺陷出现。制订新护士培训计划，按计划对新护士进行培养，有明确的考核标准，分阶段定时考核，特别是在强化巩固三基培训的同时营造学习上进的氛围，鼓励护士参加各种与专业相关的学术活动，定期在病区举行专科知识培训，选送护士外出进修，提高护理人员的综合素质，形成业务水平稳定、思想素质过硬的护理队伍。

（3）加强管理，履行管理职能。实行全面的质量控制，充分发挥质控组织作用，遵循护理质量标准，防检结合、以防为主、全面控制护理质量。制定明确的奖罚措施，尽力将缺陷消除在事前。建立护理缺陷分析讨论机制，每月无论有无缺陷，都要组织人员进行分析讨论，有则改之、无则加勉，以此防范缺陷。

## 复习思考

### A1/A2 型题

1. 管理学上，对质量的界定是（　　）

A. 物体中所含物资的量　　B. 一个社会度量单位　　C. 一个生物度量单位

D. 一个物理度量单位　　E. 指产品和服务的优劣程度

2. 护理质量管理的基本原则除哪项外均包括（　　）

A. 以患者为中心的原则　B. 系统管理的原则　C. 全员参与原则
D. 终末检查原则　E. 持续改进原则

3. 制定护理质量标准的基本原则不正确的是（　　）
A. 可衡量性原则　B. 科学性原则　C. 实用性原则
D. 先进性原则　E. 严肃性和绝对稳定性原则

4. 根据管理过程将质量标准分为（　　）
A. 综合质量标准、服务质量标准、终末质量标准
B. 要素质量标准、过程质量标准、终末质量标准
C. 服务质量标准、过程质量标准、终末质量标准
D. 综合质量标准、过程质量标准、终末质量标准
E. 服务质量标准、综合质量标准、要素质量标准

5. 制定护理标准的步骤是（　　）
A. 调查研究，收集资料阶段；拟定标准并进行验证阶段；审定、公布、实行阶段
B. 计划阶段；调查阶段；实行阶段
C. 计划阶段；调查研究阶段；验证阶段
D. 调查研究阶段；验证阶段；实行阶段
E. 计划阶段；实行阶段

6. PDCA 循环是由下列哪位管理专家提出的（　　）
A. 爱德华·戴明　B. 霍华德·戴维斯　C. 马斯洛
D. 爱德华·戴高乐　E. 马寅初

7. 非 PDCA 循环的四个阶段的是（　　）
A. 计划阶段　B. 实施阶段　C. 检查阶段
D. 处置阶段　E. 总结阶段

8. 关于 PDCA 循环的特点不正确的是（　　）
A. 周而复始　B. 互不干扰
C. 大环套小环，小环保大环　D. 阶梯式上升
E. 相互联系，相互促进

9. 关于品管圈组圈，错误的解释是（　　）
A. 目的性：针对所选定之部门内部的问题，改善业绩
B. 群众性：同一部门或工作性质相关联的基础人员组圈
C. 自主性：以自动自发的精神
D. 民主性：结合群体智慧
E. 科学性：运用各种品管手法

10. 医疗事故构成要素不包括（　　）

A. 发生医疗事故的主体是医疗机构及其医务人员

B. 行为的违法者

C. 过失造成患者人身损害

D. 过失行为与后果之间存在因果关系

E. 过失行为与后果之间不存在因果关系

11. 关于质量评价，错误的解释是（　　）

A. 要素质量评价——统筹质量，控制全局

B. 环节质量评价——落实标准

C. 终末质量评价——质量反馈，纠正偏差

D. 鱼骨图法包括一般、满意和较满意

E. 评价质量的目的是持续改进

12. 护理质量评价对象不正确的是（　　）

A. 特级护理与一级护理质量　B. 护理技术操作合格率

C. 健康教育覆盖率　D. 医技护人员满意度

E. 医疗病历书写合格率

13. 护理质量评价的内容与方法不包括哪项（　　）

A. 护理人员的质量评价

B. 临床护理活动的质量评价

C. 护理安全管理的质量评价

D. 综合质量评价

E. 调查评价

14. 以下不是临床护理活动的质量评价内容与方法的是（　　）

A. 基础质量评价　B. 环节质量评价　C. 终末质量评价

D. 综合质量评价　E. 总结评价

15. 《医疗事故处理条例》将医疗事故分为（　　）

A. 六级　B. 五级　C. 四级

D. 三级　E. 二级

扫一扫，知答案

模块九

# 护理业务技术管理

【学习目标】

掌握护理业务技术管理的内容和范围、制定护理技术常规和规程的主要内容、基础护理技术管理的内容、专科护理技术管理的内容、制定护理管理制度的原则。

熟悉护理业务技术管理的特点和管理措施、护理技术常规和规程的管理措施、基础护理技术管理的措施、专科护理技术管理的措施；新业务、新技术的管理措施、护理业务技术资料档案的具体管理内容、护理管理制度的分类和护理管理制度实施的要求。

了解护理业务技术管理的概念和意义、制定护理技术常规和规程的基本原则、基础护理技术管理的概念和特点、专科护理技术的概念及特点、护理业务技术资料档案管理的意义、护理管理制度的概念。

### 案例导入

某市二甲医院肿瘤科有40张床，患者平均住院日20天，除护士长外，现有护士13人，护师及以上职称3人。近期科室需要开展PICC置管业务，但科室无人经过正规的PICC置管培训，仅凭借着对带管患者的护理经验。

思考：如果你是该科的护士长，将如何开展此项新业务？

## 项目一　护理业务技术管理概述

护理业务技术管理是护理管理工作中的重要内容，是衡量医院护理管理水平的重要标志，护理业务技术的质量直接影响医疗效果。因此，抓好护理业务技术管理对提高护理工作水平，促进护理学科的发展，具有重要的作用。

## 一、 护理业务技术管理的概念和意义

### （一）概念

护理业务技术管理就是对护理工作的技术活动进行组织、计划、协调和控制，使这些技术能够准确、及时、安全、有效地应用于临床，以达到高质量、高效率目标的管理工作。

医院护理业务技术管理的研究对象是医院基础护理工作和各不同专业护理工作的工作任务、工作特点、工作内容、技术要求和组织实施的方法。

### （二）意义

护理工作的服务对象是患者，除了有良好的服务态度外，主要靠护理技术。这就要求护理技术服务有别于其他各技术工作，除了先进高效外，还要及时、安全、可靠、可协调性和连续性好。随着护理科学的发展，现代科学技术成果广泛应用于护理工作领域，护理工作的科学技术性要求越来越高。这就不仅要求护理人员本身要不断提高技术水平，而且也要求护理业务技术管理水平提高。护理技术水平从某种意义上讲对提高护理质量有决定性作用，护理技术水平的提高必须靠技术管理。只有对护理工作实行科学的组织管理，才能调动和发挥护理人员的积极性，合理使用技术力量，密切协同配合，以提高护理工作质量和效率。有效的、高水平的护理技术管理是实现帮助患者获得最佳健康水平这一护理工作基本任务的重要保证，是提高护理质量的重要保障。

## 二、 护理业务技术管理的内容和范围

护理业务技术管理工作，就是要建立全面的护理技术质量保障系统。要求护理工作所实施的技术手段要安全、可靠、先进，医护之间要协调，工作要及时、连续不断。技术管理要充分发挥护理技术力量和仪器设备的效能，使护理工作逐步做到管理制度化、工作规范化、操作程序化，更好地为患者服务。常用护理技术管理包括基础护理技术、专科疾病护理技术、急诊抢救技术、危重症监护和其他监护、消毒隔离技术、新技术的引进与开发、护理信息档案管理等。

### （一）基础护理技术的管理

在为患者诊疗过程中，有大量的基础操作技术需要护士承担，如吸氧、各种注射、导尿、灌肠、洗胃和各种引流等。对这些操作技术的管理，首先要抓好基本功的训练，通过强化练习提高操作水平。对完成各项技术操作，需制定各种技术操作规程和严格检查、监督执行情况来加以控制。除上述诊疗护理技术外，还有患者的基础护理工作，如晨晚间护

理、压疮防治技术、饮食治疗和营养、病情的观察、各种护理文件的书写等。在管理中首先要注意加强责任心，提高对基础护理的认识，使基础护理工作能以岗位责任制的形式落实在临床护理工作中。各级护理管理人员要经常检查、督促，对薄弱环节和普遍存在的问题要加强指导，并对基础护理完成的质量进行控制。

### （二）专科疾病护理技术的管理

专科护理技术是结合专科疾病的特点而形成的，临床各专科的护理工作范围广、内容多。近几年来，各专科分科越来越细，新技术、新业务不断涌现，护理人员需要掌握本专科的护理技术。高层级的护理人员应重点掌握本专科的疾病常规护理技术。在管理上首先要重视疾病护理常规的制定和检查执行情况，还要加强人员培训和科研学术活动，认真学习有关的诊疗知识，以提高护理人员的专科水平和能力。

### （三）急诊抢救技术的管理

医院常有大量急诊抢救患者就诊，护理人员必须掌握基本的抢救技术。抢救技术的能力直接影响患者生命安危，对基本抢救技术的管理，除了常规和标准化管理及技术训练外，要经常组织技术演练和实践考核，注重应急能力的培养，需要医护之间和各科室之间的协调配合，重视组织管理能力的培养，护士长要能做到善于调配人力、物力，善于做好患者和家属的工作，善于与有关部门工作进行协调。

### （四）危重症监护和其他监护的管理

随着医学科学技术的发展，尤其是先进医疗仪器设备的引进，危重症监护有了较快的发展，如ICU、CCU、RCU、NICU等。对各种监护病房中患者的诊治，从以往的以医生为中心改为以患者为中心的系统中，护理人员发挥着重大作用，除了要求护理人员有良好的职业道德素质、扎实的基本护理技能外，还要有较系统的专科知识和技术水平，有敏捷的分析判断能力，以适应工作的需要。一些先进的仪器设备使用，也要求护理人员不仅要具备一般的护理知识和技能，而且要具有相关学科的知识，了解仪器设备的原理结构，掌握操作方法，才能充分发挥仪器设备的作用。监护病房护士要接受专门训练，以适应工作需要。

### （五）消毒隔离技术的管理

各种消毒和隔离技术的管理是防止医院内感染的基本措施，也是护理工作中最常用的基本技术。掌握这项技术并不难，关键是严格制度管理，执行要认真彻底、一丝不苟。

### （六）新技术的引进与开发管理

这是护理技术不断发展的源泉，各级护理管理人员应把新技术的引进开发作为管理重点，组织理论水平较高的护理人员进行研究、开发，了解介绍国内外护理技术的进展情况，开展护理技术革新。

### （七）护理信息档案管理

医院护理信息档案包括临床护理资料、护理技术资料、护理业务技术档案、护理业务工作档案、护理信息档案资料等，应设专人做好收集、登记和保管工作。

## 三、 护理业务技术管理的特点与措施

### （一）特点

1. 科学性和技术性　护理学是一门独立的学科，它的理论知识、护理技术操作、护理程序等均以医学科学理论为依据，并有一定的质量标准要求。护理技术不是简单的生产工序，它是在全面掌握医学护理知识的基础上，经专门训练、反复实践而获得的一种技能，未经系统学习和专门训练的人不允许在患者身上进行任何技术操作，因而要加强训练，学习新技术。

2. 责任性　护理技术工作的对象是患者，护理人员对维护、促进和恢复患者的健康负有责任。护理技术工作一旦发生失误，可能会增加患者的痛苦，甚至造成残疾乃至死亡。因此，不论从医学道德上或法律上都要强调其责任性。管理上要加强护理人员的责任心教育，健全各种岗位责任制。

3. 服务性　护理工作是为患者提供护理服务，应当树立全心全意为患者服务的思想，以患者利益为重。

4. 社会性和集体性　医疗护理技术管理受社会环境、人际关系等各方面因素影响，而且受经济规律制约。同时，由于西医学的发展，医院中的各种工作不可能由一个人去完成，而是需要多学科、多部门相互配合密切协作。护理业务技术管理必须协调好内部和外部的关系。

### （二）措施

1. 建立技术管理的组织系统　护理业务技术管理与其他管理应是集中统一的。护理管理组织要健全、职责明确，并应有相应的权力，以更好地发挥效能，保证技术管理的正常进行。护理部主任、科护士长、护士长应实行垂直领导，制定相应的措施，落实技术管理的责任。

2. 技术管理要重视质量标准　要使技术质量实行标准化管理，必须建立逐级检查制度，护理部对临床护理技术操作规程、专科疾病护理技术、规章制度的执行情况，对护理常规、医院内感染、无菌技术的执行情况等，要进行重点抽样检查和评价，护士长应有目的、有计划地监督检查。

3. 重视人员培训　在技术骨干的培养上要有计划、有目标，以适应护理工作的需要。要提高护理工作水平，就要进行全员培训。要注重组织各级护理人员训练，学习基本护理理论和现代医学新进展，认真抓好基本功训练，提高护理专业理论水平和实际技术水平，并要对人员进行定期业务技术考核，制定完整的技术考核标准，认真评定考核成绩。建立

护理业务技术档案，对护理工作情况和护士的业务能力、技术水平、科研成果、学术论文及工作经验等材料要有详细记载，作为使用、培养、晋升的重要参考依据。

4. 管理方法现代化　运用现代化的管理方法可以提高管理水平和效能。电子计算机在护理管理中的应用，对于解决工作中的信息传输、存储、计算、统计分析等都会有重大变革和进步。随着护理学科的迅速发展，护理文献急剧增加，各种管理方法的系统化、科学化、数量化，也要有与之相适应的管理手段。应用电子计算机，保密性强，便于管理；应用数据库技术方便检索、分类及统计；实现计算机联网，资料可以共享，为管理现代化提供了广阔的前景。

# 项目二　护理技术常规、规程的制定与管理

## 一、护理技术常规和规程的制定原则

护理技术常规、规程是护理技术工作的规范，是开展护理业务技术工作的必要条件，是标准化管理的重要基础。常规和规程本身就具有技术管理的监督性质，制定常规和规程是一项技术性很强的工作。护理部制定总的标准，各病房也要有具体要求，以便于衡量和管理。

### （一）明确目的

制定的常规和规程要有明确的目的及要求，要在基础理论指导下结合临床实践，根据目的要求制定操作方法和步骤，对需强调的注意点应有说明。

### （二）保证安全

对疾病护理常规和技术操作规程的具体步骤必须符合人体解剖、生理和病理的特点，有利于疾病治疗，避免增加患者的痛苦，保证患者的安全。

### （三）遵守规范

各项技术操作必须严格执行清洁、消毒、灭菌原则。

### （四）简明扼要

各项常规和规程应条目简明、扼要，力求做到用数量化或用文字确切表达，便于记忆和执行。

### （五）适应发展

根据新业务、新技术的开展及时修订和补充。

## 二、护理技术常规和规程的主要内容

### （一）护理技术操作规程

1. 基础护理技术操作规程　基础护理技术操作规程是对各科通用基本技术制定的统

一规范。如生命体征的测量、无菌技术操作、各种注射采血技术、导尿术、灌肠法、吸氧法、吸痰法、标本采集法等。

2. 专科护理技术操作规程　专科护理技术操作规程是根据各种不同专科的特点，制定各专科护理技术操作的规范。如各引流管护理、糖尿病及并发症护理等。

3. 特别护理技术操作规程　特别护理技术操作规程是对特殊科室的护理人员进行专门培训的护理技术规范，如危重症监护、血液透析等。

### （二）疾病护理常规

1. 特殊症状护理常规　指各种疾病均可出现的共同症状，如昏迷、高热、呼吸困难、黄疸、头痛等。

2. 各科一般护理常规　指根据各个专科疾病的共同点，从中找出疾病发展的一般规律而制定的常规，如内科患者的一般护理常规、外科患者的一般护理常规、肿瘤患者的一般护理常规等。

3. 各种疾病护理常规　根据每一种疾病的特点制定的各项具体护理常规，如糖尿病的典型症状是三多一少；急性肾小球肾炎的主要临床症状是血尿、尿少、水肿、高血压等。根据这些疾病特点，按照制定常规的原则，制定各种疾病护理常规。

## 三、护理技术常规和规程的管理

护理技术常规和规程实质上是一种质量控制标准，是指导护理活动的基本法规。对护理技术操作规程的管理，主要包括以下几个方面：

①选择和制定符合实际的技术操作规程，并逐步修改、完善、配套，便于检查和评价。

②开展常规性的检查、监督，并与质量评定、技术经济责任制结合，形成制度。

③护理技术操作是基本功，要将其作为护士在职教育的重点，常抓不懈。

④在执行具体操作前，应做好患者和物品的准备工作，明确目的，明白理论依据，了解病情，不盲目执行，要认真查对，严格无菌操作，并在操作后注意患者反应，防止差错事故的发生。

制定疾病护理常规是为了加强质量控制，达到标准化管理，执行疾病护理常规时要注意以下五点：

①要求护理人员要掌握各种疾病护理常规的内容及制定常规的理论依据，在工作中自觉执行。

②护理工作中必须严肃认真，疾病护理常规不能任意改变，以免加重病情或发生意外。

③为适应医学科学发展的需要，对疾病护理常规应及时进行修订和更新。

④护理人员要掌握患者的病情变化，加强护理，做到有的放矢。

⑤护理人员应掌握患者的心理状态，依据患者病情和心理状态做好心理护理。

# 项目三　基础护理技术管理

## 一、　基础护理技术管理的概念和特点

基础护理是指患者在接受治疗过程中，为达到治疗目的需要完成生活上的护理和相关的治疗护理措施，是护理工作中各科共同的、通用的、最常用的、带有普遍性的基本理论和技术操作。

基础护理是临床各项护理工作的前提和基础，是满足患者生理和安全需要的重要途径，也是评价医院护理质量的重要指标之一。其中各种护理操作技术是临床护理工作中的重要内容，是护士完成护理工作所需掌握的基本技能，也是考核一名合格护士的重要指标之一。

## 二、　基础护理技术管理的内容

### （一）满足患者生理需要的护理技术

从生理学的角度，主要是对患者的体温、脉搏、呼吸、循环、营养、排泄、环境、活动休息、体位等多方面的护理措施。如患者因疾病不能自行进食时，通过喂食或静脉输液来满足患者的营养需求。

### （二）满足患者心理需要的护理技术

主要指患者由于周围环境、生活习惯的改变，加上疾病的痛苦，从而产生一系列心理反应，如焦虑、恐惧、依赖、受挫等。此时，护理人员必须了解患者的心理改变，开展心理护理，消除患者的心理压力和不利于治疗及康复的心理反应。

### （三）满足患者治疗需要的护理技术

护士对患者生命体征的观察、标本的收集及给药医嘱的及时执行等，都是通过基础护理技术来实现。此外，根据护理活动对患者的重要程度，可分为一般护理技术、常用急救护理技术及基本护理常规和制度。一般护理技术包括患者出入院护理、床单位的准备、患者的清洁与卫生、生命体征的测量、各种注射技术、无菌技术操作、消毒隔离、导尿术、灌肠法、各种标本采集方法、给药法、尸体料理法、护理文件书写等；常用急救护理技术包括氧疗法、吸痰法、输血、洗胃术、止血包扎法、心电监护技术、心肺复苏术、呼吸机的使用等；基本护理常规和制度包括基本护理操作规程、病房工作制度、门诊护理工作制度等。

## 三、 基础护理技术的管理措施

### （一）提高护士对基础护理重要性的认识

基础护理是护理人员应用频率最高、使用范围最广，同时也是最琐碎的护理技术活动，是每位护理人员每天工作所涉及的主要工作内容。护理人员对基础护理的认识水平直接影响护理的质量。因此，要加强护理人员基础护理重要性的教育，强化护理人员重视基础护理的意识，使护理人员具备高尚的职业道德和以患者为中心的思想，从思想上和行动上重视基础护理工作，自觉、主动地提供高质量的基础护理。

### （二）规范基础护理操作

制定基础护理技术操作规程是基础护理技术管理的基本任务，目的是使技术操作达到规范化、程序化，便于管理者检查、考核和评价，便于护理人员学习和掌握。制定基础护理技术操作规程是一项技术性很强的工作，应该由经验丰富的资深护理人员编写，结合护理工作的实际水平及医院的具体情况来制定。技术操作规程一般包括操作细则、流程及评价标准。

### （三）加强基础护理培训

对护理人员进行严格的培训与考核。通过培训及考核，使每位护士熟练掌握每项技术的操作规范，同时自觉应用于护理工作中，实现规范化的技术操作，提高护理工作效率与质量。定期开展基本知识、基本理论、基本技能的培训。培训内容由浅到深、从易到难、先骨干后普遍。培训方法可采用集中与分散集合，以达到护理人员“四会”，即会讲解、会操作、会指导、会检查。医院还应设立护理操作示教室、培训室，为护理人员提供技能训练的场所。

### （四）加强基础护理质量控制

为了确保基础护理的效果，提高工作质量，应该建立健全质量控制制度，对护理工作进行检查、考核、评价，及时发现问题，采取纠正措施，提高基础护理的质量。各级护理管理人员应该经常深入临床，以基础护理质量标准、操作规程和规章制度为依据，采取督促、考核、指导、检查等方法，将随机抽查与定期检查相结合，垂直检查和横向检查相结合，严格地进行基础护理质量管理。对普遍存在的问题和薄弱环节，要加强管理、常抓不懈。要建立评价反馈制度，及时评价、分析并反馈检查和考核的结果，以达到不断改善护理质量的目的。

# 项目四　专科护理技术管理

随着医学的发展和人们对健康保健需求的不断增长，新的治疗理念、新技术、新项目的开放应用，使护理向着更深更专的层次迈进。传统的专科通常分为内科护理、外科护理、儿科护理、妇产科护理等。随着医学的发展各个专科又进一步细化，如内科又分为消化内科、呼吸内科、内分泌科、肾内科、心血管内科、神经内科等，外科又可分为胸外科、泌尿外科、腹部外科、神经外科、小儿外科等。由于专科的细化，专科护理的方法和内容向纵深发展，对专科护理提出了新的要求。

## 一、专科护理技术的概念及特点

专科护理技术是指临床各科特有的护理知识和技术，在基础护理的基础上，根据不同专科护理的需要，结合各科疾病的特点而形成的特定护理操作。各专科疾病临床表现不同、诊疗方法各异，患者对护理的要求也不一样，因此具有专业性强、内容多、范围广、技术操作复杂、高新技术多等特点。

## 二、专科护理技术管理的内容

### （一）专科护理技术

专科护理技术包括内科护理技术、外科护理技术、妇产科护理技术、儿科护理技术和手术护理技术等。近年来还相继出现了老年护理、临终护理和康复护理等。随着科学技术和护理理论的不断发展和完善，专科护理技术分工越来越精细化。

### （二）专科诊疗技术配合

专科诊疗技术主要指运用于专科疾病检查、诊断和治疗的技术。护士需要掌握一定的专科诊疗技术，配合医生或者有关部门完成各项检查、诊断和治疗工作。

### （三）健康教育

随着医学模式转变，医院的服务模式从单纯的医疗型向预防、医疗、护理、保健相结合型转变。对患者的健康教育成为医院卫生工作的首要环节，是整体护理的重要内容。护理人员要根据患者的具体情况，积极开展健康教育，教会患者自我保健，促进患者早日康复。

## 三、专科护理技术管理的措施

### （一）制定落实护理常规和操作规程

现代护理发展的早期阶段，已经形成了专科疾病的护理常规和专科护理技术的操作规程。随着人类健康需求的变化、社会及医学科学的发展、新技术的开发、新疾病的出现，疾病的护理常规和专科护理技术的操作规程等有待进一步的完善和更新。护理部应该组织科护士长、护士长和专科护理人员，结合本专科护理的情况，修订护理常规、规章制度和操作规程，操作规程的内容除了规定适应证、禁忌证、操作方法及注意事项外，还应该指出容易发生差错的重要环节，以便于防范。同时，还应该重视疾病的护理常规、操作规程和护理规章制度的落实，加强管理的力度，制订切实可行的检查方案。定期对护理工作进行督促、指导、评价和检查。

（二）组织学习与培训

随着医学和科技的发展，专科护理也得到快速的发展，单纯依靠学校的护理教育已经不能满足专科护理工作的需要。因此，专科护理理论知识和技术的学习培训成为专科护理技术管理的重点，专科护理学习培训的对象应该是全体护理人员，护理部应该结合医院专科建设和各专科护理队伍的实际情况，制订各专科护理学习的培训计划，同时建立相应的管理制度，以保证计划的落实。学习培训内容包括专科护理业务技术的管理要求与特点；专科医学基本理论和知识；专科护理技术操作规程；健康教育的理论知识和技能；仪器设备的使用和保养等。可采取多样化的培训形式，如多媒体教学、观看视频、模拟训练等。同时应建立激励机制，培养护理人员自主学习的能力，树立终身学习的理念。

（三）提高合作的能力

各专科疾病的检查、治疗和护理是由多部门共同完成的，部门与部门之间和医护人员之间的配合是提高专科护理质量的基础。因此，护理人员应该加强人文社会科学知识的学习，同时提高交流沟通能力。护士长及责任护士要通过参与医生查房，共同探讨治疗护理方案，加强医护合作。鼓励护理人员参与相关的科研活动，积极参加专科护理新技术、新业务的学习，掌握专科护理发展的新趋势。此外，还可以借助计算机网络系统等现代化工具来获得医学发展的新信息，更新知识和观念，开拓护理人员视野。

## 四、新业务、新技术的管理

护理的新业务、新技术是护理学科发展的重要标志之一。它的开发与应用，可以促进护理业务、护理技术的发展，提高护理质量。各级护理管理人员应该把新业务、新技术的开发引进作为护理业务管理的重点，建立激励机制，提倡开拓、创新，积极引进和学习国内外的护理新业务、新技术。

（一）成立管理小组

新业务和新技术的应用提高了医疗和护理的水平，它的成功和失败依赖于严密的组织和管理。护理部应该组织成立护理新业务和新技术管理小组，让专业水平高、开展新业务和新技术较多科室的护理人员参加。对要引进的新业务、新技术进行论证，制订实施方案、组织落实、积极推广和不断总结。

（二）建立申报审批制度

护理新业务、新技术立项后，应该上报到护理部和医院学术委员会等相关部门审批，经过同意后方可组织实施。

### （三）科学论证

引进开展的新业务、新技术，首先应该进行查新。详细地了解新业务、新技术的原理、效果、应用范围，由学术机构和权威专家进行论证，评估新业务、新技术的效益和风险，以保证新业务、新技术的科学性、先进性和安全性。

### （四）加强培训

护理部和相关护理单元应该鼓励和组织护理人员参加新业务、新技术的培训与学习，培训内容应该包括与新业务、新技术有关的理论知识、技术和技能，使有关人员掌握新业务、新技术应用的理论知识和技能，掌握仪器设备的操作方法和性能，从而保证新业务、新技术的顺利开展。培训工作应在新业务或新技术引进之前进行。

### （五）选择实施者

实施者的选择直接关系到新业务、新技术推广应用的成败。实施者包括实施科室护理单元与实施人员。选择时，应该从其对新业务、新技术的兴趣及专业思想、设备条件、技术力量、应用对象等方面加以考虑。一个科室不能独立完成的项目，可成立多科室共同组成的协作小组，合作完成项目。

### （六）周密计划与实施

对于一项新业务、新技术的推广和应用必须要有明确的目标和周密的计划，保证物尽其用、人尽其才，以达到预定目标。护理部要组织护理人员共同商讨制定管理制度、工作计划、操作规程，共同设计工作分工、商议仪器设备引进等工作。并严格按照计划执行和进行有效的质量监控。

### （七）加强效果评价

在开展新业务、新技术的过程中要不断地进行总结和效果评价，以促进新业务、新技术的不断改进和创新。通过不断的评价和逐步的完善，建立标准的护理常规和操作规程及新仪器、新设备的合理应用和保管制度，以利于进一步的推广和应用。

### （八）建立档案

护理新业务、新技术管理小组应该经常了解国内、外医疗护理技术的新进展，收集有关医疗、护理情报资料，配合医院开展新业务、新技术。对开展的新业务和新技术要有详细的记录，以进行资料积累和分类存档。

## 项目五　护理业务技术资料档案的管理

护理业务技术档案是开展护理活动、制订护理工作计划和评价护理工作的科学依据，是考核部门和个人护理工作质量，实施晋升、奖惩等手段的重要参考依据，也是护理科学研究的重要材料及数据。护理业务技术资料档案管理是护理管理工作的重要组成部分，同时也是科学技术档案的组成部分。建立完整的、系统的护理业务技术资料档案，是护理业务技术管理及护理学科发展的需要。

## 一、护理业务技术资料档案的内容

护理业务技术档案主要包括临床护理资料、护理技术档案、护理业务工作档案、护理人员业务技术档案。

### （一）临床护理资料

临床护理资料包括护理记录单、体温记录单等。

### （二）护理技术档案

护理技术档案包括各种疾病护理常规，各项技术操作规程，每年制订的科研计划，发表的护理学术论文，国内外护理科技动态编目存盘，全国、省、市有关护理学术论文资料，各种学习班及业务学习情况，专题讲座等。

### （三）护理业务工作档案

护理业务工作档案包括年度护理工作计划、工作总结；年度、季度护理工作检查评比总结；院内外有关护理工作制度；各种会议纪要、记录；护理人员的执业注册、进修、培训、出勤情况，以及奖、惩、缺陷事故等数据，均应登记存盘。

### （四）护理人员业务技术档案

护理人员业务技术档案主要包括个人学历、经历、业务培训、业务技术考核情况、科研成果、学术论文及奖惩、晋升材料等。

## 二、护理业务技术资料档案的管理措施

护理部指定专人负责材料收集、登记和保管工作，应保证材料的完整、清晰。建立保管制度、分档存放，年终进行分类、分册装订，长期保管。必要时每位科护士长配备计算机一台，建立档案与护理部联网。

# 项目六　护理制度管理

制度是一个组织内大家共同遵守的行为规范，以保证组织有效运转，是达成组织目标的可靠保证，也是实现公平、公正、公开的必要条件。制度管理是通过组织行为改进原有规程或建立新规程，以追求一种更高的效益。

## 一、护理制度的概念

护理制度的管理是护理管理中的一项重要的内容。护理制度是长期护理工作实践经验

的总结，是护理工作客观规律的反映，是处理各项工作的标准，是服务对象接受安全、有效护理服务的重要保障，也是减少和防止差错事故发生的重要措施。

## 二、 护理制度的制定原则

1. 明确目的和要求　建立任何的护理制度，首先要围绕以患者为中心的原则，通过细致的调查研究，特别是新开展的业务技术项目，要了解该工作的全过程和终末质量要求即质量标准，本岗位人员应具备的条件和职责，综合考虑制定出切实可行的制度。

2. 文字精练　护理制度种类繁多，而各项制度均需各级护理人员掌握、遵照执行。为了便于记忆、理解掌握，文字力求简短、条理化，但内容要完善，职责要分明。

3. 共同制定、不断修订　护理制度是长期护理工作实践的经验总结，制定一项新的制度应该是管理者和执行者共同参与，反复思考讨论，拟定出草案，试用后请有关护理专家或有实践经验的人进一步修订，护理部认可，再提交医院审批执行。

## 三、 护理制度的分类

护理制度分为岗位责任制、一般护理管理制度及有关护理业务部门的工作制度。

1. 岗位责任制　岗位责任制是护理制度中的重要制度之一。它明确各级护理人员的岗位职责和工作任务。其目的是人人有专责，事事有人管，把护理工作任务和职责落实到每个岗位和每一个人，使工作忙而不乱，既有分工，又有合作，既有利于提高工作效率和服务质量，又有利于各项护理工作的顺利开展。护理工作按照个人的行政职务或业务技术职称制定有不同的岗位职责，主要包括护理副院长职责、护理部主任（总护士长）职责、科护士长职责、护士长职责、副护士长职责、主任护师及副主任护师职责、主管护师职责、护师职责、护士职责、护理员职责等。

2. 一般护理管理制度　一般护理管理制度是指护理行政管理部门与各科室护理人员需共同贯彻执行的有关制度。医院可根据本院不同的等级及工作需要制定护理管理制度。它主要包括患者出入院制度、值班及交接班制度、查对制度、执行医嘱制度、隔离消毒制度、差错事故管理制度、探陪人员制度、护士长夜班总值班制度、护理业务查房制度、护理教学查房制度、医疗文件管理制度及分级护理制度等。

3. 护理业务部门的工作制度　护理业务部门的工作制度是指该部门各级护理人员需共同遵守和执行的有关工作制度。它主要包括病房管理制度、门诊工作制度、急诊室工作制度、手术室工作制度、分娩室工作制度、新生儿室工作制度、供应室工作制度、治疗室工作制度、换药室工作制度、患者安全管理制度、烧伤病房工作制度、监护病房工作制度等。

## 四、 护理制度管理实施的要求

1. 加强思想品德教育，提高执行各项规章制度的自觉性。定期组织各级在职护理人员进行学习，特别是对于新进员工、进修人员、实习人员，集中进行岗前教育，掌握各项制度的内容和要求，充分认识各项制度的重要性，树立良好的工作作风和认真负责的态度。

2. 加强护理人员的基础理论、基本知识、基本技能的训练。掌握护理学科及相关学科的新进展，明确各项制度的科学根据，保证实施制度的完整性与准确性。

3. 保证仪器、设备、物资、材料及水、电、气的供应与维修，创造有利于患者治疗、康复的环境，以保障护理制度的贯彻落实。

4. 发挥行政管理者的检查、督促职能和护理人员的相互监督作用。

近年来，在医院文件管理中，医院规章制度已列为评审等级医院的标准之一。在医院实行护理副院长-护理部主任-科护士长-护士长的护理管理体制，各级领导必须经常深入临床第一线，有目的、有重点地予以检查及指导。在护理人员中鼓励互相帮助，做好患者及家属宣传教育，取得他们的理解、支持和合作，促进各项护理管理制度的落实。在检查中，执行违章必究的原则，对制度落实好的应给予表扬和奖励；对有章不循者加强教育；对违反制度给患者造成不良后果及给国家财产造成损失者，做到责罚分明。

## 复习思考

### A1/A2 型题

1. 临床护理工作中涉及范围最广泛、最普遍的基本业务技术管理是（　　）

A. 专科护理技术管理　　B. 护理诊疗技术操作的管理

C. 基础护理业务技术的管理　　D. 危重病患者监护的管理

E. 急诊抢救技术的管理

2. 下列哪项不是基础护理技术管理的内容（　　）

A. 包括一般护理技术、常用急救护理技术及基本护理常规和制度

B. 是满足患者治疗需要的护理技术

C. 是满足患者心理需要的护理技术

D. 是满足患者生理需要的护理技术

E. 是满足患者社会需要的护理技术

3. 护理业务技术管理的特点不包括（　　）

A. 科学性和技术性　　B. 责任性　　C. 服务性

D. 目的性　　E. 社会性和集体性

4. 护理业务技术管理措施错误的是（　　）

A. 技术管理的组织要健全

B. 技术管理要重视质量标准

C. 技术管理重视人员培训，培养技术骨干

D. 管理方法现代化

E. 技术管理注重人际关系

扫一扫，知答案

扫一扫，看课件

模块十

# 护理信息管理

【学习目标】

掌握信息的特征、护理信息管理的工作内容。

熟悉护理信息的分类、护理信息系统在护理管理中的应用。

了解护理信息系统主要模块的功能。

## 案例导入

### 院前急救信息化、院内急救效率高

某医科大学附属医院急诊科，护士小红每日接诊“120”送来的危急重症患者达数十人，因不能在患者入院前了解患者当前状况，无法提早进行相关手术准备和医疗资源调配，可能导致生死攸关的时间延误，急救效果和效率不佳。为缓解这一局面，该院配备了车载监护系统，将急救车与接诊医院急诊科无缝连接，实现对急救车内患者生命体征信号的实时采集处理，并通过无线 4G 网络传至接诊医院的监护系统，院内急救部门可以根据患者实际情况，安排专家会诊及相关科室提前进行抢救准备，以便患者到院后及时展开抢救，为抢救生命争取宝贵时间，提高急救效率和服务质量。

思考：作为护理管理者如何做好信息安全管理？

## 项目一　信息概述

信息，指音讯、消息、通讯系统传输和处理的对象，泛指人类社会传播的一切内容。

人通过获得、识别自然界和社会的不同信息来区别不同事物，得以认识和改造世界。在一切通讯和控制系统中，信息是一种普遍联系的形式。

## 一、 信息的概念和基本要素

### （一）信息的概念

信息有广义和狭义之分。狭义的信息是指经过加工、整理后，对接受者有某种使用价值的数据、消息、情报的总称。不同的人对同一个数据会有不同的解释，得到不同的信息，对各自的决策起着不同的影响。广义的信息泛指客观世界中反映事物特征及变化的语言、文字、符号、声像、图形和数据等，以适合于通信、存储或处理的形式来表示的知识或消息。信息不是事物本身，但它反映了事物的特征。事物不断地发生变化，因而信息也在不断产生。

### （二）信息的基本要素

信息的基本要素包括微观上信息的收集、组织、检索、加工、储存、控制、传递和利用等过程，以及宏观上对信息机构和信息系统的管理。信息管理的实质就是对信息从获取到利用全过程各信息要素与信息活动的组织与管理。

## 二、 信息的特征和种类

### （一）信息的特征

信息的特征是指信息区别于其他事物的本质属性。各种信息的具体内容尽管不同，但基本特征有共同之处。

1. 真实性　信息必须是对客观事物存在及其特征的正确反映。真实性是信息的基本特点，不符合事实的信息是失真的信息，是没有价值的。因此，在收集信息时应特别注意真实性，避免虚假信息给管理决策带来危害。

2. 共享性　信息与其他资源相比，具有在使用过程中不会消耗的属性。这就决定信息可以成为组织的一种资源被组织中各成员利用。信息的共享性大大提高了信息的使用率和人们的工作效率。

3. 时效性　信息随着时代的变迁和事物的发展而不断更新，信息在不同的阶段呈现不同的价值，这就是信息的时效性。从某种意义上说，信息作为客观事实的反映，是对事物的运动状态和变化的历史记录。总是先有事实后产生信息，因此只有加快传输，才能减少信息的滞留时间。

4. 存储性　无论多少信息，都可以储存于计算机硬盘、光盘等储存装置中，用户可以通过快速的检索，获取所需的信息资料，如患者的住院信息、护理人员的劳动时数、患者的治疗、护士的人员管理信息等。

5. 传递性　传递性是指信息载体的时间和空间转移导致了信息的可传递性，促进信息的扩散和利用。时间传递是信息通过一定的载体存储，使信息随时间的流逝而传递下去。空间传递是通过一定的方式把信息从一个地方传到另一个地方。信息只有通过传递才能被他人接受、利用。

### （二）信息的种类

信息现象的复杂性、信息存在和信息内涵的广泛性，决定了信息种类的多样性。用不同的标准对信息进行分类，可以把信息划分为以下三种类型。

1. 按照产生信息的来源可分为自然信息、生物信息和社会信息。自然信息是指自然界中各种非生命物体传播出来的种种信息，如天气变化、地壳运动和天体变化等；生物信息是指自然界中具有生长、发育和繁殖能力的各种动物、植物和微生物之间相互传递的种种信息；社会信息是指人与人之间交流的信息，既包括通过手势、身体、眼神所传达的非语义信息，也包括用语言、文字、图表等语义信息所传达的一切对人类社会运动变化状态的描述。按照人类活动领域，社会信息又可分为科技信息、经济信息、政治信息、军事信息、卫生信息和文化信息等。

2. 按照信息的传播范围可分为公开信息、内部信息、机密信息。公开信息是指传递和使用的范围没有限制，可在国内外公开发表的信息；内部信息是指传递范围受到限制，只供内部掌握和使用的信息；机密信息是指必须严格限定使用范围的信息，可进一步划分为秘密信息、机密信息和绝密信息等类型。

3. 按照信息的表现形式可分为文本信息、声音信息、图像信息和数据信息等。文本信息是指用文字来记载和传达的信息，是信息的主要存在形态；声音信息是指人们用耳朵听到的信息，无线电、电话、录音机等都是人们用来处理声音信息的工具；图像信息是指人们用眼睛看到的信息；数据信息是指计算机能够生成和处理的所有事实、数字、文字和符号等。随着科技的发展，数据信息变得越来越重要。

# 项目二　护理信息管理概述

护理信息管理是医院信息管理的重要组成部分，建立一套完整的护理信息系统，有助于提高护理工作效率，减少医疗差错，让护士有更多的时间投入到对患者的直接护理中。

## 一、护理信息的相关概念和分类

### （一）护理信息的相关概念

1. 护理信息　护理信息是指在护理活动中产生的各种情报、消息、数据、指令、报告等，是护理管理中最活跃的因素。

**2. 护理信息管理** 护理信息管理是为了有效地开发和利用信息资源，以现代信息技术为手段，对医疗及护理信息资源的利用进行计划、组织、领导、控制和管理的实践活动。

**3. 护理信息系统** 护理信息系统是指一个由护理人员和计算机组成，能对护理管理和临床业务技术信息进行收集、存储和处理的系统，是医院信息系统的重要组成部分。

### （二）护理信息的分类

医院的护理信息种类繁多，主要分为护理科技信息、护理业务信息、护理教育信息和护理管理信息。

**1. 护理科技信息** 护理科技信息包括国内外护理新进展、新技术、科研成果、论文、著作、译文、学术活动情报、护理专业考察报告、护理专利、新仪器、新设备、各种疾病的护理常规、卫生宣教资料等。同时还包括院内护理科研计划、成果、论文、著作、译文、学术活动、护士的技术档案资料、护理技术资料、开展新业务新技术情况等。

**2. 护理业务信息** 护理业务信息主要是来源于护理临床业务活动中的一些信息，这些信息与护理服务对象直接相关，如入院信息、转科信息、出院信息、患者一般信息、医嘱信息、护理文件书写资料信息等。

**3. 护理教育信息** 护理教育信息主要包括教学计划、实习安排、教学会议记录、进修生管理资料、继续教育计划、培训内容、业务学习资料、历次各级护士考试成绩及标准试卷等。

**4. 护理管理信息** 护理管理信息是指在护理行政管理中产生的一些信息，这些信息往往与护士直接相关，如护士基本情况、护士配备情况、排班情况、出勤情况、考核评价情况、奖惩情况、护理管理制度、护理工作计划、护理会议记录、护理质量检查结果等。

## 二、 护理信息管理的工作内容

护理信息系统是医院信息系统应用最广泛的部分，可分为临床护理信息系统和护理管理信息系统。

### （一）临床护理信息系统

该系统覆盖了护士日常工作中所涉及的所有信息处理的内容，可进行医嘱处理、收集护理观察记录、制订护理计划、实施患者监控等。国内的护理信息系统智能化程度仍较低，护士如何执行还是凭自己的知识和经验，缺乏完整的知识库支持，且对执行过程中存在的问题也缺乏有效的纠错与提醒功能。

**1. 住院患者信息管理系统** 该系统主要功能是患者基本信息和出入院信息管理。住院患者管理是医院管理的重要组成部分，耗用医院大量的人、财、物资源。应用该系统给患者办理住院手续后，患者信息在护士工作站计算机终端显示，有利于及时准备床单位，患者到病区后即可休息；同时患者信息卡刷卡后可打印患者一览表卡、床头卡等相关信息；医嘱录入后，随着医嘱自动更改护理级别、饮食等，替代以前手写的床头卡；并与药房、收费处、病案室、统计室等相应部门共享，既强化了患者的动态管理，又节约了护士的间接护理工作时间。

2. 住院患者医嘱处理系统　医嘱系统是医院应用较早，普及程度较高的临床信息系统。该系统由医生在计算机终端录入医嘱，护士通过工作站核实医生下达的医嘱，无疑问后确认即可产生各种执行护理单及当日医嘱变更单、医嘱明细表等；确认领取当日、明日药品，病区药房、总药房自动产生请领总表及单个患者明细表；药费自动划价与收费处联网入账；住院费及部分治疗项目按医嘱自动收费。该系统由医生录入医嘱，充分体现出医嘱的严肃性及法律效应性。

3. 住院患者药物管理系统　本系统在病区计算机终端设有借药及退药功能，在患者转科、出院、死亡及医嘱更改时可及时退药，并根据患者用药情况设有退药控制程序，避免人为因素造成误退药、滥退药现象。

4. 住院患者费用管理系统　医嘱及其执行既是临床诊疗的依据，也是医疗收费的依据。该系统根据录入的医嘱、诊疗、手术情况，在患者住院的整个过程中可以随时统计患者、病区费用的管理信息，如患者的费用使用情况，科室在某一时间段患者的入、出院情况，各项收入比例，有利于调整费用的结构，达到科学管理。

5. 手术患者信息管理系统　该系统利用信息集成共享和广谱设备集成共享作为两大支撑平台。它覆盖了从患者入院、术前、术中和术后的手术过程，直至患者出院。通过与床边监护设备的集成、数据自动采集，对手术麻醉全过程进行动态跟踪，达到麻醉信息电子化，使手术患者管理模式更具科学性，并能与全院信息系统的医疗信息数据共享。

护理信息系统在计算机人员和护理人员的共同努力下，将不断开发新的护理信息处理系统软件，使护士在护理信息处理中更方便、更科学、更完善。

### （二）护理管理信息系统

护理管理信息系统包括护理人力资源管理系统、护理质量管理系统及护理成本核算系统等。

1. 护理人力资源管理系统　护理人力资源管理系统主要应用于护理人力资源配置、护士培训与考核、护士岗位管理及护士科研管理等方面。如通过该系统，护理部、护士长可实时了解护士的上岗情况，根据不同护理单元的实际工作量进行计算机设置，实现全院护士网上排班，及时进行人员调配与补充，统筹安排护士的轮值与休假。同时可通过统计护理工作量、工作质量、岗位风险程度、患者满意度及教学科研情况等综合指标进行护士的绩效考核，实现护理人力资源的科学管理。

2. 护理质量管理系统　护理质量管理系统主要包括护理单元质量管理、护理风险动态评估、护理不良事件管理、护理文书书写质量监控、护理缺陷事故管理、患者满意度调查等部分。各医院结合实际情况将护理质量的关键要素制定出护理质量考核与评价标准，建立数据库，护理部、护士长、质控组长等将检查结果及时、准确地录入计算机，由计算机完成对这些信息的存储、分析和评价。由于信息反馈快，管理者可及时得知各护理单元的护理质量状况，从而很快发现和纠正问题，突出了环节质量控制，将终末质量管理变为环节质量控制，减少护理差错事故的发生率，有效改进护理工作质量。此外，应用该系统可量化考评信息，减少人为主观性，使考评结果更具客观性。

3. 护理成本核算系统　随着医院成本化意识的不断增强，越来越多的管理者认识到护理成本是医院成本的重要组成部分。如何降低护理成本，实现护理资源的优化配置，成为管理者关注的课题。护理成本核算系统是将过去手工统计工作量的方法改为利用计算机输入数据。如使用 NIS 系统测定和录入患者生命体征，不仅节省人力成本的费用，降低劳动强度，还可大大提高统计工作的质量和速度，消除人为因素，减少管理成本。

## 三、 护理信息系统主要模块的功能

### （一）基本信息维护模块

1. 常数维护与管理　进行一些基本常数维护，如护理项目级别、考核成绩修改时限、考核级别、考核类别、考核人员类型、文档类型、值班类型、字典维护、医院管理参数设置等。

2. 护理项目维护与管理　用户可以根据自己医院的特点对常用的护理项目进行分类，并对每一个分类来维护对应的具体项目内容。

3. 模块维护与管理　对护理部一般呈报模块、不良事件上报模块及考核模块进行管理与维护。用户只能根据“权限设置”模块中被赋予的特定权限进行相关操作，对没有被授权的操作或没有被授权的科室，当前用户无法进行相关的任何操作。

### （二）用户管理与权限维护模块

1. 用户账户管理与维护　登录护理管理需要设置人员，由系统管理人员登录并且进行添加。

2. 使用权限　由系统管理员通过权限管理赋予用户对相应科室、病区、教学科研、统计分析功能的访问权限。

### （三）护理部人员信息管理模块

根据不同医院的需求，护理部人员信息管理模块功能存在差异。护理部人员信息管理模块主要包括护理人员档案管理与人员动态管理功能。系统还应有自动提醒功能，提示近期应退休人员、应续聘人员、证书即将到期人员等信息。

其主要任务有档案信息管理，包括来院时间、受聘形式、职称职务评定、护士层级、学历、正式人员档案和进修、实习生的人员简历管理等；动态管理信息，包括职称学历、培训、调动、奖励、职业资质管理、绩效考核、被投诉、论文发布、学分等。

### （四）护理部人员转科管理模块

护理部人员科室轮转管理模块是针对在院的正式护理员工、实习生、进修生等进行科室轮转安排和管理。

护理转科管理模块主要功能是转科科室设置，即轮转科室设定、轮转周期设定，如设置各科室学习计划是以月计划还是以周计划；实习生转科管理，安排实习生、进修人员的轮转科室与轮转周期计划；正式员工转科管理，安排正式护理部工作人员的轮转科室与轮转周期计划。

### （五）护理部人员排班管理模块

根据不同的用户权限，护理部人员排班管理模块可以满足护理部、护士长等对科室每一位护理人员（正式员工、实习生）进行排班管理的需求，可以对夜班、节日、加班、出勤、缺勤、病假等进行统计审核，并与人事处完成信息共享，生成对应考勤表，统计个人值班数和夜班费等信息。同时，在护士长排班后，本护理单元的人员可查阅自己的排班，并可根据特殊情况申请调整，也可查阅本护理单元其他人员的排班，有助于工作上的配合。由于工作模式的差异，不同科室的护理人员排班不尽相同，而不同的医院，对于护理排班的要求也有所不同。因此，护理排班模块功能需要为护理管理者提供可灵活调配的排班模板，并且可以使管理者根据临床需求随时维护与调整，并及时通知相应的护理人员。

### （六）护理部教学科研管理模块

护理部教学科研管理模块包括科研项目管理、科技论文管理、科技成果管理、专利及著作管理、员工培训、员工再教育和实习生教育管理。功能方面应具备数据（如论文、著作等）批量的导入与导出、数据的查询、统计与分析等功能。

科研模块具有的功能是新业务新技术、科研课题、技术信息、论文撰写等。科室的新业务新技术、科研课题、论文撰写及时上报和录入，护理部既可规范和共享科研思路与科研论文，避免重复工作、重复设计，又可通过信息共享，激发护士新的科研思维。

教学模块具有的功能是能力评价、理论考试等。如能力评价、理论技能考试合格。

### （七）护理部质量控制管理模块

质量控制管理模块的主要作用是按照医院检查标准，通过建立网络 PDCA，及时向全院通报护理质量缺陷，及时整改达标，达到护理质量持续改进的目的。使各科室及时掌握本科室和全院护理质量管理情况，结合评价结果，分析存在问题。

护理质量管理模块包括护理质量缺陷、改进通知单、护理工作质量综合自评、护理质量目标完成一览表等内容。根据护理质量评价指标及相关要素，依托于网络，护士长可在科室提交电子表单，对提交的护理文书报表质量、消毒隔离质量、急救药品器械质量、病房管理质量进行存储、评价、分析和汇总，报告可至护理部及院领导审核。此外，护理部质量控制管理还包括不良事件上报、患者满意度调查和反馈等涉及护理质量水平考核的项目。

### （八）满意度管理模块

满意度管理模块是指对护理人员在工作过程面对的问题，对工作特征的认知和评价，比较实际获得的价值与期望之间的差距。临床护士在护理工作时，运用网络可在科室完成采集，系统模块可以通过问卷形式，根据结果分析护理人员工作满意度影响因素。

满意度可以设定多维度调查，分析工作人员是否满意，如工作回报满意度、医院管理满意度、工作背景满意度、工作群体满意度、工作本身满意度等。

### （九）护理部日常事务管理模块

日常事务管理模块是护理部和护士长可在科室通过网络对日常公务进行管理，如对会议记录、会议计划、文书进行管理维护，并向全院护理人员下发通知。

日常公务填报报表包括年度总结、半年总结、季度护理计划、月工作重点、护理查房记录、大事记等。系统应自动标示科室上报完成情况，方便护理部统计管理。

### （十）数据统计综合分析与查询管理模块

提供多种类、多样式灵活的查询报表，要有分析功能。包含的统计功能有护理管理查询、工作量统计、护士长查询（月报表）、查房问题查询、实习生转科计划统计、文件文书统计、在职护理人员统计、在院患者统计等。此外，通过此模块功能，护理部从护士站输入的数据及系统提供的数据分析、统计来进行护理质量、护理工作的管理，并反馈至护士长，由护理管理者根据系统提供的数据分析得出的结果来制订下一步的护理计划。

## 四、 护理信息系统在护理管理中的应用

### （一）护理电子病历

护理电子病历是将计算机信息技术应用于临床护理记录，并以此建立的以提高效率、改进质量为目的的信息系统，是电子病历的重要组成部分，是能够协助护士对患者进行病情观察和实施护理措施的原始记载。护理电子病历包括体温单、生命体征记录单、出入量记录单、入院评估单、日常评估、护理评估、护理措施、护理记录、护理健康宣教表、病区护理交班记录等项目，能够根据相应记录生成各类图表。可与 HIS、各监护仪器无缝链接，使用掌上计算机、无线移动推车、蓝牙技术等进行信息的自动读取和传输。

护理电子病历属于护理文书，具有举证作用，故严格权限与安全控制尤其重要。除采用用户名和密码登录外，护士只能修改自己的记录；护士长、护理组长可以修改所管辖护士的护理记录；护理电子病历软件对电子病历的书写时限、书写质量进行事前提醒、事中监督、事后评价的全过程实时监控，为护理病历质量控制提供方便、快捷、安全、有效的管理途径。

### （二）条码与射频识别技术

条形码是一种可供电子仪器自动识别的标准符号，由一组黑白相间、粗细不同的条、空符号按一定编码规则排列组成的标记。它能够表示一定的信息。条形码技术已深入到医院的各部门中，主要用于物资管理、临床化验室、放射科、病案管理、财务管理等方面。护理信息系统主要集中在配液系统（输液贴）、消毒物品跟踪管理系统（消毒物品条码）、病区医用耗材管理系统（耗材条码）。无线射频识别技术是一种非接触式自动识别技术。在医院的应用主要集中在医院血液管理、供应室 RFID 管理、母婴 RFID 管理、医院移动资产管理、病床消毒 RFID 管理和医疗垃圾 RFID 管理等方面。

### （三）移动护士工作站

移动护士工作站是以医院信息系统为支撑平台，采用无线网络、移动计算机、条码及自动识别等技术，充分利用 HIS 的数据资源，将临床护理信息系统从固定的护士工作站延伸至患者床旁。移动护士工作站具有护理计划综合浏览、综合患者腕带标识、患者体征床旁采集、医嘱执行管理、检验标本采集校对及给药管理等功能。常用的移动设备包括移动计算机（笔记本计算机、平板计算机或移动推车计算机等）、终端掌控计算机和智能手机。借助这些设备，访问患者的检查、检验报告，采集与上传护理数据、查看与执行医嘱，将过去基于纸质和计算机的病历通过移动端查询和传递。移动护士工作站改变了护士的工作模式，在确保患者能够得到及时恰当处理的同时，有效降低了医疗事故发生，对于提升患者医疗安全，推动医院信息数字化建设起到了重要的作用。

### （四）重症监护护理管理系统

该系统采用计算机通信技术，利用计算机自动采集方式实现对监护仪、呼吸机、输液泵等设备输出数据的自动采集，并根据采集结果，综合患者其他数据，自动生成重症监护单、护理记录和治疗措施等各种医疗文书。该系统主要是为医院重症监护病房的临床护士设计，覆盖了重症监护相关的各个临床工作环节，能够将 ICU/CCU 的日常工作标准化、流程化和自动化，极大地降低了医护人员的工作负担，提高了整个工作流程的效率。

### （五）智能护理呼叫系统

智能护理呼叫系统是患者请求医护人员进行紧急处理或咨询的工具，可将患者的请求快速传送给值班医生或护士，并在监控中心计算机上留下准确完整的记录。其基本功能是通过一种简便的途径使患者与医护人员迅速达成沟通。该系统已实现与其他互联网设备进行数据交换，实现感知和数据传输，如坠床、输液泵数据采集与传输、心电监护设备数据采集与传输等。此外还可收集患者对医院服务的评价，为医院服务改进提供辅助数据。

### （六）预约挂号及辅诊系统

该系统具有为初诊患者进行分诊和专科预约、接收手机 APP 和微信平台的预约挂号、对候诊患者进行常见检查检验的辅助指导等功能。借助该系统可提高患者就诊效率，缩短就医等待时间，同时有利于降低护理人力资源配置。

## 复习思考

### A1/A2 型题

1. 医院计算机网络系统能接受和储存各部门的信息和数据，表明了信息的哪一特性（　　）

A. 真实性　　B. 不可储存性　　C. 传递性

D. 共享性　　E. 时效性

2. 护理管理信息系统不包括下列哪项（　　）

A. 护理人力资源管理系统

B. 住院患者医嘱处理系统

C. 护理质量管理系统

D. 护理成本核算系统

E. 护士培训考核管理系统

3. 患者的体温和脉搏属于下列哪类信息（　　）

A. 自然信息　　B. 生物信息　　C. 社会信息

D. 发展信息　　E. 经济信息

4. 护理信息系统的描述，下列哪项不正确（　　）

A. 收集信息　　B. 整理信息

C. 处理信息　　D. 储存信息

E. 医院信息系统的重要组成部分

5. 护理部根据各护士站提供的数据分析、统计来进行护理质量管理，体现了护理信息系统的哪项模块功能（　　）

A. 基本信息维护模块　　B. 护理部人员信息管理模块

C. 护理部教学科研管理模块　　D. 护理部质量控制管理模块

E. 数据统计综合分析与查询管理模块

扫一扫，知答案

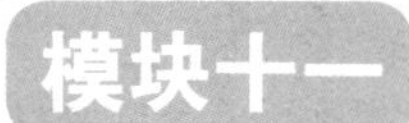

# 医院感染管理

扫一扫，看课件

【学习目标】

掌握医院感染的概念及诊断标准；护理人员职业暴露防护及暴露后处理。

熟悉特殊护理单元的医院感染管理要求；医院感染护理管理体系及内容。

了解特殊护理单元的建筑要求、分区与布局。

### 案例导入

2008年9月，西安某医院新生儿科9名患儿相继出现发热、心率加快、肝脾肿大等症状，其中8名患儿因发生弥散性血管内凝血死亡，1名患儿经医院治疗好转。后经医院感染管理科查证，该新生儿科存在布局不合理，人流与物流交叉；部分新生儿使用的物品器具消毒方法错误；医务人员手卫生不规范；肝素封管液无时间标识等问题。并于病房物体表面、部分医务人员的手、新生儿使用的奶瓶和奶嘴、新生儿暖箱注水口等检测发现细菌严重超标，有金黄色葡萄球菌、肺炎克雷白杆菌的污染。

思考：该新生儿科应从哪些方面加强管理，以杜绝此类事件的发生？

## 项目一　医院感染管理概述

现代医学技术的迅猛发展使得各种新的诊断、治疗仪器及抗生素的应用日益广泛，加之新的病原体不断出现，使医院感染成为威胁医院人群健康、影响患者康复的全球性问题。医院感染不仅危害患者的身心健康，还给国家、社会和个人带来沉重的经济负担，医院感染的发生率已是评价医院管理水平的重要指标，加强医院感染的规范化管理，是提高医疗质量、保证医疗安全的一项重要工作。

## 一、 医院感染的定义和标准

### （一）医院感染

医院感染指住院患者在医院内获得的感染，包括在住院期间发生的感染和在医院内获得出院后发生的感染，但不包括入院前已开始，或入院时已处于潜伏期的感染。医院工作人员在医院内获得的感染也属于医院感染，又称医院获得性感染或院内感染。广义上指任何人在医院活动期间遭受病原体侵袭而引起的诊断明确的感染性疾病，包括住院患者、医院工作人员、陪护及探视人员等在医院内受到的感染。但由于门急诊患者、陪护人员、探视人员及其他流动人员在医院内停留的时间相对短暂，获得感染的因素复杂，难以确定感染是否来自医院，故实际上医院感染的监控对象主要为住院患者和医院工作人员。

### （二）医院感染的诊断标准

1. 下列情况属于医院感染

（1）无明确潜伏期的感染，规定入院 48 小时后发生的感染为医院感染；有明确潜伏期的感染，自入院时起超过平均潜伏期的感染为医院感染。

（2）本次感染直接与上次住院有关。

（3）在原有感染基础上出现其他部位新的感染（除脓毒血症迁徙灶），或在原感染已知病原体基础上又分离出新的病原体（排除污染和原来的混合感染）的感染。

（4）新生儿在分娩过程中和产后获得的感染。

（5）由于诊疗措施激活的潜在性感染，如疱疹病毒、结核分枝杆菌等的感染。

（6）医务人员在医院工作期间获得的感染。

2. 下列情况不属于医院感染

（1）皮肤黏膜开放性伤口只有细菌定值而无炎症表现。

（2）由于创伤或非生物性因子刺激而产生的炎症表现。

（3）新生儿经胎盘获得（出生后 48 小时内发病）的感染，如单纯疱疹、弓形虫病、水痘等。

（4）患者原有的慢性感染在医院内急性发作。

### （三）医院感染的常见原因与影响因素

1. 医院环境　医院自身的功能特点使医院成为微生物易于繁殖的场所。医院是患者集中的场所，环境易受到各种微生物的污染；医疗活动中产生的各种垃圾、废弃物、污水等含有大量细菌、病毒。因此，如果医院建筑布局不合理、卫生设施使用不良、防护措施不佳、污水污物处理不当等都会引起医院感染。

**2. 医院管理** 医院感染管理组织不完善、制度不健全或未履行职责；医院感染管理资源缺乏，相关人员认识不足、重视不够、缺乏医院感染相关知识等都会影响医院感染的发生。

**3. 诊疗活动** 各种侵入性诊疗技术增加，如气管插管、内镜技术、介入治疗、中心静脉导管等虽然给疾病治疗提供了保障，但也会破坏机体皮肤黏膜的屏障功能，损害机体的防御功能，甚至把病原微生物带入机体导致医院感染的发生。同时，抗生素的不合理使用，也会导致耐药菌株的增加，破坏体内正常菌群，导致菌群失调和二重感染的发生。

**4. 患者自身因素** 患者自身因素包括生理因素、病理因素和心理因素。生理因素主要指婴幼儿、老年患者及处于特殊生理时期的女性患者机体防御功能低下，是医院感染的高危人群。病理因素主要指患病期间机体抵抗力下降，如恶性肿瘤、血液病、糖尿病等造成机体自身抵抗力下降，此外放疗、化疗、皮质激素的使用也可抑制机体的功能，增加医院感染的发生。心理因素主要指患病期间的不良情绪对自身的免疫力会起到抑制作用，增加医院感染发生的机会。

## 二、 医院感染管理的定义和目的

医院感染管理是各级卫生行政部门、医疗机构及医务人员针对诊疗活动中存在的医院感染、医源性感染及相关危险因素进行的预防、诊断和控制活动。医院感染管理的目的是有效预防和控制医院感染，提高医疗质量，保证医疗安全。

我国的医院感染管理工作起步较晚，1988 年卫生部颁布实施了《关于建立健全医院感染管理组织的暂行办法》，明确提出了各级各类医疗机构应建立医院感染管理组织的要求，奠定了医院感染管理工作的组织基础；1989 年卫生部将医院感染管理纳入《综合医院分级管理评审标准》中，强化了医院感染管理工作在医院管理中的重要性；1994 年卫生部下发了《医院感染管理规范（试行）》，并于 2000 年修订，从组织管理、检测、重点科室及重点环节等方面对医院感染管理工作做出了较为全面的规定，使医院感染管理工作步入规范化的轨道。2006 年卫生部颁布的《医院感染管理办法》，进一步从组织管理、预防与控制、人员培训、监督管理、处罚规则等方面对医院感染管理工作做出了明确规定，以维护人民群众的就医安全和医务人员的执业安全。

2006 年我国卫生部颁布的《医院感染管理办法》中，明确规定住院床位总数在 100 张以上的医院应设立医院感染管理委员会和独立的医院感染管理部门；住院床位在 100 张以下的医院应指定分管医院感染管理工作的部门；其他医疗机构应指定分管医院感染管理的专（兼）职人员；并对医院感染管理委员会的组成及职责做出了规定，明确要求医院感染委员会中包括护理部门的主要负责人；要求医疗机构应严格执行《消毒管理办法》，保证消毒器械器具及一次性医疗用品符合国家标准；要求医疗机构制定医务人员手卫生防护具体措施，并提供必要的防护用品以保障医务人员的执业健康；要求医疗机构应按照《抗菌药物临床应用指导原则》加强抗菌药物的使用管理及耐药菌的监测；要求医疗机构建立完善的医院感染管理监测，出现医院感染暴发时应及时上报，并采取有效措施积极救治患者；要求医疗机构应加强对医务人员有关医院感染相关知识的培训；要求各级管理机构应加强对所辖区域内的医疗机构的监督检查，对违反《医院感染管理办法》的医疗机构给予相应的处罚。

# 项目二　职业暴露安全管理

医务工作的性质决定了医务人员时刻处于各种职业暴露的风险中。我国医务人员的工作环境相对发达国家更为恶劣，受到的生理、心理和社会压力也更加严重，医院的执业防护管理也面临着巨大的考验。护理人员是与患者接触最多的人群，也是职业暴露率构成比最高的人群。医务人员只有保护好自己，才能更好地救治他人，所以医务人员的职业暴露不仅关乎个人防护，也是医院管理者亟须解决的问题。

## 一、 职业暴露的原因

广义的职业暴露是指医务人员或科学实验人员等，在职业活动的过程中受物理、化学、生物等有害因素的影响，直接或间接地对人体健康造成损害的情况。医务人员职业暴露是指医务人员在从事职业活动中，通过眼、鼻、口及其他黏膜、破损皮肤或非胃肠道接触含血源性病原体的血液或其他潜在传染性物质的状态。

1. 医疗机构相关规章制度不健全或落实不到位　有的医疗机构没有相应的执业防护制度和执业暴露后的处理报告制度，医务人员发生执业暴露之后得不到及时有效的处理而导致不良后果。

2. 医疗机构布局不够合理　医疗机构的通风、空气流向、医疗用水、饮用水、污水、人流物流通道、医疗废物等处理不当时，就可以成为传染源而造成职业伤害。

3. 锐器伤　职业暴露的主要形式为锐器伤，医务人员在临床诊疗、护理及相关工作中，被含有病原体的血液、体液、分泌物污染的针头、刀片等锐器刺伤皮肤，而致被感染的可能。据报道，我国前五位的锐器伤器具分别为注射器、头皮钢针、手术缝合针、手术刀、静脉留置针。而前五位导致锐器伤的操作分别为静脉注射、针头入利器盒、手术缝针、采血、回套针帽。

4. 呼吸系统传染　在治疗护理某些呼吸系统疾病患者时，比如SARS、肺结核、流行性感冒等，也可经呼吸道吸入感染性气溶胶而致病。

5. 皮肤黏膜感染　在工作中意外地被乙型肝炎、梅毒、丙型肝炎、获得性免疫缺陷综合征等血源性传染病患者的血液、体液、分泌物等污染了皮肤或黏膜，尤其是在皮肤黏膜有破损的情况下，更易受到感染。

6. 消毒剂及其他化学物质的伤害　经常接触各类消毒剂有可能导致职业性皮炎及其他不适。对某些化学物质的接触比如化疗药物、甲醛等也会引起相应的职业伤害。

7. 负重伤　为患者进行翻身、移动、搬运等工作，用力不当时也会伤害到医务人员的腰部肌肉及肩、肘、腕关节。

8. 心理危害　复杂的人际关系、高压力的工作性质都会导致医务人员产生不良的心理影响。

## 二、 护理人员职业暴露的防护

### （一）建立有效的护理人员职业暴露防护制度

1. 制订全院的常规免疫接种计划及应急接种方案。

2. 制定标准化的职业暴露后处理操作规程，经医院感染管理委员会通过后下发执行。

3. 加强宣传和培训，定期组织护理人员学习和培训，使每一位护理人员熟知职业暴露后的处理流程和报告途径。

4. 开展护理人员职业暴露后的监测工作，做好个案登记，定期随访，落实暴露后的预防措施。

5. 开展流行病学调查，了解发生暴露的危险因素并定期总结分析，针对存在的问题积极改进，纠正不良的操作行为和工作习惯，预防职业暴露的发生。

6. 不断改善工作环境，为护理人员提供足够的防护用品。

### （二）锐器伤的预防措施

1. 传递手术刀、剪、缝针等锐器时，应放在无菌弯盘中，尖端朝向自己，柄端递予对方。

2. 安装、拆卸手术刀片时应使用血管钳，不应徒手操作以免划伤。

3. 不要回套注射器针帽，确需回套时应一手持注射器，另一手持血管钳夹住针头保护帽回套，或采用单手覆帽技术。

4. 不徒手进行弯曲、折断针头的操作，不手持锐器随意走动。

5. 不要随意丢弃使用后的针头等，被污染的锐器应尽快丢弃于耐刺、防渗漏的专用容器中。存放污染锐器的容器应密闭、防刺破、防泄漏，定期更换，不可存储过满（不超过容器的3/4）。处理、储存、运输过程中防止发生溢出和外漏。

6. 进行侵袭性诊疗、护理操作时，要保证充足的光线，并注意防止被针头、刀片等锐器刺伤或划伤。有条件时尽量使用安全注射工具。

### （三）皮肤黏膜暴露的预防措施

1. 遵照标准预防原则，所有患者的血液、体液及被血液、体液污染的物品均视为具有传染性的污染物质，医务人员接触这些物质时必须采取防护措施。

2. 配备必要的防护设施，如各类口罩、手套、防护面罩、护目镜、防护服、淋浴系统、冲眼装置等。

3. 提供有效、便捷的洗手装置及速干手消毒剂等。

4. 在诊疗、护理和实验操作时，如有可能接触到患者的血液、体液则必须戴手套，手部皮肤破损或进行手套破损率比较高的操作时应戴双层手套。脱去手套后立即洗手或消毒手。

5. 在操作中，如有可能发生血液、体液飞溅时，医务人员应当佩戴具有抗湿性能的口罩、防护面罩或护目镜；穿具有抗湿性能的隔离衣或围裙。

6. 工作场所应禁止进食、饮水、吸烟、化妆和摘戴隐形眼镜等。储存血液或其他潜在感染物质的冰箱、抽屉、柜子、桌面等禁止放置食品和饮料。

7. 严格按照《医疗固体废物处理标准操作规程》对所有被血液、体液污染的废弃物进行分类、处理。

8. 接触可能被气溶胶等感染性物质污染的工作时，应配备适宜的个人防护装备和机械防护设施。

## 三、 职业暴露后的处理

### （一）局部处理措施

1. 锐器伤　应立即从伤口旁近心端向远心端挤压，尽可能使破损处血液流出，禁止进行伤口局部的挤压。然后用流动水和肥皂水冲洗暴露的伤口，但不能用力擦洗。冲洗后用消毒液如75%的乙醇、0.5%的碘伏进行消毒，并包扎伤口。

2. 皮肤黏膜暴露　脱离污染环境，用流动水和肥皂液清洗污染的皮肤，用生理盐水反复冲洗污染的黏膜，直至冲洗干净。较大面积的皮肤暴露，应立即除去被污染的工作服等，利用就近的喷淋设施清除污染。

### （二）报告

首先报告部门负责人，然后填写“职业暴露个案登记表”，部门负责人签字后送交主管部门。

### （三）评估与预防

1. 完善检查　立即给职业暴露当事人开具HBsAg、抗-HBsAg、ALT、抗-HCV、抗-HIV、TPHA检查单，如果患者有其他感染性疾病，应同时给职业暴露当事人开具相应的检查项目，以备对照评估。若患者HBsAg、抗-HBsAg、抗-HCV、抗-HIV、TPHA检测结果未知，主管医师应立即给患者开具相关的检查单。

2. 患者 HBsAg（+） 职业暴露当事人抗-HBsAg<10mU/mL 或水平不详，应立即注射 HBIG 200～400U，同时接种一针乙型肝炎疫苗（20μg），并于1个月和6个月后分别接种第二、三针乙型肝炎疫苗（20μg）。职业暴露当事人抗-HBsAg≥10mU/mL 者，可不做特殊处理。于暴露后3个月、6个月检查 HBsAg、抗-HBsAg、ALT。

3. 患者抗-HCV（+） 职业暴露当事人抗-HCV（-），于暴露后12周再次检测抗-HCV。抗-HCV 阳性者应进一步检测 HCV-RNA，HCV-RNA 阳性者建议进行干扰素抗病毒治疗；HCV-RNA 阴性者于暴露后24周重复检测抗-HCV 和 ALT，根据复查结果进行相应处理。

4. 患者抗-HIV（+） 应立即报告分管院长及当地疾病预防控制中心，由疾病预防控制中心进行评估和防护指导，根据暴露级别及暴露源病毒载量水平决定是否实施预防性用药方案。于暴露后当天、4周、8周、12周、6个月检查抗-HIV。

5. 患者 TPHA（+） 推荐方案为苄星青霉素24万U单次肌内注射。青霉素过敏者可用多西环素100mg，2次/日，连用14日；或四环素500mg，4次/日，口服，连用14日；头孢曲松推荐剂量1g/d，肌内注射，连用8～10日。

（四）随访和咨询

主管部门应督促职业暴露当事人按时接种疫苗和化验，并追踪确认化验结果和服用药物，配合医师进行定期监测随访。必要时可为当事人请心理医师辅导以减轻恐慌心理，稳定情绪。有关知情人应为职业暴露当事人严格保密，不得向无关人员泄露当事人的情况。

# 项目三　特殊护理单元的管理与监测

2012年，我国卫生部印发了《预防与控制医院感染行动计划（2012—2015年）》，要求到2015年，全国所有三级医院和二级医院加强重点部门、重点环节的医院感染管理，落实相关防控措施，切实提高医院感染预防与控制工作的执行力。因此，规范管理重点部门的基础设施建设、环境布局、质量控制等是预防医院感染的重要措施。

## 一、 概念

医院感染的特殊护理单元是指易产生医院感染隐患和发生感染的单元或科室，如重症监护病房、手术室、产房、新生儿科、消毒供应中心、内镜室、口腔科、血液透析室、急诊科、器官移植病房等应列为医院感染的重点管理对象。护理管理者必须通过对这些特殊护理单元重点的监督与管理，促进整体预防措施的实施，使护理工作做到规范化、制度化和操作常规化，以降低医院感染的发生率，防止医院感染暴发，保障患者和医务人员的健康和安全。

## 二、 特殊护理单元的管理与监测措施

### （一）消毒供应中心

消毒供应中心是医院内承担所有重复使用的诊疗器械、器具、物品的清洗消毒、灭菌及灭菌物品供应的部门。医院应采取集中管理的方式，建立健全岗位职责、操作规程、消毒隔离、设备管理、质量管理、感染监测、职业安全防护、职业暴露监护管理等制度和突发事件应急预案，以保障医疗安全。

1. 建筑要求 消毒供应中心周围环境应清洁、无污染源，区域相对独立；内部采光及通风良好，气体排放及温/湿度控制应符合要求；建筑面积应符合医院建设标准的规定并兼顾未来发展规划的需要。

2. 分区与布局 工作区域包括去污区、检查、包装及灭菌区和无菌物品存放区。去污区为污染区域，其他为清洁区域。各区域划分应遵循“物品由污到洁，不交叉、不逆流”的原则；各区之间设实际屏障，去污区和检查、包装及灭菌区均应设置洁、污物品通道和人员出入缓冲间；洗手设施采用非手触式开关，无菌物品存放区不设置洗手池。工作区域墙壁及天花板应无裂隙、不落尘，墙角采用弧形设计以减少死角；地面应防滑、易清洗、耐腐蚀；地漏采用防返溢式，污水应集中到医院污水处理系统。辅助区域包括办公室、值班室、更衣室、休息室、卫浴间等。

3. 人员管理 消毒供应中心的工作人员应接受相应的岗位培训，熟悉各类器械物品的材质、性能及清洗、消毒、灭菌的操作规程；掌握医院感染与控制的相关知识；掌握职业安全防护的原则和方法；各区工作人员应相对固定，遵守标准预防的原则，进入各区域应更衣、换鞋、洗手，进入去污区的工作人员还应佩戴手套、护目镜、穿防水围裙及专用鞋。灭菌员需经专业培训后持证上岗，应掌握各类灭菌操作程序及灭菌参数、灭菌器装载等标准，并随时监测灭菌过程中的状况以保证灭菌效果。

4. 环境管理 去污区保持相对负压，检查、包装及灭菌区保持相对正压，使工作区空气流向由洁到污。工作区域的温度、相对湿度、机械通风换气次数应符合要求（表 11-1）。

表 11-1 消毒供应中心温度、相对湿度、机械通风换气次数要求

| 工作区域 | 温度（℃） | 相对湿度（%） | 换气次数（次/小时） |
|---|---|---|---|
| 去污区 | 16～18 | 30～60 | 10 |
| 检查、包装、灭菌区 | 20～23 | 30～60 | 10 |
| 无菌物品存放区 | <24 | <70 | 4～10 |

5. 物品管理

（1）物品回收、清洗与包装

①回收：物品回收工具应固定使用，标识明显，每次用后应清洗、消毒备用。

②清洗：重复使用的器械、物品应根据材质、精密程度选用合适的清洗、消毒方法分类处理，达到有效的消毒处理并保持器械的使用性能。

③包装：器械包装与敷料包装应分室进行，均采用闭合式包装方法。手术器械采用无纺布或棉布双层分 2 次包装；敷料采用双层 1 次包装；单独包装的器械采用纸袋、纸塑袋等材料一层密闭式包装，密封宽度应≥6mm，包装内器械距封口处≥2.5cm。包装重量不超过 7kg，体积不超过 30cm×30cm×50cm；包装外标识清楚明确，注明物品名称、包装者、灭菌器编号、灭菌批次、灭菌日期及失效日期。

（2）灭菌物品的管理

①存放：灭菌物品应分类、分架存放，位置固定、标识清楚。物品存放柜应距地面高度 20～25cm，距天花板 50cm，距墙壁 5～10cm。

②有效期：使用纺织品包装的无菌物品，环境温/湿度达到标准时有效期宜为 14 天，未达到环境标准时有效期宜为 7 天；使用一次性纸袋包装的无菌物品有效期宜为 1 个月；使用一次性医用皱纹纸、医用无纺布、一次性纸塑袋、硬质容器包装的无菌物品有效期宜为 6 个月。

③发放：遵循先进先出的原则，发放时确认无菌物品的有效性，发放记录应具有可追溯性。一次性无菌物品发放时应记录出库日期、名称、规格、数量、生产厂家、生产批号、灭菌日期、失效日期等。运送无菌物品的器具使用后应清洁处理，干燥存放。

6. 感染监测

（1）清洗质量监测　日常监测一般在检查包装时采用目测或借助带光源放大镜检查。除此之外应定期抽查，每月至少随机检查 3～5 个待灭菌包内全部物品的清洗质量，检查方法同日常监测。

（2）灭菌质量监测　一般采用物理监测、化学监测和生物学监测。

①物理监测：对每锅次的灭菌温度、压力、时间等参数进行连续监测。

②化学监测：包括 B-D 试验、包内化学指示剂监测、包外化学指示剂监测等，分别监测不同物品、部位的灭菌效果，指示卡变色均匀即为合格。

③生物学监测：每周 1 次将嗜热脂肪杆菌芽孢菌片制成的生物测试包放入灭菌锅中心位置，进行一个周期的灭菌，取出后进行生物学培养，培养结果阴性即为合格。

### （二）手术室

手术室是医院对患者实施手术治疗、检查、诊断并负担抢救工作的重要场所。手术部位的感染是外科患者最常见的感染，手术室的布局、环境、流程、感染管理等直接影响医院感染的发生率，因此，手术室应作为院内感染管理的重点部门。

1. 建筑要求　手术室的规模应与医院业务及发展规模相适应，并以提高手术间的使用率为原则。手术间与手术科室床位比应为1：(30～40)，根据净化程度不同分为普通手术室和洁净手术室。

（1）普通手术室　应设在低层建筑的上层或顶层，高层建筑的2～4层，与临床手术科室、重症监护病房、检验科、病理科、消毒供应中心、输血科等邻近的地方。地面墙壁应光滑、无孔隙、易清洗、耐腐蚀，墙角呈弧形设计，防积尘。

（2）洁净手术室　指采用一定的空气净化技术，使空气菌落数、尘埃粒子数达到相应洁净度等级标准的手术室。应按照中华人民共和国国家标准GB50333-2013《医院洁净手术部建筑技术规范》要求进行建设，由洁净手术室、洁净辅助用房和非洁净辅助用房组成，洁净手术用房应符合要求（表11-2）。洁净度5级相当于原100级；洁净度6级相当于原1000级；洁净度7级相当于原10000级；洁净度8级相当于原100000级；洁净度8.5级相当于原300000级。

表11-2　洁净手术室用房的分级标准（静态）

| 洁净用房等级 | 沉降法（浮游法）细菌最大平均浓度 | | 空气洁净度级别 | | 参考手术 |
|---|---|---|---|---|---|
| | 手术区 | 周边区 | 手术区 | 周边区 | |
| Ⅰ | 0.2cfu/30min·Φ90皿（5cfu/$m^3$） | 0.4cfu/30min·Φ90皿（10cfu/$m^3$） | 5 | 6 | 假体植入、某些大型器官移植、手术部位感染可直接危及生命及生活质量等手术 |
| Ⅱ | 0.75cfu/30min·Φ90皿（25cfu/$m^3$） | 1.5cfu/30min·Φ90皿（50cfu/$m^3$） | 6 | 7 | 涉及深部组织及生命主要器官的大型手术 |
| Ⅲ | 2cfu/30min·Φ90皿（75cfu/$m^3$） | 4cfu/30min·Φ90皿（150cfu/$m^3$） | 7 | 8 | 其他外科手术 |
| Ⅳ | 6cfu/30min·Φ90皿 | | 8.5 | | 感染和重度感染手术 |

注：1.浮游法的细菌最大平均浓度采用括号内数值。细菌浓度是直接所测的结果，不是沉降法和浮游法相互换算的结果。2.眼科专用手术室周边区可比手术区低2级。

2.分区与布局　根据环境卫生清洁等级分为限制区、半限制区、非限制区。

（1）限制区　位于手术室最内侧，如手术间、手术准备间、外科手消毒区、仪器设备间、无菌物品储存间、清洁走廊等。

（2）半限制区　应在手术室的中部，如麻醉准备区、消毒供应区、复苏室、清洁物品存放区及通向限制区的通道。

（3）非限制区　在手术室的最外侧，如患者准备区、办公区、更衣区、休息区、污物处理区等。各区之间应有清晰的标识，手术着装及环境要求由非限制区向限制区逐渐增强。医务人员与患者的进出口宜分设。

3.人员管理

（1）医务人员管理　医务人员进入限制区应经过卫生处置，更换手术专用拖鞋、洗手服及戴口罩、圆帽，将头发、口鼻完全遮盖。走医务人员专用通道。术前严格执行外科手卫生规范，按照无菌技术原则穿手术衣、戴无菌手套。手术护士术前应备好手术物品，不允许随意走动，缩短手术创口的暴露时间，减少感染的机会。手术结束后脱下手术衣和手套放入指定位置，原路返回，外出时应更换外出服和鞋。

（2）手术患者管理　手术患者从非限制区进入后，应在换车区更换清洁车辆至限制区，进行麻醉、手术和恢复，术后退至非限制区回病房。

（3）手术室人员限制　严格限制进入手术室的人员数量。Ⅰ级手术间 12～14 人，Ⅱ级手术间 10～12 人，Ⅲ级手术间 6～10 人。

4. 环境管理　手术室工作区通风换气应采用洁净技术或空调系统。门窗应紧密关闭，防止尘埃和飞虫进入，尽量减少人员流动。环境温度在 22～25℃，相对湿度 40%～60%。一般手术后手术间应自净 20 分钟后方可进行连台手术；感染手术后手术间需自净 2 小时；特殊感染手术后整个手术间及所有物品均需自净 6 小时。

5. 物品管理

（1）无菌物品管理　无菌物品在消毒供应中心消毒灭菌后，通过专用清洁通道或密闭转运进入限制区的无菌物品存放区，由专人负责管理，每日严格检查有效期，按需要送入手术间。外来的手术器械应送消毒供应中心重新清洗、消毒灭菌后方可带入手术间使用。可重复使用器械应由消毒供应中心密闭式回收，可重复用敷料由洗衣房密闭式回收。一次性使用无菌物品应存放在干燥、温/湿度适宜的环境中，使用前应核对产品名称、型号、规格、生产批号、无菌有效期等，如不合格、不配套、字迹模糊、潮湿等不可使用，进口产品要有中文标识。

（2）医疗废物管理　手术室的医疗垃圾与生活垃圾需严格分类包装与处理，特殊感染废物需用双层袋严密封装，通过污物专用通道运出手术室，由专职人员统一处理。

6. 感染监测　手术室应常规进行医院感染发生率的监测，特别是手术部位感染的相关监测。可设专人每季度监测手术间空气、物体表面和医务人员手部的细菌菌落数。

（1）空气消毒效果监测　要求洁净手术室空气中的细菌菌落总数应符合 GB50333－2013 的要求；普通手术室的细菌菌落数应≤4cfu/15min・Φ90 皿。

（2）物体表面消毒效果监测　合格标准要求细菌菌落数≤5cfu/cm$^2$。

（3）医务人员手消毒效果监测　合格标准要求卫生手消毒细菌菌落数≤10cfu/cm$^2$；外科手消毒细菌菌落数≤5cfu/cm$^2$。

## （三）重症监护病房

1. 建筑要求　重症监护病房（ICU）应设置在方便患者转运、检查、治疗的区域，宜接近手术室、检验科、医学影像科和输血科等。病房建筑装饰应遵循不产尘、不积尘、防静电、防潮防霉、耐腐蚀、易清洁和符合防火要求的原则。

2. 分区与布局　ICU 的整体布局分为清洁区、半清洁区和污染区。清洁区包括办公室、更衣室、值班室、休息室等。半清洁区包括治疗室、护士站、仪器室等。污染区包括病房、污物处理室等。各区域应具有相对独立性，应设人流、物流不同的进出通道，以最大限度地减少相互干扰和交叉感染。应具备足够的非接触式洗手设备。

3. 人员管理

（1）工作人员管理　工作人员应遵循标准预防的原则和手卫生标准，穿着清洁的工作服、戴圆帽和一次性口罩，接触有传染性呼吸道疾病患者时应戴外科口罩或N95口罩。严格执行洗手的指征，接触血液、体液、分泌物或污染物品时，建议戴清洁手套；接触黏膜及非完整皮肤或执行无菌操作时需戴无菌手套；手部有伤口或给HIV/AIDS等患者进行高危操作时应戴双层手套。对于深静脉导管、留置导尿管、气管插管或机械通气、各种引流管等重要环节的护理应严格执行操作规程及无菌操作原则。

（2）患者管理　应将感染与非感染患者分开安置。对患有空气传播性疾病的患者应安置在负压病房内；对多重耐药菌感染的患者或携带者，应尽量隔离于单间病房并给予醒目标识；对疑似传染性的特殊感染或重症感染患者应隔离于单间病房。护理人员应分组固定，不可同时护理隔离与普通患者。

（3）探视人员管理　严格执行探视制度，尽量减少不必要的探视。对疑似患高度传染性的呼吸道感染的患者，如禽流感、SARS等应避免探视。其他患者如需探视，护士应向探视人员详细介绍医院感染及其预防的基本知识，探视人员应穿专用的隔离衣、鞋套，戴一次性口罩，进出病室时应洗手或用手消毒液消毒双手，尽量避免接触患者及患者周围物体表面。

4. 环境管理　ICU应采光良好，医疗区域温度维持在（24±1.5）℃，保持良好的通风。普通ICU每日开窗换气2～3次，每次20～30分钟；洁净ICU气体交换每小时至少12次；负压隔离间气体交换每小时至少6次。地面与墙面每日可用清水或清洁剂湿式拖擦，对于多重耐药菌感染或医院感染暴发时，可用消毒剂擦拭，每日至少1次。不同区域的清洁用具需分开使用和放置。

5. 物品管理

（1）患者使用的物品　病床、床头柜、治疗车等每日用含氯消毒剂擦拭消毒，患者的便器应专人专用，每日消毒。非一次性使用的物品如血压计、听诊器、监护仪、氧气流量表、心电图机、输液泵、微量注射泵等应每日进行物体表面的消毒。

（2）仪器设备　呼吸机的面板可用75%的乙醇擦拭，外壳可用含氯消毒剂擦拭，每日1次。呼吸机管道首选机械热力消毒，也可选用氧化电位水、含氯消毒剂浸泡消毒。多重耐药菌感染的患者使用的仪器设备应专用或一用一消毒。

（3）医疗废物　ICU的医疗废物应按照要求分类收集、密闭运送并行无害化处理；生活废物用黑色垃圾袋密闭运送至生活废物集中处置点进行处理；ICU还应有完善的污水处理系统。

6. 感染监测　ICU 应常规进行医院感染发病率、感染类型、常见病原体及耐药状况、导管相关感染等的监测。定期对 ICU 病室空气、物体表面、医务人员手部微生物进行监测（表 11-3）。

表 11-3　ICU 生物学监测标准

| 部位 | 细菌菌落数 |
|---|---|
| 空气 | ≤4cfu/15min · Φ90 皿 |
| 物体表面 | ≤5cfu/cm$^2$ |
| 医务人员手 | ≤10cfu/cm$^2$ |

### （四）血液透析室

1. 建筑要求　血液透析室应遵循环境卫生学和感染控制的原则，做到布局合理、分区明确、标识清楚、功能流程合理、洁污区域分开。

2. 分区与布局　血液透析室分为工作区域和辅助区域。工作区域包括治疗室、透析治疗区、水处理间、候诊区、接诊区、储存室、污物处理区等。治疗室、透析治疗区和水处理间为清洁区。辅助区域包括工作人员更衣室、办公室等。治疗室和透析治疗区应该通风良好，保持空气清新干燥，必要时配备辅助通风设备及空气净化消毒设备。每 4～6 个透析单元应配备一套便捷有效的洗手设施，每个透析单元配备手消毒剂。

3. 人员管理

（1）工作人员管理　工作人员进入透析治疗区时应穿工作服、换工作鞋，按照医疗护理常规和诊疗规范进行治疗或护理操作，严格执行手卫生规范和无菌操作技术，实施标准预防措施，操作时应先洗手、戴口罩，必要时戴手套、护目镜或防护面罩等。血液透析室工作人员上岗前均应接受消毒隔离基本知识相关培训，至少每年接受一次健康体检，包括乙型肝炎病毒（HBV）、丙型肝炎病毒（HCV）、人免疫缺陷病毒（HIV）等血源性传播疾病病原体相关标志物的检查。

（2）患者管理　第一次透析的患者必须在治疗前检查 HBV、HCV、HIV 和梅毒螺旋体等感染标志物；长期透析的患者应每 6 个月检查 HBV、HCV 感染标志物，每年检查 HIV 和梅毒螺旋体等感染标志物，并对检查结果进行记录。有以上病原体感染的患者应在各自的隔离透析治疗间进行专机透析，相互不能混用。患者在透析治疗时严格限制非工作人员进入透析区，以减少医院感染发生的机会。

4. 环境管理　治疗室、透析治疗区空气采用通风方式进行清洁，必要时开启空气动态净化消毒设备。地面、墙面、门窗等采用湿式擦拭，有血液、体液等污染时应立即消毒。护士站的物品及桌面等保持清洁，必要时可用消毒剂擦拭。不同区域的清洁用具应分开使用、清洗及放置。

5. 物品管理　透析液的配置室应相对独立，环境清洁无污染。每次透析结束后应擦拭消毒透析机外部，透析过程中有污染时随时擦拭消毒，机器内部管路一用一消毒。每位患者透析结束后，应擦拭消毒其透析单元内所有物品表面，床单、被套、枕套等物品应一人一用一更换。隔离患者使用的设施和物品，如机器、治疗车、病历、血压计、听诊器等应有标识，不得与普通患者混用。

6. 感染监测

（1）透析液监测　每月采集透析液监测细菌总数，应少于200cfu/mL，超过50cfu/mL时需提前干预；每季度采集透析液监测内毒素，应小于2EU/mL，超过1EU/mL时需提前干预。采集部位为透析液进入透析器的位置，每台透析机每年至少需监测1次。

（2）环境卫生学监测　每季度对治疗室和透析治疗区进行环境卫生学监测，空气平均菌落数应≤4cfu/15min·Φ90皿，物体表面平均菌落数应≤10cfu/$cm^2$。

（3）血源性疾病监测　对初次透析或其他透析中心转入的患者进行HBV、HCV、HIV和梅毒螺旋体等感染标志物的检查，每6个月复查1次HBV、HCV感染标志物，每年复查1次HIV和梅毒螺旋体等感染标志物。透析治疗过程中患者出现HBV、HCV感染标志物阳性时，应立即对密切接触者行HBV、HCV感染标志物监测。对怀疑有HBV或HCV感染但病毒感染标志物检测阴性者，应于1~3个月重新检测。

### （五）新生儿科

1. 建筑要求　新生儿科应相对独立，与产科邻近。

2. 分区与布局　新生儿科病房分医疗区和辅助区。医疗区包括治疗室、重症监护室、早产儿病室、隔离病室、普通病室等。辅助区包括配奶间、新生儿洗澡间、清洗消毒间、物品存放间等。每个房间内至少设置1套非手触式手卫生设施，每张床旁放置速干手消毒剂。NICU应配备呼吸机、监护仪、光疗设备、新生儿暖箱等设备。

3. 人员管理

（1）工作人员管理　工作人员进入新生儿科需更换专用的工作服或隔离衣、换鞋、戴帽子和口罩，离开时更换外出衣。需剪短指甲，摘除手部饰物，在接触每位新生儿前后、接触新生儿使用过的物品后、离开新生儿室之前均应正确洗手或手卫生消毒。接触血液、体液、分泌物、排泄物时应戴手套，操作结束后立即摘除手套并洗手。非新生儿科工作人员未经允许禁止进入新生儿科。

（2）患儿管理　按照患儿病情分室收治，感染患儿与非感染患儿分室安置。患儿住院期间发现有腹泻、脓疱疹等应立即隔离，法定传染病转入传染科。特殊或不明原因的感染患儿实施单间隔离并采取相应的消毒隔离措施。对于多重耐药菌感染的患儿应单间隔离并有醒目标识。

（3）探视人员管理　尽可能使用隔窗探视或可视探视系统。严格限制入室探视人数，如需入室探视，探视者应按要求更衣、换鞋、戴口罩和帽子，接触患儿前要洗手或卫生手消毒。谢绝有发热或上呼吸道感染的人员入室探视。

4. 环境管理　医疗区应光线充足，保持温度24～26℃，相对湿度40%～60%。治疗室及病室应定时通风换气，必要时进行空气消毒。墙壁、地面、物品表面以清水擦拭为主，有血液、体液、分泌物、排泄物污染时应立即去污染，再清洁消毒。配奶室每日湿式擦拭地面、物品表面，配奶台抹布应固定专用。各区域的清洁工具不得混用。

5. 物品管理　接触患儿皮肤黏膜的器械、物品、设备等应一人一用一消毒，如体温表、雾化吸入器、面罩、浴巾、浴垫、暖箱、蓝光箱等。同一患儿长期连续使用暖箱和蓝光箱时，应每日清洁并更换湿化液，每周消毒1次，用后终末消毒。患儿使用后的奶嘴用清水清洗干净后高温或微波消毒；奶瓶由配奶室统一回收清洗后高温或高压消毒；盛放奶瓶的容器必须每日清洁消毒；保存奶制品的冰箱要定期清洁消毒。患儿的眼药水、粉扑、油膏、沐浴液等应专用。患儿的被服、衣物等应保持清洁，每日应至少更换1次，污染后及时更换。出院后的床单元需进行终末消毒。

6. 感染监测　新生儿科应每季度监测病室空气、物体表面和医务人员手部、使用中的消毒液的细菌菌落数，怀疑与医院感染暴发有关时随时监测。

（1）空气消毒效果监测　细菌菌落数应≤4cfu/15min·Φ90皿。

（2）物体表面消毒效果监测　细菌菌落数应≤5cfu/cm$^2$。

（3）医务人员手消毒效果监测　卫生手细菌菌落数应≤10cfu/cm$^2$。

（4）消毒液监测　使用中的灭菌用消毒液无菌生长；使用中的皮肤黏膜消毒液染菌量≤10cfu/mL；其他使用中的消毒液染菌量≤100cfu/mL。

# 项目四　医院感染护理管理

护理管理与医院感染管理存在着交叉协同作用，两者相互渗透、密不可分。世界卫生组织（WHO）提出有效控制医院感染的关键措施有：消毒、隔离、灭菌、无菌技术、合理使用抗菌药物、监测及通过监测进行效果评价。而各项措施都离不开护理工作，护理人员是预防和控制医院感染的主力军，预防和控制医院感染是护理管理的一项重要任务，护理管理在防控医院感染中起着决定性的作用。

## 一、护理管理在医院感染管理中的意义

医院感染的预防和控制贯穿于护理活动的全过程，涉及护理工作的每一个环节。护理人员在工作的过程中，能正确理解执行各项医院感染相关的规章制度，严格执行操作规程

及无菌操作制度，做好消毒灭菌及标准预防等方面以切断医院感染途径；做好病房的清洁消毒工作、严格患者及陪护人员的管理与健康教育、细致入微地观察病情变化、及时发现感染危险、采取严密的隔离措施等都有助于降低医院感染的发生率；在物品的消毒与供应、一次性医疗用品的采购与管理、医疗废物的处理管理等方面也为医院感染管理提供保障；护理管理者可以与医院感染管理科信息沟通、数据共享，在不断改进工作方法、规范操作规程、量化考核标准等方面共同商议、达成共识，不断改进和提高护理质量，使医院感染管理更加科学化、规范化。

## 二、 护理管理体系

护理管理是医院感染管理中重要的组成部分，应建立层次分明的三级护理管理体系，做到预防为主、及时发现、及时汇报、及时处理。

### （一）一级管理

病区护士长和兼职监控护士。负责本病区医院感染防控规章制度的建立和完善、执行及自我督查；负责科室医院感染知识的宣传教育与培训工作；检查督促本病区无菌操作技术、消毒隔离措施、消毒灭菌质量监测、环境卫生学效果的监测等工作；督促科室做好医疗废物的分类与管理；做好患者、卫生员、陪护与探视人员的卫生学管理；做好医院感染病例监测与报告。

### （二）二级管理

科护士长。严格按照医院感染管理制度对分管病区进行管理，深入病区检查各项规章制度和操作流程的执行情况，发现问题及时解决，并向护理部主任报告。

### （三）三级管理

护理部副主任。根据医院制定的质量指标体系对全院各护理单元的院内感染防控工作定期检查监督，重点做好薄弱环节的控制。对检查中发现的问题及时制定整改措施并监督落实。对科室存在的普遍性问题，护理部应会同医院感染管理部门及护士长分析讨论，提出解决方案。

## 三、 护理管理内容

### （一）强化培训，更新观念，提高认识

护理管理者要加强对护理人员的培训力度，提高对医院感染的认识及防控措施，增强对医院感染的重视度。使大家认识到医院感染可能发生于护理工作的每一个环节、每一项操作及每一个需要护理的患者中，提倡“慎独”精神，树立“非控不可”的观念。定期组织开展医院感染相关知识技能的培训，建立严格的培训制度和完善的培训计划，确定明确的培训目标并纳入学分管理，使护理人员及时掌握新的规范与标准，并遵守执行。

### （二）健全组织机构，完善管理制度

护理管理部门应根据上级管理部门颁布的规范、标准、指南等完善相关的管理制度和评价体系，并加强监督、定期检查、及时反馈，保证制度的正确执行。

### （三）合理布局、完善设施

医院感染与医院的建筑布局、流程、防护设施等密切相关，应根据各专科的特点及消毒隔离管理要求，对建筑布局、区域划分及各区域房间设置等进行合理规划，完善防护设备，做好标准预防及污水、医疗废物的无害化处理，降低医院感染的发生。

### （四）加强重点部门、重点环节与高危人群的管理

应对医院感染管理的重点部门如重症监护病房、手术室、消毒供应中心等加强监管和督导，深入科室督查制度措施的执行情况，针对发现的问题及时制定整改措施。对护理过程中的重点环节高度重视并采取有效的防控措施，如制定标准的操作规范，预防呼吸机相关肺炎感染、导管相关泌尿道感染、胃肠道感染、动静脉导管感染、手术部位感染及皮肤感染。加强对产妇、新生儿、老年患者、危重患者及免疫力低下患者的护理管理，提高护理质量。

### （五）严把消毒灭菌质量关，严格无菌技术管理

对所有需要消毒或灭菌后重复使用的器械、物品由消毒供应中心集中回收、清洗、消毒、灭菌和供应，加强对消毒供应中心消毒灭菌效果的监测。各临床科室护士长负责督促检查本科室各项消毒隔离制度的落实情况，加强无菌物品的管理，必须一人一用一灭菌，无菌操作前后规范洗手和手消毒，治疗车、换药车做到区域划分清晰、物品放置规范、配有快速手消毒剂。

### （六）标准预防与手卫生管理

实施双向防护的标准预防措施，保持手卫生是有效预防和控制病原体的传播，降低医院感染发生率最基本、最简单且行之有效的手段。护理管理者应加强护理人员的手卫生管理，提高护理人员手卫生依从性；配备并正确使用个人防护用品；做好环境及被服衣物的清洁消毒；遵循安全注射原则，预防锐器伤。

### （七）合理使用抗生素

医院感染的发生与抗生素的使用不当及滥用密切相关，护士应掌握抗生素的药理作用、使用原则、配伍禁忌等，以期达到治疗效果，避免不良现象的发生。

### （八）加强一次性医疗用品的管理

医院感染管理科及护理部应及时掌握一次性用品的使用信息，严格监管购入、管理、使用、回收各个环节。做好一次性医疗用品的分类、存放和使用管理，使用前核对有效期及包装完整性；使用中若出现热源反应须保存好样本备查，并及时上报医院感染管理科、护理部、采购部门进行处理；使用后按照要求分类弃置于不同容器内，由专人负责回收处

理，严禁自行处理和倒卖。

### （九）加强医疗废物的管理

严格遵守医疗废物管理制度和医疗废物交接制度。医疗废物与生活垃圾要分类包装、存放和处理，收集不同医疗废物的容器应按照规定分别标识。医疗废物存放选址要合理，并定期消毒，如发生意外泄露、扩散等污染事件，应立即采取应急控制措施，封锁现场，进行彻底的清洁和消毒，尽可能降低或避免医疗废物对周围环境的污染。

### （十）职业安全防护与职业暴露后的处理

各科室应评估可能发生职业暴露的高危因素，有针对性地加强职业防护知识和技能的宣传培训，做到人人掌握职业防护知识，熟悉发生暴露后的处理流程；按要求配置充足的职业暴露防护用品及设施；及时上报已发生的职业暴露，并配合医院感染管理科及相关部门完成检测、登记、用药、疗效观察和追踪。

## 复习思考

### A1/A2 型题

1. 下列情况不属于医院感染的是（　　）
   A. 医务人员在医院工作期间获得的感染
   B. 新生儿在分娩过程中和产后获得的感染
   C. 本次感染直接与上次住院有关
   D. 新生儿经胎盘获得（出生后 48 小时内发病）的感染
   E. 由于诊疗措施激活的潜在性感染
2. 下列手术室医院感染管理中，不正确的是（　　）
   A. 特殊感染手术后整个手术间及所有物品均需自净 6 小时
   B. Ⅲ级手术间限制人员数为 6～10 人
   C. 外来的手术器械应送消毒供应中心重新清洗、消毒灭菌后方可带入手术间使用
   D. 特殊感染废物需用双层袋严密封装，通过污物专用通道运出手术室
   E. 外科手消毒细菌菌落数≤10cfu/cm$^2$
3. 预防锐器伤的措施中，下列哪项不妥（　　）
   A. 传递手术刀、剪、缝针等锐器时，应放在无菌弯盘中，尖端朝向自己，柄端递予对方
   B. 安装、拆卸手术刀片时应使用血管钳，不应徒手操作以免划伤
   C. 确需回套注射器针帽时应一手持注射器，另一手持针头保护帽回套
   D. 不徒手进行弯曲、折断针头的操作

E. 不要随意丢弃使用后的针头等，被污染的锐器应尽快丢弃于专用的容器中

4～5 题共用案例

护士小张在给患者拔除静脉注射针头时被刺伤，请回答下列问题：

4. 护士小张的紧急处理中，下面哪项不妥（　　）
   A. 立即进行伤口局部的挤压，尽可能使破损处血液流出
   B. 立即从伤口旁近心端向远心端挤压，尽可能使破损处血液流出
   C. 用流动水和肥皂水冲洗暴露的伤口
   D. 不能用力擦洗伤口
   E. 冲洗后用消毒液如75%的乙醇、0.5%的碘伏进行消毒

5. 若该患者 HBsAg（+），对于小张的处理方式不正确的是（　　）
   A. 若小张患者 HBsAg（+），抗-HBsAg<10mU/mL 或水平不详，应立即注射 HBIG200～400U，同时接种一针乙型肝炎疫苗（20μg）
   B. 并于3个月和6个月后分别接种第二、三针乙型肝炎疫苗（20μg）
   C. 并于1个月和6个月后分别接种第二、三针乙型肝炎疫苗（20μg）
   D. 若小张抗-HBsAg≥10mU/mL者，可不做特殊处理
   E. 于暴露后3个月、6个月检查 HBsAg、抗-HBsAg、ALT

扫一扫，知答案

扫一扫，看课件

模块十二

# 护理安全管理

【学习目标】

掌握患者身份识别、腕带使用方法；坠床/跌倒的预防措施，误吸、窒息的预防措施；导管防脱措施。

熟悉患者转运流程安全管理；护理警示标识；护士职业伤害因素及防护措施；护士职业安全问题。

了解医院突发事件的对策。

**案例导入**

姜同学，系某高校护理专业2017年实习生，于2018年3月底实习结束。该生于2018年2月考入某三甲医院，该生办理转实习后分至呼吸内科工作学习，等2018年7月参加全国护士执业考试成绩合格后签订合同。春节临近，患呼吸系统疾病的人比较多，病区工作繁忙，一天王护士值夜班时突发急性阑尾炎，护士长让姜同学代替王护士上夜班，姜同学不知如何处理？

思考：你是姜同学该怎么办？

## 项目一　患者安全管理

护理工作是医院医疗工作的重要组成部分，护理安全管理是护理管理的重要内容，它已成为衡量护理服务质量的重要指标。

护理安全是指在实施护理的全过程中，患者不发生法律和法定的规章制度允许范围以外的心理、机体结构或功能上的损害、障碍、缺陷或死亡。安全是护理质量的重要内涵和基础，只有安全有效的护理，才能促使患者好转或康复，护理质量才能得到根本的体现。

## 一、 患者身份识别

医院是患者急救、诊治的地方，同时也是普通人群健康体检的场所，所以医院的人群呈现人流量大、身份多样性的特点。为方便患者及时诊治，维持良好的医院秩序，避免护理差错事故发生，必须建立科学统一的身份识别制度。

### （一）患者身份识别方法

#### 1. 门急诊患者身份识别制度

（1）患者挂号时选择使用医保卡、新型农村合作医疗卡、军人医疗保障卡、第二代身份证、户口本等进行登记，作为患者身份识别的依据。

（2）无有效证件的患者，接诊医师应要求患者本人亲自填写姓名、年龄等；对暂时无法识别身份的患者在病历上注明原因，待明确身份后再行补充。

（3）医务人员在实施各项诊疗活动前，必须当面与患者进行沟通，严格落实查对制度，使用两种以上信息识别患者身份，如姓名、性别、年龄、ID 号等，询问一遍，复述一遍，实行双向核对。

#### 2. 住院患者身份识别制度

（1）病房每张床均须挂床头牌，记录患者姓名、床号、住院号、性别、年龄等。

（2）所有在院患者均需佩戴腕带，腕带识别是医院最基本的身份标识方法。

（3）杜绝仅以单一信息确认患者的身份，尤其单独以床号进行身份识别是绝对不允许的。

（4）医务人员执行各项诊疗操作时，应严格执行查对制度，使用两种以上信息核对腕带、床头牌、医嘱本、治疗单等，确认患者身份，如姓名、性别、年龄、ID 号等，采用“疑问式双向核对”，询问一遍，复述一遍。

（5）实施有创诊疗前，实施者须当面与患者（或家属）沟通，作为最后确认手段。

（6）各家医院针对实际情况完善关键环节患者识别流程，如急诊科、手术室、ICU、产房等，应有交接程序，做好记录（转运单），认真核对腕带信息（包括科室、床号、姓名、性别、年龄、血型、药物过敏）。

### （二）腕带使用方法

1. 腕带包含科别、床号、姓名、性别、年龄、药物过敏等信息，所有患者均应佩戴。

2. 腕带使用记号笔填写，字迹工整，由办理入院的护士准确填写。信息化程度较高的医院由办理入院的护士负责打印，信息填写完毕由双人核对无误后佩戴。

3. 腕带统一佩戴于患者的手腕部，佩戴时注意松紧适宜（以能放入一指为宜），使用腕带过程中注意观察局部皮肤完整性、手部血运情况及舒适度等。

4. 抽取血交叉的护士负责在腕带上书写血型，输血护士负责核对，药物阳性结果由执行皮试操作的护士负责填写。

5. 特殊情况需要更换腕带时需由双人核对后方可重新佩戴。

6. 转科患者由转入科室重新佩戴。

7. 出院时由当班护士将腕带剪断去除。

## 二、患者意外风险的防范

### （一）住院患者坠床/跌倒的预防措施

1. 全面评估　患者入院后由责任护士对其进行评估，确认是否为高危险患者。如意识障碍的患者，应适当进行约束。

2. 一般措施　加强巡视，及时发现并满足患者需要，固定好床、轮椅的轮子，帮助患者选择合适的运动方式，协助上、下床活动。

3. 环境设置　走廊无障碍物，扶手稳定，厕所设扶手及紧急呼叫铃，浴室铺防滑垫，地面干燥、平坦，光线充足，将物品置于患者易取处，加床护栏。

4. 标识醒目　对易发生跌倒区域放置“小心滑倒”“小心坠床”标志牌，在评估高危坠床患者床尾挂“防坠床”“防跌倒”警示牌。

5. 健康教育　对高危坠床及跌倒患者，护士在完成相应预防措施的同时，及时告知患者及家属，做好健康宣教。嘱其着合适的鞋及衣裤，患者活动时有人陪伴，指导床上使用便器方法。

### （二）误吸、窒息的预防措施

1. 昏迷患者头偏向一侧，保持气道通畅。

2. 意识障碍或有吞咽障碍者，床旁备好吸引器，严密观察患者呼吸道情况。

3. 气道插管、气管切开患者应经常检查气囊有无漏气或充气不足。

4. 清醒可进食患者嘱其用餐时尽量采取坐位或半卧位，细嚼慢咽，尽量避免说话，进餐后保持此种姿势30～45分钟。

5. 鼻饲患者，进餐前检查鼻饲管位置是否正确，抬高床头，回抽胃液检查消化情况，若胃内残余物过多，应暂停进食并通知医师；鼻饲速度不宜过快；鼻饲时避免吸痰。

6. 护士应指导患者及其家属正确进食、有效排痰及发生误吸时的紧急处理方法。

### （三）管道防脱措施

1. 妥善将导管双固定于床单上，留有一定的长度空间利于患者床上活动，同时固定在手足不易触及之处。

2. 变换体位前应将导管放在合适的位置，避免牵挂，变换体位时护士注意扶住管道。

3. 对躁动者应做好有效约束，防止拔管。

4. 经常巡视病房，检查管道通畅情况，观察引流液的性质及量，及时发现脱落征象。

5. 对患者及家属进行各管道作用的宣教。

6. 对于留置多条管道的患者，护士应重点关注，及时查看管道通畅及引流情况。

#### （四）住院患者烫伤的预防措施

1. 护理人员对患者及其家属做好相关预防烫伤知识的宣教，减少烫伤的发生。

2. 指导患者将热水瓶放置于妥善位置，防止热水烫伤。

3. 患者及其家属不得自行使用热水袋或取暖设施，必要时在护士指导下使用。

4. 对需要沐浴的患者做好水温控制的告知：先开冷水阀，再开热水阀，65 岁以上的患者须有家属陪伴沐浴。

5. 护理人员要严格遵守热敷、热疗操作规程，对于输液或输注肠内营养使用加温器的患者应严密监测温度，避免患者在治疗过程中发生烫伤。

### 三、 患者转运流程安全管理

#### （一）急诊科危重患者转运流程

由急诊科医务人员护送，携带必要的抢救药品及设备，确保转运途中安全，认真行床旁交接，包括患者一般资料、意识、瞳孔、生命体征、病情、抢救措施、置管情况、皮肤情况等，无名氏患者需交接其个人物品，并填写“转运记录单”，一式两份，交、接护士双签名后各自保存一份。

#### （二）普通病房间危重患者转运

由转出科室医务人员护送，携带必要的抢救药品及设备，确保转运途中安全，认真行床旁交接，包括一般资料、意识、瞳孔、生命体征、病情、输液量、置管情况、皮肤情况等，无名氏患者需交接其个人物品，填写“转运记录单”，一式两份，交、接护士双签名后各自保存一份。

#### （三）病房与手术室间患者转运

1. 病房与手术室患者转运　病房护士仔细核对，做好术前准备，与手术室护士面对面进行交接。

（1）核对患者的床号、姓名、性别、年龄。

（2）术前准备是否完善（皮肤准备情况，胃管、尿管留置情况，术前医嘱执行情况等）。

（3）患者身上的首饰、义齿是否取下。

（4）共同核对携带手术室物品，确认无误后，填写“手术患者转运记录单”，交、接护士双签名，将患者送往手术室。

2. 手术室与病房患者转运　由手术医师或麻醉医师护送患者回到病房，与病区护士交接。

（1）交接患者生命体征、切口情况、各引流管置管长度及引流液的颜色、性质、量等。

（2）交接静脉管道是否通畅、液体输注情况及深静脉置管深度。

（3）共同核对从手术室带回的物品。确认无误后在“手术清点记录单”上签名。

### （四）病房与产房间交接

1. 病房与产房患者转接　病房护士与产房护士交接，包括患者床号、姓名、胎心、宫口扩张、宫缩强度及频率、生命体征、有无破水及阴道流血等，填写“交接记录单”。

2. 产房与病房转接患者　产房护士与病房护士交接，包括患者床号、姓名、分娩情况、产后 2 小时出血情况、会阴及子宫收缩情况、药品应用情况、新生儿情况等，填写“交接记录单”。

3. 新生儿交接　产房护士、病房护士间认真交接，包括患者腕带、胸牌、床头牌信息（母亲床号、姓名，新生儿体重、性别）、出生后评分情况、新生儿一般生命体征、用药情况等，填写“新生儿出生交接记录单”。

## 四、　护理警示标识

护理警示标识是指为患者在住院过程中应对生理、病理、心理、社会环境等诸多不确定因素或难以预料的意外事件及风险事件的发生，医院采用的特殊制作的各种有针对性、目的性、科学性的警示标识。

### （一）腕带区分标识

腕带用于患者住院期间的身份标识，根据患者病情设置红色、蓝色和黄色三种颜色腕带，红色腕带用于病情危重及高危险患者，蓝色腕带用于手术患者，黄色腕带用于病情相对平稳的患者。

### （二）意外警示标识

设立各种预防意外警示标识牌，包括防坠床、防跌倒、防压疮、防烫伤、防拔管、防误吸等，患者入院 24 小时内，责任护士对其进行护理体格检查，并对其在住院过程中可能出现的风险进行评估，根据评估结果在床头醒目位置放置。

### （三）治疗警示标识

设立各种治疗警示标识牌，包括静脉滴注类（如控制滴数、观察心率等）、非静脉滴注（如气道湿化、膀胱冲洗、膀胱造瘘、肠内营养、空肠造瘘等），使用时与相应药物挂在一起，降低治疗过程发生差错事故的概率。

### （四）留置导管标识

静脉留置针使用白色管道标识，胃肠减压管及胃管使用绿色管道标识，留置导尿管使用黄色管道标识，切口引流管使用红色管道标识，使用过程中需在各种管道标识上注明置管日期、留置长度并签名，便于临床各管道的护理。

### （五）药物过敏标识

药物过敏引起的严重后果时有发生，除应在病历夹封面、体温单及腕带相应栏注明外，还应制作醒目的常用药物过敏标识，放置在患者床头卡侧，便于医护人员查对。

### （六）特殊药物标识

临床中药物种类繁多，对于高危药品、麻醉药品、精神药品等需专柜存放，设置醒目标识，10%氯化钾需单独存放，并标识“10%氯化钾不得静脉注射”字样。

# 项目二　护理人员安全管理

护理人员在进行护理工作中，要严格遵循护理制度和操作规程，准确无误地执行医嘱，实施护理计划，确保患者在治疗和康复中获得身心安全的同时，其自身的安全也得到有效保证。

由于工作的特殊性，护理人员面临着多种职业危害，如生物性危害、化学性危害、物理性危害、心理社会性危害等，其中获得性免疫缺陷综合征、乙肝、丙肝病毒感染是生物性职业危害的主要种类。美国劳动职业安全局（OSHA）1991年制定了专门法规，要求对暴露于经血传播性微生物的医务人员进行职业保护，我国国家卫生健康委员会也制定了《医务人员艾滋病病毒职业暴露防护工作指导原则（试行）》等职业防护的文件，来保护医务人员的执业安全。人身伤害也是护士的职业伤害之一，《中华人民共和国护士管理办法》第四章第26条规定，护士在执业时人身权利和职业权利受法律保护，任何阻挠护士职业行为和侵犯护士人身权利的行为，将追究其刑事责任。因此，护理管理者要意识到护士面对的职业危害，加强教育，提高护士的防护意识，增加护士的防护知识，为护士提供必要的防护用具、药品和设备，对发生意外伤害的情况采取及时有效的处理措施。

## 一、职业伤害因素

护理人员由于职业的特殊性，在工作过程中被感染的概率很高，所遭受的职业伤害风险具有多样性、经常性等特点，其造成的损伤也呈多样性，职业伤害因素主要分为以下五种。

### （一）生物因素

生物因素主要是指各类病原体经血液、呼吸道、消化道、接触等途径引发的感染性疾病，是影响医务人员职业安全最常见的危害。

### （二）物理因素

物理因素包括噪声、高温、电离辐射、非电离辐射、切割或针刺等因素造成的损伤。

### （三）化学因素

化学因素主要是接触化疗药物、麻醉剂、消毒剂、粉尘等造成的刺激、灼烧、神经毒性、致癌等损伤。

### （四）心理因素

心理因素主要是由于工作性质与职业特点导致的异常的生理和心理负荷。

### （五）意外伤害

如设备故障导致触电、医疗纠纷时医务人员受到暴力攻击等。

## 二、 职业防护

职业防护是指针对职业损伤因素可能对机体造成的各种伤害，采取多种适宜的措施避免其发生，或将损伤程度降到最低。

### （一）职业防护原则

工作中应遵循标准预防的原则，做好自我防护，即视所有患者的血液、体液、分泌物、排泄物等均具有潜在的传染性，接触时均应采取防护措施，以防止血源性传播疾病和非血源性传播疾病的传播。标准预防技术包括洗手、戴手套、穿隔离衣、戴护目镜和面罩等，通过采取综合防护措施，减少受感染的机会。

### （二）职业防护管理

1. 建立健全规章制度　制定和完善各项规章制度并认真遵守执行是保障护士职业安全的基本措施。建立健全职业防护管理制度、职业暴露上报制度、处理程序、风险评估标准、消毒制度、隔离制度、各种有害因素监测制度及医疗废弃物处理制度等。

2. 加强职业安全教育　医院在岗前培训中必须进行职业防护教育，护士在职继续教育中也要增加护士职业防护培训内容，使护士不断反复接受职业防护教育，不断强化自身安全防护意识，使护士掌握必要的职业防护知识，提高自身防护能力。

3. 改进护理防护设备　配备适当的防护用品，积极开发各类先进、安全、价廉的医疗器材。如普及使用可自动回缩的针头，使用符合国际标准的防漏、耐刺、密封的环保型锐器收集箱，推广使用无针密闭输液接头和真空采血器等。

4. 建立护士个人健康档案　采取必要的预防措施，每年进行一次健康体检，对重点科室如急诊科、肝病科、口腔科、重症监护室等，定期给护士接种乙肝疫苗，增强自身免疫功能。

## 三、 执业安全问题

### （一）无证上岗

《中华人民共和国护士管理办法》第四章第42条规定：护士未经注册不得从事护理工

作。护理人员在毕业后到取得护士执业证书期间，只能在注册护士的指导下做一些辅助性的护理工作，而不能独立上岗，否则被视为无证上岗、非法执业。为了患者的安全，同时也为了保护尚未取得护士执业证书的护士，护理管理者不能以任何理由安排他们独立上岗。

### （二）职业保险

职业保险是指从业者通过定期向保险公司交纳保险费，使其一旦在职业保险范围内突然发生责任事故时，由保险公司承担对受损害者的赔偿。目前世界上大多数国家的护士都参加这种职业责任保险。

职业保险的好处有以下几点：

1. 保险公司可在政策范围内为其提供法定代理人，以避免其受法庭审判的影响或减轻法庭的判决。

2. 保险公司可在败诉以后为其支付巨额赔偿金，使其不致因此而造成经济上的损失。

3. 因受损害者能得到及时合适的经济补偿，而减轻护士在道义上的负罪感，较快达到心理平衡。

因此，参加职业保险可被认为是对护理人员自身利益的一种保护，虽然它并不摆脱护理人员在护理纠纷或事故中的法律责任，但可在一定程度上抵消其为该责任付出的代价。同时，在职业范围内，护理人员对患者负有道义上的责任，绝不能因护理的错误而造成患者经济损失，参加职业保险也可以为患者提供保护。

## 四、 护士与患者之间的某些特殊法律关系

### （一）知情同意

从法律角度讲，患者在医院接受的主要治疗必须在患者或其家属全面了解情况，经过自身的判断，自愿表示同意的条件下才能进行。知情同意必须符合三个条件。

1. 患者必须对所接受的诊断、治疗或护理完全知情，即了解其原因、方法、优点及缺点，可能出现的反应或副作用等。

2. 同意必须建立在完全自愿的基础上，任何强迫患者同意或患者由于害怕报复而同意的均不属于知情同意。

3. 患者或其家属是在完全清楚、有能力做出判断及决定的情况下同意的。

通常对患者进行的特殊检查、治疗及手术等，是由医生负责获取患者的书面知情同意的。有些医院可能规定由护士去完成或协助医生完成这项任务，如向患者解释或给患者有关的信息，保证患者完全了解所接受的检查及治疗。因此，护士在对患者实施护理时，应注意按照有关的规定获取患者的知情同意。如违反了知情同意的有关原则，可能产生侵权或犯罪。

### （二）患者死亡及有关问题

1. 患者遗嘱的处理　遗嘱是患者死亡前的最后嘱咐。如果护士作为患者遗嘱的见证人，必须明确以下程序：应有2～3个见证人参与；见证人必须听到或看到，并记录患者遗嘱内容；见证人当场签名，证实遗嘱是该患者的；遗嘱应有公证机关的公证。护士在作为见证人时，应注意到患者的遗嘱是在完全清醒、有良好判断及决策能力的情况下所立的，并对患者当时的身心情况等加以及时、详细、准确地记录，对其法律价值做出合理、公正的判断。

2. 安乐死　目前，我国的法律并没有对安乐死做出明确规定。根据法理学的逻辑分析，实施安乐死的行为符合故意杀人罪。我国现行《刑法》第132条以概括性的条款规定了故意杀人罪，安乐死也不例外。因此，不论有无医嘱，护士均不能对患者实施安乐死。

3. 患者尸体处理及有关文件记录的书写　当医生诊断患者已经死亡，在有关的记录上签字后，护士应填写有关卡片，做好详细准确的记录，特别是患者的死亡时间，并依常规做好尸体处理，以防产生法律纠纷。如患者生前同意尸检，捐献自己的遗体或组织器官时，应有患者或家属签字的书面文件。如患者在紧急情况下住院，死亡时身旁无亲友时，其遗物应在至少有两人在场的情况下加以清点、记录，并交病房负责人妥善保管。

### （三）护士与患者交往及保密问题

因为治疗、检查及护理的需要，护士常需要与患者进行多方面的沟通，可能会了解到患者的个人隐私。患者的隐私是指患者不妨碍他人及社会利益、个人心中不愿告诉他人的秘密。它主要包括个人的身体秘密、身世及历史秘密、有关家庭生活秘密、财产方面的秘密等。患者在求医的过程中，为了治疗常常需要把自己的一些隐私告诉护士或医生，这些隐私对患者很重要，可能从未告诉过其他任何人。如果护士将患者的隐私进行传播，发表不利于患者的虚假信息等均为侵犯患者的隐私权，根据具体情节会受到法律制裁。护士在与患者沟通过程中，有时可能会达到较高的层次，因而相互产生高度信任的感觉。护士应尽量使自己与患者的交往限于职业范围，以防产生不必要的道德或法律问题。

### （四）患者权利及有关法律问题

患者权利是一个复杂的法律、道德概念。患者权利由患者和权利两方面构成。患者指具有求医及治疗行为的人，患者权利中规定的是患者患病后应享有的合法、合理的权利和利益。因此，患者权利既适合法律所赋予的，也包含作为患者角色后医护道德或伦理所赋予的内容。患者拥有的基本权利包括医疗权、自主权、知情同意权、保密权和隐私权。护士在工作中应注意积极维护患者的基本权利，不损害患者合法权益，为患者提供生理、社会、心理及精神文化等方面的整体护理服务，促进患者康复，避免医疗纠纷的发生。

## 五、医院突发事件的对策

所谓突发事件，是指突然发生的人们没有预料和防范准备的事件。而医院突发事件则是指发生在医院这种特殊的环境下，各类突然发生的人们没有预料和防范准备的事件。医院突发事件的应对结果直接影响到患者、医务人员及医院三方利益，因此，作为医院一线工作者的护理人员，应当学会如何正确处理医院突发事件。

### （一）护理纠纷

1. 护理纠纷的定义　护理纠纷是医疗机构及护理人员与患者或其家属就护理过程和护理结果产生的争议，护理纠纷有可能是因为护理服务质量或护理技术缺陷造成的，也有可能是患方对护理技术不了解，或是护理人员服务态度引发患方的抱怨、投诉。

2. 护理纠纷对策

（1）一旦发生护理纠纷，须立即通知护士长，不得隐瞒。

（2）平息事端，安抚患者及其家属，争取患者理解。

（3）如患者仍不满，及时上报科主任及医院有关部门。

（4）调查核实事情经过，尽快给予患者满意答复。

（5）及时与患者沟通，学会换位思考，理解患者和家属。

（6）改善服务态度，规范服务行为，提高护士沟通水平，消除纠纷隐患。

（7）加强安全知识、法律知识的学习，提高自我保护意识。

（8）依法履行护士职责，约束自己的行为，避免护理纠纷的发生。

### （二）护理事故

1. 护理事故的定义及分级

（1）护理事故是医疗事故的一种，是指在护理过程中，由于护理人员的过失，直接造成患者死亡、残废、组织器官损伤导致功能障碍。

（2）根据2002年国务院公布的《医疗事故处理办法》规定，事故分为四个等级，即一、二、三、四级事故，护理事故等级的确定主要根据给患者直接造成损害的程度。

2. 护理事故对策

（1）立即上报护士长、科主任、护理部、医务科。

（2）与主管医生一起迅速采取一切补救措施使损害降低到最低限度。

（3）指派专人妥善保管有关的各种原始资料及物品，严禁涂改、伪造、隐匿、销毁。因输液、输血、注射、服药等引起的不良后果，要对现场的物品暂时封存保留，以备检验。

（4）当事人及时书写护理事故发生的经过、原因、结果，及时与患者沟通，争取患者的理解及配合。

（5）组织人员对事故进行研究、分析，根据情节，对照条例决定处理意见。

（6）及时向患者传达处理意见，达成一致。

（7）加强安全护理培训，增强护理人员的风险意识，规范操作行为。

（8）加强护理工作自查，完善差错事故上报制度，提高护士综合素质，加强医疗护理法律法规学习。

（三）医院感染暴发

1. 医院感染暴发定义　医院感染暴发是指在医疗机构或其科室的患者中，短时间内发生3例以上同种同源感染病例的现象。医院感染暴发后，应立即按要求逐级上报，并及时采取有效措施，控制感染的流行。

2. 医院感染暴发对策

（1）临床科室发现在病区短时间内出现多种症状相同的病原菌感染的病例后，由感染监控管理小组成员负责报告感染办，感染办证实流行或暴发。

（2）查找感染源。对感染患者、接触者、可疑传染源环境和物品、医护人员及陪护人员等进行病原学检查。

（3）查找引起感染的原因，对感染患者周围人群进行详细的流行病学检查。

（4）制定控制措施。包括对患者进行适当治疗，进行正确的灭菌处理，隔离患者，停止接收新患者，医护人员自身防护，免疫接种或投药等。

（5）分析调查资料，对病例的科室分布、人群分布和时间分布进行描述。分析流行或暴发的原因，推测可能的传染源、感染途径或感染因素，结合实验室检查结果和采取控制措施的效果综合做出判断。

（四）医院暴力事件

1. 暴力事件的定义　暴力是指故意利用身体的力度或强度，威胁自己或其他人，或一个群体、国家，导致或可能导致身体的伤害、死亡、心理伤害、畸形发展或功能丧失。工作场所暴力严重危害工作人员的健康和安全，并破坏工作场所正常的秩序或环境。世界卫生组织（World Health Organization，WHO）将工作场所暴力定义为：工作人员在其工作场所受到辱骂、威胁或袭击，从而造成对其安全、幸福或健康的明确或含蓄的挑战。

2. 医院暴力事件对策

（1）医患双方共同努力建立和谐的医患关系　医务人员通过不断提高服务质量，改善服务态度，为患者创造良好的就医环境。对于患者来说，就医过程中要充分信任医务人员，加强与医务人员的配合，文明就医。

（2）重视医疗纠纷的处理　医院设立专门部门或专人接受投诉，向患者及家属介绍诊疗情况和处理纠纷的程序；在调解方式方面，可建立解决机制，通过具有中立性质的调解机构，例如医疗纠纷调解中心，接受医患双方的委托进行调解。

（3）运用法律手段维护医方合法权益　医患纠纷（冲突）不可避免，但对于无理取闹、破坏正常医疗秩序和侵犯医护人员合法权利的患者及其家属，尤其是那些希望通过暴力或极端的行为来获取经济利益的群体而言，要依照《刑法》追究刑事责任，给予严厉惩治。

（4）提高医方应对医疗暴力的能力　医院设专门领导分管普法工作，设立专职或兼职的法律顾问，定期对医务人员进行培训，包括应对暴力事件的预防、报告、支持系统流程，评估和识别可能发生暴力的有关因素和信号，应用自卫术，提高医护人员应对暴力的能力。此外，还应安装监控装置，组建保安部门，从内部积极有效地防范医疗暴力事件的发生。

（5）政府和社会的支持　医疗暴力的减少与防范需社会各个方面的参与，应加快医疗体制改革，扩大医保覆盖面，降低药占比，通过健康教育使公众认识到医学的复杂性及不确定性。有关政府部门应配合医疗机构采取有效措施应对新闻媒体的采访，对不正当报道做出处罚，创造良好的舆论环境。

## 复习思考

### A1/A2 型题

1. 护士职业伤害因素不包括（　　）
   A. 生物因素　B. 物理因素　C. 化学因素
   D. 心理因素　E. 社会因素
2. 护理警示标识是指（　　）
   A. 治疗警示标识　B. 门诊诊疗科室警示标识　C. 路标警示标识
   D. 辐射警示标识　E. 医疗垃圾警示标识
3. 护士职业防护不包括（　　）
   A. 建立健全规章制度　B. 加强职业安全教育　C. 改进护理防护设备
   D. 依据护士工作便捷原则　E. 建立护士个人健康档案
4. 住院患者坠床的预防措施不包括（　　）
   A. 卧床休息，避免意外发生　B. 环境设置，保持畅通
   C. 标识醒目，便于识别　D. 健康教育，掌握应急措施
   E. 全面评估，认清安全隐患
5. 执行查对制度，使用两种以上信息核对是指（　　）
   A. 姓名、性别、年龄　B. 床号、年龄、药物名称
   C. 年龄、性别、疾病诊断　D. 床号、检查内容
   E. 姓名、手术名称

扫一扫，知答案

# 附录一

## 中华人民共和国国务院令

第 517 号

《护士条例》已经 2008 年 1 月 23 日国务院第 206 次常务会议通过，现予公布，自 2008 年 5 月 12 日起施行。

总理　温家宝

二〇〇八年一月三十一日

## 护士条例

第一章　总则

第一条　为了维护护士的合法权益，规范护理行为，促进护理事业发展，保障医疗安全和人体健康，制定本条例。

第二条　本条例所称护士，是指经执业注册取得护士执业证书，依照本条例规定从事护理活动，履行保护生命、减轻痛苦、增进健康职责的卫生技术人员。

第三条　护士人格尊严、人身安全不受侵犯。护士依法履行职责，受法律保护。全社会应当尊重护士。

第四条　国务院有关部门、县级以上地方人民政府及其有关部门以及乡（镇）人民政府应当采取措施，改善护士的工作条件，保障护士待遇，加强护士队伍建设，促进护理事业健康发展。

国务院有关部门和县级以上地方人民政府应当采取措施，鼓励护士到农村、基层医疗卫生机构工作。

第五条　国务院卫生主管部门负责全国的护士监督管理工作。

县级以上地方人民政府卫生主管部门负责本行政区域的护士监督管理工作。

第六条　国务院有关部门对在护理工作中做出杰出贡献的护士，应当授予全国卫生系统先进工作者荣誉称号或者颁发白求恩奖章，受到表彰、奖励的护士享受省部级劳动模范、先进工作者待遇；对长期从事护理工作的护士应当颁发荣誉证书。具体办法由国务院有关部门制定。

县级以上地方人民政府及其有关部门对本行政区域内做出突出贡献的护士，按照省、自治区、直辖市人民政府的有关规定给予表彰、奖励。

第二章　执业注册

第七条　护士执业，应当经执业注册取得护士执业证书。

申请护士执业注册，应当具备下列条件：

（一）具有完全民事行为能力；

（二）在中等职业学校、高等学校完成国务院教育主管部门和国务院卫生主管部门规定的普通全日制 3 年以上的护理、助产专业课程学习，包括在教学、综合医院完成 8 个月以上护理临床实习，并取得相应学历证书；

（三）通过国务院卫生主管部门组织的护士执业资格考试；

（四）符合国务院卫生主管部门规定的健康标准。

护士执业注册申请，应当自通过护士执业资格考试之日起 3 年内提出；逾期提出申请的，除应当具备前款第（一）项、第（二）项和第（四）项规定条件外，还应当在符合国务院卫生主管部门规定条件的医疗卫生机构接受 3 个月临床护理培训并考核合格。

护士执业资格考试办法由国务院卫生主管部门会同国务院人事部门制定。

第八条　申请护士执业注册的，应当向拟执业地省、自治区、直辖市人民政府卫生主管部门提出申请。收到申请的卫生主管部门应当自收到申请之日起 20 个工作日内做出决定，对具备本条例规定条件的，准予注册，并发给护士执业证书；对不具备本条例规定条件的，不予注册，并书面说明理由。

护士执业注册有效期为 5 年。

第九条　护士在其执业注册有效期内变更执业地点的，应当向拟执业地省、自治区、直辖市人民政府卫生主管部门报告。收到报告的卫生主管部门应当自收到报告之日起 7 个工作日内为其办理变更手续。护士跨省、自治区、直辖市变更执业地点的，收到报告的卫生主管部门还应当向其原执业地省、自治区、直辖市人民政府卫生主管部门通报。

第十条　护士执业注册有效期届满需要继续执业的，应当在护士执业注册有效期届满前 30 日向执业地省、自治区、直辖市人民政府卫生主管部门申请延续注册。收到申请的卫生主管部门对具备本条例规定条件的，准予延续，延续执业注册有效期为 5 年；对不具备本条例规定条件的，不予延续，并书面说明理由。

护士有行政许可法规定的应当予以注销执业注册情形的，原注册部门应当依照行政许可法的规定注销其执业注册。

第十一条　县级以上地方人民政府卫生主管部门应当建立本行政区域的护士执业良好记录和不良记录，并将该记录记入护士执业信息系统。

护士执业良好记录包括护士受到的表彰、奖励以及完成政府指令性任务的情况等内容。护士执业不良记录包括护士因违反本条例以及其他卫生管理法律、法规、规章或者诊疗技术规范的规定受到行政处罚、处分的情况等内容。

第三章　权利和义务

第十二条　护士执业，有按照国家有关规定获取工资报酬、享受福利待遇、参加社会保险的权利。任何单位或者个人不得克扣护士工资，降低或者取消护士福利等待遇。

第十三条　护士执业，有获得与其所从事的护理工作相适应的卫生防护、医疗保健服务的权利。从事直接接触有毒有害物质、有感染传染病危险工作的护士，有依照有关法律、行政法规的规定接受职业健康监护的权利；患职业病的，有依照有关法律、行政法规的规定获得赔偿的权利。

第十四条　护士有按照国家有关规定获得与本人业务能力和学术水平相应的专业技术职务、职称的权利；有参加专业培训、从事学术研究和交流、参加行业协会和专业学术团体的权利。

第十五条　护士有获得疾病诊疗、护理相关信息的权利和其他与履行护理职责相关的权利，可以对医疗卫生机构和卫生主管部门的工作提出意见和建议。

第十六条　护士执业，应当遵守法律、法规、规章和诊疗技术规范的规定。

第十七条　护士在执业活动中，发现患者病情危急，应当立即通知医师；在紧急情况下为抢救垂危患者生命，应当先行实施必要的紧急救护。

护士发现医嘱违反法律、法规、规章或者诊疗技术规范规定的，应当及时向开具医嘱的医师提出；必要时，应当向该医师所在科室的负责人或者医疗卫生机构负责医疗服务管理的人员报告。

第十八条　护士应当尊重、关心、爱护患者，保护患者的隐私。

第十九条　护士有义务参与公共卫生和疾病预防控制工作。发生自然灾害、公共卫生事件等严重威胁公众生命健康的突发事件，护士应当服从县级以上人民政府卫生主管部门或者所在医疗卫生机构的安排，参加医疗救护。

第四章　医疗卫生机构的职责

第二十条　医疗卫生机构配备护士的数量不得低于国务院卫生主管部门规定的护士配备标准。

第二十一条　医疗卫生机构不得允许下列人员在本机构从事诊疗技术规范规定的护理活动：

（一）未取得护士执业证书的人员；

（二）未依照本条例第九条的规定办理执业地点变更手续的护士；

（三）护士执业注册有效期届满未延续执业注册的护士。

在教学、综合医院进行护理临床实习的人员应当在护士指导下开展有关工作。

第二十二条　医疗卫生机构应当为护士提供卫生防护用品，并采取有效的卫生防护措施和医疗保健措施。

第二十三条　医疗卫生机构应当执行国家有关工资、福利待遇等规定，按照国家有关规定为在本机构从事护理工作的护士足额缴纳社会保险费用，保障护士的合法权益。

对在艰苦边远地区工作，或者从事直接接触有毒有害物质、有感染传染病危险工作的护士，所在医疗卫生机构应当按照国家有关规定给予津贴。

第二十四条　医疗卫生机构应当制定、实施本机构护士在职培训计划，并保证护士接受培训。

护士培训应当注重新知识、新技术的应用；根据临床专科护理发展和专科护理岗位的需要，开展对护士的专科护理培训。

第二十五条　医疗卫生机构应当按照国务院卫生主管部门的规定，设置专门机构或者配备专（兼）职人员负责护理管理工作。

第二十六条　医疗卫生机构应当建立护士岗位责任制并进行监督检查。

护士因不履行职责或者违反职业道德受到投诉的，其所在医疗卫生机构应当进行调查。经查证属实的，医疗卫生机构应当对护士做出处理，并将调查处理情况告知投诉人。

第五章　法律责任

第二十七条　卫生主管部门的工作人员未依照本条例规定履行职责，在护士监督管理工作中滥用职权、徇私舞弊，或者有其他失职、渎职行为的，依法给予处分；构成犯罪的，依法追究刑事责任。

第二十八条　医疗卫生机构有下列情形之一的，由县级以上地方人民政府卫生主管部门依据职责分工责令限期改正，给予警告；逾期不改正的，根据国务院卫生主管部门规定的护士配备标准和在医疗卫生机构合法执业的护士数量核减其诊疗科目，或者暂停其6个月以上1年以下执业活动；国家举办的医疗卫生机构有下列情形之一、情节严重的，还应当对负有责任的主管人员和其他直接责任人员依法给予处分：

（一）违反本条例规定，护士的配备数量低于国务院卫生主管部门规定的护士配备标准的；

（二）允许未取得护士执业证书的人员或者允许未依照本条例规定办理执业地点变更手续、延续执业注册有效期的护士在本机构从事诊疗技术规范规定的护理活动的。

第二十九条　医疗卫生机构有下列情形之一的，依照有关法律、行政法规的规定给予处罚；国家举办的医疗卫生机构有下列情形之一、情节严重的，还应当对负有责任的主管人员和其他直接责任人员依法给予处分：

（一）未执行国家有关工资、福利待遇等规定的；

（二）对在本机构从事护理工作的护士，未按照国家有关规定足额缴纳社会保险费用的；

（三）未为护士提供卫生防护用品，或者未采取有效的卫生防护措施、医疗保健措施的；

（四）对在艰苦边远地区工作，或者从事直接接触有毒有害物质、有感染传染病危险工作的护士，未按照国家有关规定给予津贴的。

第三十条　医疗卫生机构有下列情形之一的，由县级以上地方人民政府卫生主管部门依据职责分工责令限期改正，给予警告：

（一）未制定、实施本机构护士在职培训计划或者未保证护士接受培训的；

（二）未依照本条例规定履行护士管理职责的。

第三十一条　护士在执业活动中有下列情形之一的，由县级以上地方人民政府卫生主管部门依据职责分工责令改正，给予警告；情节严重的，暂停其 6 个月以上 1 年以下执业活动，直至由原发证部门吊销其护士执业证书：

（一）发现患者病情危急未立即通知医师的；

（二）发现医嘱违反法律、法规、规章或者诊疗技术规范的规定，未依照本条例第十七条的规定提出或者报告的；

（三）泄露患者隐私的；

（四）发生自然灾害、公共卫生事件等严重威胁公众生命健康的突发事件，不服从安排参加医疗救护的。

护士在执业活动中造成医疗事故的，依照医疗事故处理的有关规定承担法律责任。

第三十二条　护士被吊销执业证书的，自执业证书被吊销之日起 2 年内不得申请执业注册。

第三十三条　扰乱医疗秩序，阻碍护士依法开展执业活动，侮辱、威胁、殴打护士，或者有其他侵犯护士合法权益行为的，由公安机关依照治安管理处罚法的规定给予处罚；构成犯罪的，依法追究刑事责任。

第六章　附则

第三十四条　本条例施行前按照国家有关规定已经取得护士执业证书或者护理专业技术职称、从事护理活动的人员，经执业地省、自治区、直辖市人民政府卫生主管部门审核合格，换领护士执业证书。

本条例施行前，尚未达到护士配备标准的医疗卫生机构，应当按照国务院卫生主管部门规定的实施步骤，自本条例施行之日起 3 年内达到护士配备标准。

第三十五条　本条例自 2008 年 5 月 12 日起施行。

# 附录二

## 中华人民共和国国务院令

第 351 号

《医疗事故处理条例》已经 2002 年 2 月 20 日国务院第 55 次常务会议通过，现予公布，自 2002 年 9 月 1 日起施行。

总理　朱镕基

二〇〇二年四月四日

## 医疗事故处理条例

第一章　总则

第一条　为了正确处理医疗事故，保护患者和医疗机构及其医务人员的合法权益，维护医疗秩序，保障医疗安全，促进医学科学的发展，制定本条例。

第二条　本条例所称医疗事故，是指医疗机构及其医务人员在医疗活动中，违反医疗卫生管理法律、行政法规、部门规章和诊疗护理规范、常规，过失造成患者人身损害的事故。

第三条　处理医疗事故，应当遵循公开、公平、公正、及时、便民的原则，坚持实事求是的科学态度，做到事实清楚、定性准确、责任明确、处理恰当。

第四条　根据对患者人身造成的损害程度，医疗事故分为四级：

一级医疗事故：造成患者死亡、重度残疾的；

二级医疗事故：造成患者中度残疾、器官组织损伤导致严重功能障碍的；

三级医疗事故：造成患者轻度残疾、器官组织损伤导致一般功能障碍的；

四级医疗事故：造成患者明显人身损害的其他后果的。

具体分级标准由国务院卫生行政部门制定。

第二章 医疗事故的预防与处置

第五条 医疗机构及其医务人员在医疗活动中，必须严格遵守医疗卫生管理法律、行政法规、部门规章和诊疗护理规范、常规，恪守医疗服务职业道德。

第六条 医疗机构应当对其医务人员进行医疗卫生管理法律、行政法规、部门规章和诊疗护理规范、常规的培训和医疗服务职业道德教育。

第七条 医疗机构应当设置医疗服务质量监控部门或者配备专（兼）职人员，具体负责监督本医疗机构的医务人员的医疗服务工作，检查医务人员执业情况，接受患者对医疗服务的投诉，向其提供咨询服务。

第八条 医疗机构应当按照国务院卫生行政部门规定的要求，书写并妥善保管病历资料。

因抢救急危患者，未能及时书写病历的，有关医务人员应当在抢救结束后 6 小时内据实补记，并加以注明。

第九条 严禁涂改、伪造、隐匿、销毁或者抢夺病历资料。

第十条 患者有权复印或者复制其门诊病历、住院志、体温单、医嘱单、化验单（检验报告）、医学影像检查资料、特殊检查同意书、手术同意书、手术及麻醉记录单、病理资料、护理记录以及国务院卫生行政部门规定的其他病历资料。

患者依照前款规定要求复印或者复制病历资料的，医疗机构应当提供复印或者复制服务并在复印或者复制的病历资料上加盖证明印记。复印或者复制病历资料时，应当有患者在场。

医疗机构应患者的要求，为其复印或者复制病历资料，可以按照规定收取工本费。具体收费标准由省、自治区、直辖市人民政府价格主管部门会同同级卫生行政部门规定。

第十一条 在医疗活动中，医疗机构及其医务人员应当将患者的病情、医疗措施、医疗风险等如实告知患者，及时解答其咨询；但是，应当避免对患者产生不利后果。

第十二条 医疗机构应当制定防范、处理医疗事故的预案，预防医疗事故的发生，减轻医疗事故的损害。

第十三条 医务人员在医疗活动中发生或者发现医疗事故、可能引起医疗事故的医疗过失行为或者发生医疗事故争议的，应当立即向所在科室负责人报告，科室负责人应当及时向本医疗机构负责医疗服务质量监控的部门或者专（兼）职人员报告；负责医疗服务质量监控的部门或者专（兼）职人员接到报告后，应当立即进行调查、核实，将有关情况如实向本医疗机构的负责人报告，并向患者通报、解释。

第十四条 发生医疗事故的，医疗机构应当按照规定向所在地卫生行政部门报告。

发生下列重大医疗过失行为的，医疗机构应当在 12 小时内向所在地卫生行政部门报告：

（一）导致患者死亡或者可能为二级以上的医疗事故；

（二）导致 3 人以上人身损害后果；

（三）国务院卫生行政部门和省、自治区、直辖市人民政府卫生行政部门规定的其他情形。

第十五条　发生或者发现医疗过失行为，医疗机构及其医务人员应当立即采取有效措施，避免或者减轻对患者身体健康的损害，防止损害扩大。

第十六条　发生医疗事故争议时，死亡病例讨论记录、疑难病例讨论记录、上级医师查房记录、会诊意见、病程记录应当在医患双方在场的情况下封存和启封。封存的病历资料可以是复印件，由医疗机构保管。

第十七条　疑似输液、输血、注射、药物等引起不良后果的，医患双方应当共同对现场实物进行封存和启封，封存的现场实物由医疗机构保管；需要检验的，应当由双方共同指定的、依法具有检验资格的检验机构进行检验；双方无法共同指定时，由卫生行政部门指定。

疑似输血引起不良后果，需要对血液进行封存保留的，医疗机构应当通知提供该血液的采供血机构派员到场。

第十八条　患者死亡，医患双方当事人不能确定死因或者对死因有异议的，应当在患者死亡后 48 小时内进行尸检；具备尸体冻存条件的，可以延长至 7 日。尸检应当经死者近亲属同意并签字。

尸检应当由按照国家有关规定取得相应资格的机构和病理解剖专业技术人员进行。承担尸检任务的机构和病理解剖专业技术人员有进行尸检的义务。

医疗事故争议双方当事人可以请法医病理学人员参加尸检，也可以委派代表观察尸检过程。拒绝或者拖延尸检，超过规定时间，影响对死因判定的，由拒绝或者拖延的一方承担责任。

第十九条　患者在医疗机构内死亡的，尸体应当立即移放太平间。死者尸体存放时间一般不得超过 2 周。逾期不处理的尸体，经医疗机构所在地卫生行政部门批准，并报经同级公安部门备案后，由医疗机构按照规定进行处理。

## 第三章　医疗事故的技术鉴定

第二十条　卫生行政部门接到医疗机构关于重大医疗过失行为的报告或者医疗事故争议当事人要求处理医疗事故争议的申请后，对需要进行医疗事故技术鉴定的，应当交由负责医疗事故技术鉴定工作的医学会组织鉴定；医患双方协商解决医疗事故争议，需要进行医疗事故技术鉴定的，由双方当事人共同委托负责医疗事故技术鉴定工作的医学会组织鉴定。

第二十一条　设区的市级地方医学会和省、自治区、直辖市直接管辖的县（市）地方医学会负责组织首次医疗事故技术鉴定工作。省、自治区、直辖市地方医学会负责组织再次鉴定工作。

必要时，中华医学会可以组织疑难、复杂并在全国有重大影响的医疗事故争议的技术鉴定工作。

第二十二条　当事人对首次医疗事故技术鉴定结论不服的，可以自收到首次鉴定结论之日起 15 日内向医疗机构所在地卫生行政部门提出再次鉴定的申请。

第二十三条　负责组织医疗事故技术鉴定工作的医学会应当建立专家库。

专家库由具备下列条件的医疗卫生专业技术人员组成：

（一）有良好的业务素质和执业品德；

（二）受聘于医疗卫生机构或者医学教学、科研机构并担任相应专业高级技术职务 3 年以上。

符合前款第（一）项规定条件并具备高级技术任职资格的法医可以受聘进入专家库。

负责组织医疗事故技术鉴定工作的医学会依照本条例规定聘请医疗卫生专业技术人员和法医进入专家库，可以不受行政区域的限制。

第二十四条　医疗事故技术鉴定，由负责组织医疗事故技术鉴定工作的医学会组织专家鉴定组进行。

参加医疗事故技术鉴定的相关专业的专家，由医患双方在医学会主持下从专家库中随机抽取。在特殊情况下，医学会根据医疗事故技术鉴定工作的需要，可以组织医患双方在其他医学会建立的专家库中随机抽取相关专业的专家参加鉴定或者函件咨询。

符合本条例第二十三条规定条件的医疗卫生专业技术人员和法医有义务受聘进入专家库，并承担医疗事故技术鉴定工作。

第二十五条　专家鉴定组进行医疗事故技术鉴定，实行合议制。专家鉴定组人数为单数，涉及的主要学科的专家一般不得少于鉴定组成员的二分之一；涉及死因、伤残等级鉴定的，并应当从专家库中随机抽取法医参加专家鉴定组。

第二十六条　专家鉴定组成员有下列情形之一的，应当回避，当事人也可以以口头或者书面的方式申请其回避：

（一）是医疗事故争议当事人或者当事人的近亲属的；

（二）与医疗事故争议有利害关系的；

（三）与医疗事故争议当事人有其他关系，可能影响公正鉴定的。

第二十七条　专家鉴定组依照医疗卫生管理法律、行政法规、部门规章和诊疗护理规范、常规，运用医学科学原理和专业知识，独立进行医疗事故技术鉴定，对医疗事故进行鉴别和判定，为处理医疗事故争议提供医学依据。

任何单位或者个人不得干扰医疗事故技术鉴定工作，不得威胁、利诱、辱骂、殴打专家鉴定组成员。

专家鉴定组成员不得接受双方当事人的财物或者其他利益。

第二十八条　负责组织医疗事故技术鉴定工作的医学会应当自受理医疗事故技术鉴定之日起 5 日内通知医疗事故争议双方当事人提交进行医疗事故技术鉴定所需的材料。

当事人应当自收到医学会的通知之日起 10 日内提交有关医疗事故技术鉴定的材料、书面陈述及答辩。医疗机构提交的有关医疗事故技术鉴定的材料应当包括下列内容：

（一）住院患者的病程记录、死亡病例讨论记录、疑难病例讨论记录、会诊意见、上级医师查房记录等病历资料原件；

（二）住院患者的住院志、体温单、医嘱单、化验单（检验报告）、医学影像检查资料、特殊检查同意书、手术同意书、手术及麻醉记录单、病理资料、护理记录等病历资料原件；

（三）抢救急危患者，在规定时间内补记的病历资料原件；

（四）封存保留的输液、注射用物品和血液、药物等实物，或者依法具有检验资格的检验机构对这些物品、实物作出的检验报告；

（五）与医疗事故技术鉴定有关的其他材料。

在医疗机构建有病历档案的门诊、急诊患者，其病历资料由医疗机构提供；没有在医疗机构建立病历档案的，由患者提供。

医患双方应当依照本条例的规定提交相关材料。医疗机构无正当理由未依照本条例的规定如实提供相关材料，导致医疗事故技术鉴定不能进行的，应当承担责任。

第二十九条　负责组织医疗事故技术鉴定工作的医学会应当自接到当事人提交的有关医疗事故技术鉴定的材料、书面陈述及答辩之日起 45 日内组织鉴定并出具医疗事故技术鉴定书。

负责组织医疗事故技术鉴定工作的医学会可以向双方当事人调查取证。

第三十条　专家鉴定组应当认真审查双方当事人提交的材料，听取双方当事人的陈述及答辩并进行核实。

双方当事人应当按照本条例的规定如实提交进行医疗事故技术鉴定所需要的材料，并积极配合调查。当事人任何一方不予配合，影响医疗事故技术鉴定的，由不予配合的一方承担责任。

第三十一条　专家鉴定组应当在事实清楚、证据确凿的基础上，综合分析患者的病情和个体差异，作出鉴定结论，并制作医疗事故技术鉴定书。鉴定结论以专家鉴定组成员的过半数通过。鉴定过程应当如实记载。

医疗事故技术鉴定书应当包括下列主要内容：

（一）双方当事人的基本情况及要求；

（二）当事人提交的材料和负责组织医疗事故技术鉴定工作的医学会的调查材料；

（三）对鉴定过程的说明；

（四）医疗行为是否违反医疗卫生管理法律、行政法规、部门规章和诊疗护理规范、常规；

（五）医疗过失行为与人身损害后果之间是否存在因果关系；

（六）医疗过失行为在医疗事故损害后果中的责任程度；

（七）医疗事故等级；

（八）对医疗事故患者的医疗护理医学建议。

第三十二条　医疗事故技术鉴定办法由国务院卫生行政部门制定。

第三十三条　有下列情形之一的，不属于医疗事故：

（一）在紧急情况下为抢救垂危患者生命而采取紧急医学措施造成不良后果的；

（二）在医疗活动中由于患者病情异常或者患者体质特殊而发生医疗意外的；

（三）在现有医学科学技术条件下，发生无法预料或者不能防范的不良后果的；

（四）无过错输血感染造成不良后果的；

（五）因患方原因延误诊疗导致不良后果的；

（六）因不可抗力造成不良后果的。

第三十四条　医疗事故技术鉴定，可以收取鉴定费用。经鉴定，属于医疗事故的，鉴定费用由医疗机构支付；不属于医疗事故的，鉴定费用由提出医疗事故处理申请的一方支付。鉴定费用标准由省、自治区、直辖市人民政府价格主管部门会同同级财政部门、卫生行政部门规定。

第四章　医疗事故的行政处理与监督

第三十五条　卫生行政部门应当依照本条例和有关法律、行政法规、部门规章的规定，对发生医疗事故的医疗机构和医务人员作出行政处理。

第三十六条　卫生行政部门接到医疗机构关于重大医疗过失行为的报告后，除责令医疗机构及时采取必要的医疗救治措施，防止损害后果扩大外，应当组织调查，判定是否属于医疗事故；对不能判定是否属于医疗事故的，应当依照本条例的有关规定交由负责医疗事故技术鉴定工作的医学会组织鉴定。

第三十七条　发生医疗事故争议，当事人申请卫生行政部门处理的，应当提出书面申请。申请书应当载明申请人的基本情况、有关事实、具体请求及理由等。

当事人自知道或者应当知道其身体健康受到损害之日起 1 年内，可以向卫生行政部门提出医疗事故争议处理申请。

第三十八条　发生医疗事故争议，当事人申请卫生行政部门处理的，由医疗机构所在地的县级人民政府卫生行政部门受理。医疗机构所在地是直辖市的，由医疗机构所在地的区、县人民政府卫生行政部门受理。

有下列情形之一的，县级人民政府卫生行政部门应当自接到医疗机构的报告或者当事人提出医疗事故争议处理申请之日起 7 日内移送上一级人民政府卫生行政部门处理：

（一）患者死亡；

（二）可能为二级以上的医疗事故；

（三）国务院卫生行政部门和省、自治区、直辖市人民政府卫生行政部门规定的其他情形。

第三十九条　卫生行政部门应当自收到医疗事故争议处理申请之日起 10 日内进行审

查，作出是否受理的决定。对符合本条例规定，予以受理，需要进行医疗事故技术鉴定的，应当自作出受理决定之日起5日内将有关材料交由负责医疗事故技术鉴定工作的医学会组织鉴定并书面通知申请人；对不符合本条例规定，不予受理的，应当书面通知申请人并说明理由。

当事人对首次医疗事故技术鉴定结论有异议，申请再次鉴定的，卫生行政部门应当自收到申请之日起7日内交由省、自治区、直辖市地方医学会组织再次鉴定。

第四十条　当事人既向卫生行政部门提出医疗事故争议处理申请，又向人民法院提起诉讼的，卫生行政部门不予受理；卫生行政部门已经受理的，应当终止处理。

第四十一条　卫生行政部门收到负责组织医疗事故技术鉴定工作的医学会出具的医疗事故技术鉴定书后，应当对参加鉴定的人员资格和专业类别、鉴定程序进行审核；必要时，可以组织调查，听取医疗事故争议双方当事人的意见。

第四十二条　卫生行政部门经审核，对符合本条例规定作出的医疗事故技术鉴定结论，应当作为对发生医疗事故的医疗机构和医务人员作出行政处理以及进行医疗事故赔偿调解的依据；经审核，发现医疗事故技术鉴定不符合本条例规定的，应当要求重新鉴定。

第四十三条　医疗事故争议由双方当事人自行协商解决的，医疗机构应当自协商解决之日起7日内向所在地卫生行政部门作出书面报告，并附具协议书。

第四十四条　医疗事故争议经人民法院调解或者判决解决的，医疗机构应当自收到生效的人民法院的调解书或者判决书之日起7日内向所在地卫生行政部门作出书面报告，并附具调解书或者判决书。

第四十五条　县级以上地方人民政府卫生行政部门应当按照规定逐级将当地发生的医疗事故以及依法对发生医疗事故的医疗机构和医务人员作出行政处理的情况，上报国务院卫生行政部门。

第五章　医疗事故的赔偿

第四十六条　发生医疗事故的赔偿等民事责任争议，医患双方可以协商解决；不愿意协商或者协商不成的，当事人可以向卫生行政部门提出调解申请，也可以直接向人民法院提起民事诉讼。

第四十七条　双方当事人协商解决医疗事故的赔偿等民事责任争议的，应当制作协议书。协议书应当载明双方当事人的基本情况和医疗事故的原因、双方当事人共同认定的医疗事故等级以及协商确定的赔偿数额等，并由双方当事人在协议书上签名。

第四十八条　已确定为医疗事故的，卫生行政部门应医疗事故争议双方当事人请求，可以进行医疗事故赔偿调解。调解时，应当遵循当事人双方自愿原则，并应当依据本条例的规定计算赔偿数额。

经调解，双方当事人就赔偿数额达成协议的，制作调解书，双方当事人应当履行；调解不成或者经调解达成协议后一方反悔的，卫生行政部门不再调解。

第四十九条　医疗事故赔偿，应当考虑下列因素，确定具体赔偿数额：

（一）医疗事故等级；

（二）医疗过失行为在医疗事故损害后果中的责任程度；

（三）医疗事故损害后果与患者原有疾病状况之间的关系。

不属于医疗事故的，医疗机构不承担赔偿责任。

第五十条　医疗事故赔偿，按照下列项目和标准计算：

（一）医疗费：按照医疗事故对患者造成的人身损害进行治疗所发生的医疗费用计算，凭据支付，但不包括原发病医疗费用。结案后确实需要继续治疗的，按照基本医疗费用支付。

（二）误工费：患者有固定收入的，按照本人因误工减少的固定收入计算，对收入高于医疗事故发生地上一年度职工年平均工资 3 倍以上的，按照 3 倍计算；无固定收入的，按照医疗事故发生地上一年度职工年平均工资计算。

（三）住院伙食补助费：按照医疗事故发生地国家机关一般工作人员的出差伙食补助标准计算。

（四）陪护费：患者住院期间需要专人陪护的，按照医疗事故发生地上一年度职工年平均工资计算。

（五）残疾生活补助费：根据伤残等级，按照医疗事故发生地居民年平均生活费计算，自定残之月起最长赔偿 30 年；但是，60 周岁以上的，不超过 15 年；70 周岁以上的，不超过 5 年。

（六）残疾用具费：因残疾需要配置补偿功能器具的，凭医疗机构证明，按照普及型器具的费用计算。

（七）丧葬费：按照医疗事故发生地规定的丧葬费补助标准计算。

（八）被扶养人生活费：以死者生前或者残疾者丧失劳动能力前实际扶养且没有劳动能力的人为限，按照其户籍所在地或者居所地居民最低生活保障标准计算。对不满 16 周岁的，扶养到 16 周岁。对年满 16 周岁但无劳动能力的，扶养 20 年；但是，60 周岁以上的，不超过 15 年；70 周岁以上的，不超过 5 年。

（九）交通费：按照患者实际必需的交通费用计算，凭据支付。

（十）住宿费：按照医疗事故发生地国家机关一般工作人员的出差住宿补助标准计算，凭据支付。

（十一）精神损害抚慰金：按照医疗事故发生地居民年平均生活费计算。造成患者死亡的，赔偿年限最长不超过 6 年；造成患者残疾的，赔偿年限最长不超过 3 年。

第五十一条　参加医疗事故处理的患者近亲属所需交通费、误工费、住宿费，参照本条例第五十条的有关规定计算，计算费用的人数不超过 2 人。

医疗事故造成患者死亡的，参加丧葬活动的患者的配偶和直系亲属所需交通费、误工费、住宿费，参照本条例第五十条的有关规定计算，计算费用的人数不超过 2 人。

第五十二条　医疗事故赔偿费用，实行一次性结算，由承担医疗事故责任的医疗机构支付。

## 第六章　罚则

第五十三条　卫生行政部门的工作人员在处理医疗事故过程中违反本条例的规定，利用职务上的便利收受他人财物或者其他利益，滥用职权，玩忽职守，或者发现违法行为不予查处，造成严重后果的，依照刑法关于受贿罪、滥用职权罪、玩忽职守罪或者其他有关罪的规定，依法追究刑事责任；尚不够刑事处罚的，依法给予降级或者撤职的行政处分。

第五十四条　卫生行政部门违反本条例的规定，有下列情形之一的，由上级卫生行政部门给予警告并责令限期改正；情节严重的，对负有责任的主管人员和其他直接责任人员依法给予行政处分：

（一）接到医疗机构关于重大医疗过失行为的报告后，未及时组织调查的；

（二）接到医疗事故争议处理申请后，未在规定时间内审查或者移送上一级人民政府卫生行政部门处理的；

（三）未将应当进行医疗事故技术鉴定的重大医疗过失行为或者医疗事故争议移交医学会组织鉴定的；

（四）未按照规定逐级将当地发生的医疗事故以及依法对发生医疗事故的医疗机构和医务人员的行政处理情况上报的；

（五）未依照本条例规定审核医疗事故技术鉴定书的。

第五十五条　医疗机构发生医疗事故的，由卫生行政部门根据医疗事故等级和情节，给予警告；情节严重的，责令限期停业整顿直至由原发证部门吊销执业许可证，对负有责任的医务人员依照刑法关于医疗事故罪的规定，依法追究刑事责任；尚不够刑事处罚的，依法给予行政处分或者纪律处分。

对发生医疗事故的有关医务人员，除依照前款处罚外，卫生行政部门并可以责令暂停 6 个月以上 1 年以下执业活动；情节严重的，吊销其执业证书。

第五十六条　医疗机构违反本条例的规定，有下列情形之一的，由卫生行政部门责令改正；情节严重的，对负有责任的主管人员和其他直接责任人员依法给予行政处分或者纪律处分：

（一）未如实告知患者病情、医疗措施和医疗风险的；

（二）没有正当理由，拒绝为患者提供复印或者复制病历资料服务的；

（三）未按照国务院卫生行政部门规定的要求书写和妥善保管病历资料的；

（四）未在规定时间内补记抢救工作病历内容的；

（五）未按照本条例的规定封存、保管和启封病历资料和实物的；

（六）未设置医疗服务质量监控部门或者配备专（兼）职人员的；

（七）未制定有关医疗事故防范和处理预案的；

（八）未在规定时间内向卫生行政部门报告重大医疗过失行为的；

（九）未按照本条例的规定向卫生行政部门报告医疗事故的；

（十）未按照规定进行尸检和保存、处理尸体的。

第五十七条　参加医疗事故技术鉴定工作的人员违反本条例的规定，接受申请鉴定双方或者一方当事人的财物或者其他利益，出具虚假医疗事故技术鉴定书，造成严重后果的，依照刑法关于受贿罪的规定，依法追究刑事责任；尚不够刑事处罚的，由原发证部门吊销其执业证书或者资格证书。

第五十八条　医疗机构或者其他有关机构违反本条例的规定，有下列情形之一的，由卫生行政部门责令改正，给予警告；对负有责任的主管人员和其他直接责任人员依法给予行政处分或者纪律处分；情节严重的，由原发证部门吊销其执业证书或者资格证书：

（一）承担尸检任务的机构没有正当理由，拒绝进行尸检的；

（二）涂改、伪造、隐匿、销毁病历资料的。

第五十九条　以医疗事故为由，寻衅滋事、抢夺病历资料，扰乱医疗机构正常医疗秩序和医疗事故技术鉴定工作，依照刑法关于扰乱社会秩序罪的规定，依法追究刑事责任；尚不够刑事处罚的，依法给予治安管理处罚。

第七章　附则

第六十条　本条例所称医疗机构，是指依照《医疗机构管理条例》的规定取得《医疗机构执业许可证》的机构。

县级以上城市从事计划生育技术服务的机构依照《计划生育技术服务管理条例》的规定开展与计划生育有关的临床医疗服务，发生的计划生育技术服务事故，依照本条例的有关规定处理；但是，其中不属于医疗机构的县级以上城市从事计划生育技术服务的机构发生的计划生育技术服务事故，由计划生育行政部门行使依照本条例有关规定由卫生行政部门承担的受理、交由负责医疗事故技术鉴定工作的医学会组织鉴定和赔偿调解的职能；对发生计划生育技术服务事故的该机构及其有关责任人员，依法进行处理。

第六十一条　非法行医，造成患者人身损害，不属于医疗事故，触犯刑律的，依法追究刑事责任；有关赔偿，由受害人直接向人民法院提起诉讼。

第六十二条　军队医疗机构的医疗事故处理办法，由中国人民解放军卫生主管部门会同国务院卫生行政部门依据本条例制定。

第六十三条　本条例自2002年9月1日起施行。1987年6月29日国务院发布的《医疗事故处理办法》同时废止。本条例施行前已经处理结案的医疗事故争议，不再重新处理。

# 附录三

## 中华人民共和国国务院令

第 380 号

《医疗废物管理条例》已经2003年6月4日国务院第十次常务会议通过，现予公布，自公布之日起施行。

总理　温家宝

二〇〇三年六月十六日

## 医疗废物管理条例

### 第一章　总则

第一条　为了加强医疗废物的安全管理，防止疾病传播，保护环境，保障人体健康，根据《中华人民共和国传染病防治法》和《中华人民共和国固体废物污染环境防治法》，制定本条例。

第二条　本条例所称医疗废物，是指医疗卫生机构在医疗、预防、保健以及其他相关活动中产生的具有直接或者间接感染性、毒性以及其他危害性的废物。

医疗废物分类目录，由国务院卫生行政主管部门和环境保护行政主管部门共同制定、公布。

第三条　本条例适用于医疗废物的收集、运送、贮存、处置以及监督管理等活动。

医疗卫生机构收治的传染病病人或者疑似传染病病人产生的生活垃圾，按照医疗废物进行管理和处置。

医疗卫生机构废弃的麻醉、精神、放射性、毒性等药品及其相关的废物的管理，依照有关法律、行政法规和国家有关规定、标准执行。

第四条　国家推行医疗废物集中无害化处置，鼓励有关医疗废物安全处置技术的研究与开发。

县级以上地方人民政府负责组织建设医疗废物集中处置设施。

国家对边远贫困地区建设医疗废物集中处置设施给予适当的支持。

第五条 县级以上各级人民政府卫生行政主管部门，对医疗废物收集、运送、贮存、处置活动中的疾病防治工作实施统一监督管理；环境保护行政主管部门，对医疗废物收集、运送、贮存、处置活动中的环境污染防治工作实施统一监督管理。

县级以上各级人民政府其他有关部门在各自的职责范围内负责与医疗废物处置有关的监督管理工作。

第六条 任何单位和个人有权对医疗卫生机构、医疗废物集中处置单位和监督管理部门及其工作人员的违法行为进行举报、投诉、检举和控告。

## 第二章 医疗废物管理的一般规定

第七条 医疗卫生机构和医疗废物集中处置单位，应当建立、健全医疗废物管理责任制，其法定代表人为第一责任人，切实履行职责，防止因医疗废物导致传染病传播和环境污染事故。

第八条 医疗卫生机构和医疗废物集中处置单位，应当制定与医疗废物安全处置有关的规章制度和在发生意外事故时的应急方案；设置监控部门或者专（兼）职人员，负责检查、督促、落实本单位医疗废物的管理工作，防止违反本条例的行为发生。

第九条 医疗卫生机构和医疗废物集中处置单位，应当对本单位从事医疗废物收集、运送、贮存、处置等工作的人员和管理人员，进行相关法律和专业技术、安全防护以及紧急处理等知识的培训。

第十条 医疗卫生机构和医疗废物集中处置单位，应当采取有效的职业卫生防护措施，为从事医疗废物收集、运送、贮存、处置等工作的人员和管理人员，配备必要的防护用品，定期进行健康检查；必要时，对有关人员进行免疫接种，防止其受到健康损害。

第十一条 医疗卫生机构和医疗废物集中处置单位，应当依照《中华人民共和国固体废物污染环境防治法》的规定，执行危险废物转移联单管理制度。

第十二条 医疗卫生机构和医疗废物集中处置单位，应当对医疗废物进行登记，登记内容应当包括医疗废物的来源、种类、重量或者数量、交接时间、处置方法、最终去向以及经办人签名等项目。登记资料至少保存 3 年。

第十三条 医疗卫生机构和医疗废物集中处置单位，应当采取有效措施，防止医疗废物流失、泄漏、扩散。

发生医疗废物流失、泄漏、扩散时，医疗卫生机构和医疗废物集中处置单位应当采取减少危害的紧急处理措施，对致病人员提供医疗救护和现场救援；同时向所在地的县级人民政府卫生行政主管部门、环境保护行政主管部门报告，并向可能受到危害的单位和居民通报。

第十四条　禁止任何单位和个人转让、买卖医疗废物。

禁止在运送过程中丢弃医疗废物；禁止在非贮存地点倾倒、堆放医疗废物或者将医疗废物混入其他废物和生活垃圾。

第十五条　禁止邮寄医疗废物。

禁止通过铁路、航空运输医疗废物。

有陆路通道的，禁止通过水路运输医疗废物；没有陆路通道必须经水路运输医疗废物的，应当经设区的市级以上人民政府环境保护行政主管部门批准，并采取严格的环境保护措施后，方可通过水路运输。

禁止将医疗废物与旅客在同一运输工具上载运。

禁止在饮用水源保护区的水体上运输医疗废物。

## 第三章　医疗卫生机构对医疗废物的管理

第十六条　医疗卫生机构应当及时收集本单位产生的医疗废物，并按照类别分置于防渗漏、防锐器穿透的专用包装物或者密闭的容器内。

医疗废物专用包装物、容器，应当有明显的警示标识和警示说明。

医疗废物专用包装物、容器的标准和警示标识的规定，由国务院卫生行政主管部门和环境保护行政主管部门共同制定。

第十七条　医疗卫生机构应当建立医疗废物的暂时贮存设施、设备，不得露天存放医疗废物；医疗废物暂时贮存的时间不得超过 2 天。

医疗废物的暂时贮存设施、设备，应当远离医疗区、食品加工区和人员活动区以及生活垃圾存放场所，并设置明显的警示标识和防渗漏、防鼠、防蚊蝇、防蟑螂、防盗以及预防儿童接触等安全措施。

医疗废物的暂时贮存设施、设备应当定期消毒和清洁。

第十八条　医疗卫生机构应当使用防渗漏、防遗撒的专用运送工具，按照本单位确定的内部医疗废物运送时间、路线，将医疗废物收集、运送至暂时贮存地点。

运送工具使用后应当在医疗卫生机构内指定的地点及时消毒和清洁。

第十九条　医疗卫生机构应当根据就近集中处置的原则，及时将医疗废物交由医疗废物集中处置单位处置。

医疗废物中病原体的培养基、标本和菌种、毒种保存液等高危险废物，在交医疗废物集中处置单位处置前应当就地消毒。

第二十条　医疗卫生机构产生的污水、传染病病人或者疑似传染病病人的排泄物，应当按照国家规定严格消毒；达到国家规定的排放标准后，方可排入污水处理系统。

第二十一条　不具备集中处置医疗废物条件的农村，医疗卫生机构应当按照县级人民政府卫生行政主管部门、环境保护行政主管部门的要求，自行就地处置其产生的医疗废物。自行处置医疗废物的，应当符合下列基本要求：

（一）使用后的一次性医疗器具和容易致人损伤的医疗废物，应当消毒并作毁形处理；

（二）能够焚烧的，应当及时焚烧；

（三）不能焚烧的，消毒后集中填埋。

## 第四章　医疗废物的集中处置

第二十二条　从事医疗废物集中处置活动的单位，应当向县级以上人民政府环境保护行政主管部门申请领取经营许可证；未取得经营许可证的单位，不得从事有关医疗废物集中处置的活动。

第二十三条　医疗废物集中处置单位，应当符合下列条件：

（一）具有符合环境保护和卫生要求的医疗废物贮存、处置设施或者设备；

（二）具有经过培训的技术人员以及相应的技术工人；

（三）具有负责医疗废物处置效果检测、评价工作的机构和人员；

（四）具有保证医疗废物安全处置的规章制度。

第二十四条　医疗废物集中处置单位的贮存、处置设施，应当远离居（村）民居住区、水源保护区和交通干道，与工厂、企业等工作场所有适当的安全防护距离，并符合国务院环境保护行政主管部门的规定。

第二十五条　医疗废物集中处置单位应当至少每 2 天到医疗卫生机构收集、运送一次医疗废物，并负责医疗废物的贮存、处置。

第二十六条　医疗废物集中处置单位运送医疗废物，应当遵守国家有关危险货物运输管理的规定，使用有明显医疗废物标识的专用车辆。医疗废物专用车辆应当达到防渗漏、防遗撒以及其他环境保护和卫生要求。

运送医疗废物的专用车辆使用后，应当在医疗废物集中处置场所内及时进行消毒和清洁。

运送医疗废物的专用车辆不得运送其他物品。

第二十七条　医疗废物集中处置单位在运送医疗废物过程中应当确保安全，不得丢弃、遗撒医疗废物。

第二十八条　医疗废物集中处置单位应当安装污染物排放在线监控装置，并确保监控装置经常处于正常运行状态。

第二十九条　医疗废物集中处置单位处置医疗废物，应当符合国家规定的环境保护、卫生标准、规范。

第三十条　医疗废物集中处置单位应当按照环境保护行政主管部门和卫生行政主管部门的规定，定期对医疗废物处置设施的环境污染防治和卫生学效果进行检测、评价。检测、评价结果存入医疗废物集中处置单位档案，每半年向所在地环境保护行政主管部门和卫生行政主管部门报告一次。

第三十一条　医疗废物集中处置单位处置医疗废物，按照国家有关规定向医疗卫生机构收取医疗废物处置费用。

医疗卫生机构按照规定支付的医疗废物处置费用，可以纳入医疗成本。

第三十二条　各地区应当利用和改造现有固体废物处置设施和其他设施，对医疗废物集中处置，并达到基本的环境保护和卫生要求。

第三十三条　尚无集中处置设施或者处置能力不足的城市，自本条例施行之日起，设区的市级以上城市应当在 1 年内建成医疗废物集中处置设施；县级市应当在 2 年内建成医疗废物集中处置设施。县（旗）医疗废物集中处置设施的建设，由省、自治区、直辖市人民政府规定。

在尚未建成医疗废物集中处置设施期间，有关地方人民政府应当组织制定符合环境保护和卫生要求的医疗废物过渡性处置方案，确定医疗废物收集、运送、处置方式和处置单位。

## 第五章　监督管理

第三十四条　县级以上地方人民政府卫生行政主管部门、环境保护行政主管部门，应当依照本条例的规定，按照职责分工，对医疗卫生机构和医疗废物集中处置单位进行监督检查。

第三十五条　县级以上地方人民政府卫生行政主管部门，应当对医疗卫生机构和医疗废物集中处置单位从事医疗废物的收集、运送、贮存、处置中的疾病防治工作，以及工作人员的卫生防护等情况进行定期监督检查或者不定期的抽查。

第三十六条　县级以上地方人民政府环境保护行政主管部门，应当对医疗卫生机构和医疗废物集中处置单位从事医疗废物收集、运送、贮存、处置中的环境污染防治工作进行定期监督检查或者不定期的抽查。

第三十七条　卫生行政主管部门、环境保护行政主管部门应当定期交换监督检查和抽查结果。在监督检查或者抽查中发现医疗卫生机构和医疗废物集中处置单位存在隐患时，应当责令立即消除隐患。

第三十八条　卫生行政主管部门、环境保护行政主管部门接到对医疗卫生机构、医疗废物集中处置单位和监督管理部门及其工作人员违反本条例行为的举报、投诉、检举和控告后，应当及时核实，依法作出处理，并将处理结果予以公布。

第三十九条　卫生行政主管部门、环境保护行政主管部门履行监督检查职责时，有权采取下列措施：

（一）对有关单位进行实地检查，了解情况，现场监测，调查取证；

（二）查阅或者复制医疗废物管理的有关资料，采集样品；

（三）责令违反本条例规定的单位和个人停止违法行为；

（四）查封或者暂扣涉嫌违反本条例规定的场所、设备、运输工具和物品；

（五）对违反本条例规定的行为进行查处。

第四十条　发生因医疗废物管理不当导致传染病传播或者环境污染事故，或者有证据证明传染病传播或者环境污染的事故有可能发生时，卫生行政主管部门、环境保护行政主管部门应当采取临时控制措施，疏散人员，控制现场，并根据需要责令暂停导致或者可能导致传染病传播或者环境污染事故的作业。

第四十一条　医疗卫生机构和医疗废物集中处置单位，对有关部门的检查、监测、调查取证，应当予以配合，不得拒绝和阻碍，不得提供虚假材料。

第六章　法律责任

第四十二条　县级以上地方人民政府未依照本条例的规定，组织建设医疗废物集中处置设施或者组织制定医疗废物过渡性处置方案的，由上级人民政府通报批评，责令限期建成医疗废物集中处置设施或者组织制定医疗废物过渡性处置方案；并可以对政府主要领导人、负有责任的主管人员，依法给予行政处分。

第四十三条　县级以上各级人民政府卫生行政主管部门、环境保护行政主管部门或者其他有关部门，未按照本条例的规定履行监督检查职责，发现医疗卫生机构和医疗废物集中处置单位的违法行为不及时处理，发生或者可能发生传染病传播或者环境污染事故时未及时采取减少危害措施，以及有其他玩忽职守、失职、渎职行为的，由本级人民政府或者上级人民政府有关部门责令改正，通报批评；造成传染病传播或者环境污染事故的，对主要负责人、负有责任的主管人员和其他直接责任人员依法给予降级、撤职、开除的行政处分；构成犯罪的，依法追究刑事责任。

第四十四条　县级以上人民政府环境保护行政主管部门，违反本条例的规定发给医疗废物集中处置单位经营许可证的，由本级人民政府或者上级人民政府环境保护行政主管部门通报批评，责令收回违法发给的证书；并可以对主要负责人、负有责任的主管人员和其他直接责任人员依法给予行政处分。

第四十五条　医疗卫生机构、医疗废物集中处置单位违反本条例规定，有下列情形之一的，由县级以上地方人民政府卫生行政主管部门或者环境保护行政主管部门按照各自的职责责令限期改正，给予警告；逾期不改正的，处2000元以上5000元以下的罚款：

（一）未建立、健全医疗废物管理制度，或者未设置监控部门或者专（兼）职人员的；

（二）未对有关人员进行相关法律和专业技术、安全防护以及紧急处理等知识的培训的；

（三）未对从事医疗废物收集、运送、贮存、处置等工作的人员和管理人员采取职业卫生防护措施的；

（四）未对医疗废物进行登记或者未保存登记资料的；

（五）对使用后的医疗废物运送工具或者运送车辆未在指定地点及时进行消毒和清洁的；

（六）未及时收集、运送医疗废物的；

（七）未定期对医疗废物处置设施的环境污染防治和卫生学效果进行检测、评价，或者未将检测、评价效果存档、报告的。

第四十六条　医疗卫生机构、医疗废物集中处置单位违反本条例规定，有下列情形之一的，由县级以上地方人民政府卫生行政主管部门或者环境保护行政主管部门按照各自的职责责令限期改正，给予警告，可以并处5000元以下的罚款；逾期不改正的，处5000元以上3万元以下的罚款：

（一）贮存设施或者设备不符合环境保护、卫生要求的；

（二）未将医疗废物按照类别分置于专用包装物或者容器的；

（三）未使用符合标准的专用车辆运送医疗废物或者使用运送医疗废物的车辆运送其他物品的；

（四）未安装污染物排放在线监控装置或者监控装置未经常处于正常运行状态的。

第四十七条　医疗卫生机构、医疗废物集中处置单位有下列情形之一的，由县级以上地方人民政府卫生行政主管部门或者环境保护行政主管部门按照各自的职责责令限期改正，给予警告，并处5000元以上1万元以下的罚款；逾期不改正的，处1万元以上3万元以下的罚款；造成传染病传播或者环境污染事故的，由原发证部门暂扣或者吊销执业许可证件或者经营许可证件；构成犯罪的，依法追究刑事责任：

（一）在运送过程中丢弃医疗废物，在非贮存地点倾倒、堆放医疗废物或者将医疗废物混入其他废物和生活垃圾的；

（二）未执行危险废物转移联单管理制度的；

（三）将医疗废物交给未取得经营许可证的单位或者个人收集、运送、贮存、处置的；

（四）对医疗废物的处置不符合国家规定的环境保护、卫生标准、规范的；

（五）未按照本条例的规定对污水、传染病病人或者疑似传染病病人的排泄物，进行严格消毒，或者未达到国家规定的排放标准，排入污水处理系统的；

（六）对收治的传染病病人或者疑似传染病病人产生的生活垃圾，未按照医疗废物进行管理和处置的。

第四十八条　医疗卫生机构违反本条例规定，将未达到国家规定标准的污水、传染病病人或者疑似传染病病人的排泄物排入城市排水管网的，由县级以上地方人民政府建设行政主管部门责令限期改正，给予警告，并处5000元以上1万元以下的罚款；逾期不改正的，处1万元以上3万元以下的罚款；造成传染病传播或者环境污染事故的，由原发证部门暂扣或者吊销执业许可证件；构成犯罪的，依法追究刑事责任。

第四十九条　医疗卫生机构、医疗废物集中处置单位发生医疗废物流失、泄漏、扩散时，未采取紧急处理措施，或者未及时向卫生行政主管部门和环境保护行政主管部门报告的，由县级以上地方人民政府卫生行政主管部门或者环境保护行政主管部门按照各自的职责责令改正，给予警告，并处1万元以上3万元以下的罚款；造成传染病传播或者环境污染事故的，由原发证部门暂扣或者吊销执业许可证件或者经营许可证件；构成犯罪的，依法追究刑事责任。

第五十条　医疗卫生机构、医疗废物集中处置单位，无正当理由，阻碍卫生行政主管部门或者环境保护行政主管部门执法人员执行职务，拒绝执法人员进入现场，或者不配合执法部门的检查、监测、调查取证的，由县级以上地方人民政府卫生行政主管部门或者环境保护行政主管部门按照各自的职责责令改正，给予警告；拒不改正的，由原发证部门暂扣或者吊销执业许可证件或者经营许可证件；触犯《中华人民共和国治安管理处罚条例》，构成违反治安管理行为的，由公安机关依法予以处罚；构成犯罪的，依法追究刑事责任。

第五十一条　不具备集中处置医疗废物条件的农村，医疗卫生机构未按照本条例的要求处置医疗废物的，由县级人民政府卫生行政主管部门或者环境保护行政主管部门按照各自的职责责令限期改正，给予警告；逾期不改正的，处1000元以上5000元以下的罚款；造成传染病传播或者环境污染事故的，由原发证部门暂扣或者吊销执业许可证件；构成犯罪的，依法追究刑事责任。

第五十二条　未取得经营许可证从事医疗废物的收集、运送、贮存、处置等活动的，由县级以上地方人民政府环境保护行政主管部门责令立即停止违法行为，没收违法所得，可以并处违法所得1倍以下的罚款。

第五十三条　转让、买卖医疗废物，邮寄或者通过铁路、航空运输医疗废物，或者违反本条例规定通过水路运输医疗废物的，由县级以上地方人民政府环境保护行政主管部门责令转让、买卖双方、邮寄人、托运人立即停止违法行为，给予警告，没收违法所得；违法所得5000元以上的，并处违法所得2倍以上5倍以下的罚款；没有违法所得或者违法所得不足5000元的，并处5000元以上2万元以下的罚款。

承运人明知托运人违反本条例的规定运输医疗废物，仍予以运输的，或者承运人将医疗废物与旅客在同一工具上载运的，按照前款的规定予以处罚。

第五十四条　医疗卫生机构、医疗废物集中处置单位违反本条例规定，导致传染病传播或者发生环境污染事故，给他人造成损害的，依法承担民事赔偿责任。

### 第七章　附则

第五十五条　计划生育技术服务、医学科研、教学、尸体检查和其他相关活动中产生的具有直接或者间接感染性、毒性以及其他危害性废物的管理，依照本条例执行。

第五十六条　军队医疗卫生机构医疗废物的管理由中国人民解放军卫生主管部门参照本条例制定管理办法。

第五十七条　本条例自公布之日起施行。

# 附录四

## 中华人民共和国传染病防治法（2013年修正本）

（1989年2月21日第七届全国人民代表大会常务委员会第六次会议通过　2004年8月28日第十届全国人民代表大会常务委员会第十一次会议第一次修订　2004年8月28日中华人民共和国主席令第17号公布　根据2013年6月29日第十二届全国人民代表大会常务委员会第3次会议通过　2013年6月29日中华人民共和国主席令第5号公布　自公布之日起施行的《全国人民代表大会常务委员会关于修改〈中华人民共和国文物保护法〉等十二部法律的决定》第二次修正）

第一章　总则

第一条　为了预防、控制和消除传染病的发生与流行，保障人体健康和公共卫生，制定本法。

第二条　国家对传染病防治实行预防为主的方针，防治结合、分类管理、依靠科学、依靠群众。

第三条　本法规定的传染病分为甲类、乙类和丙类。

甲类传染病（2种）是指：鼠疫、霍乱。

乙类传染病（26种）是指：传染性非典型肺炎（严重急性呼吸综合征）、艾滋病、病毒性肝炎、脊髓灰质炎、人感染高致病性禽流感、H7N9禽流感、麻疹、流行性出血热、狂犬病、流行性乙型脑炎、登革热、炭疽、细菌性和阿米巴性痢疾、肺结核、伤寒和副伤寒、流行性脑脊髓膜炎、百日咳、白喉、新生儿破伤风、猩红热、布鲁氏菌病、淋病、梅毒、钩端螺旋体病、血吸虫病、疟疾。

丙类传染病（11种）是指：流行性感冒、流行性腮腺炎、风疹、急性出血性结膜炎、麻风病、流行性和地方性斑疹伤寒、黑热病、包虫病、丝虫病，除霍乱、细菌性和阿米巴性痢疾、伤寒和副伤寒以外的感染性腹泻病、手足口病。

国务院卫生行政部门根据传染病暴发、流行情况和危害程度，可以决定增加、减少或者调整乙类、丙类传染病病种并予以公布。

第四条　对乙类传染病中传染性非典型肺炎、炭疽中的肺炭疽，采取本法所称甲类传染病的预防、控制措施。其他乙类传染病和突发原因不明的传染病需要采取本法所称甲类传染病的预防、控制措施的，由国务院卫生行政部门及时报经国务院批准后予以公布、实施。

需要解除依照前款规定采取的甲类传染病预防、控制措施的，由国务院卫生行政部门报经国务院批准后予以公布。

省、自治区、直辖市人民政府对本行政区域内常见、多发的其他地方性传染病，可以根据情况决定按照乙类或者丙类传染病管理并予以公布，报国务院卫生行政部门备案。

第五条　各级人民政府领导传染病防治工作。

县级以上人民政府制定传染病防治规划并组织实施，建立健全传染病防治的疾病预防控制、医疗救治和监督管理体系。

第六条　国务院卫生行政部门主管全国传染病防治及其监督管理工作。县级以上地方人民政府卫生行政部门负责本行政区域内的传染病防治及其监督管理工作。

县级以上人民政府其他部门在各自的职责范围内负责传染病防治工作。

军队的传染病防治工作，依照本法和国家有关规定办理，由中国人民解放军卫生主管部门实施监督管理。

第七条　各级疾病预防控制机构承担传染病监测、预测、流行病学调查、疫情报告以及其他预防、控制工作。

医疗机构承担与医疗救治有关的传染病防治工作和责任区域内的传染病预防工作。城市社区和农村基层医疗机构在疾病预防控制机构的指导下，承担城市社区、农村基层相应的传染病防治工作。

第八条　国家发展现代医学和中医药等传统医学，支持和鼓励开展传染病防治的科学研究，提高传染病防治的科学技术水平。

国家支持和鼓励开展传染病防治的国际合作。

第九条　国家支持和鼓励单位和个人参与传染病防治工作。各级人民政府应当完善有关制度，方便单位和个人参与防治传染病的宣传教育、疫情报告、志愿服务和捐赠活动。

居民委员会、村民委员会应当组织居民、村民参与社区、农村的传染病预防与控制活动。

第十条　国家开展预防传染病的健康教育。新闻媒体应当无偿开展传染病防治和公共卫生教育的公益宣传。

各级各类学校应当对学生进行健康知识和传染病预防知识的教育。

医学院校应当加强预防医学教育和科学研究，对在校学生以及其他与传染病防治相关人员进行预防医学教育和培训，为传染病防治工作提供技术支持。

疾病预防控制机构、医疗机构应当定期对其工作人员进行传染病防治知识、技能的培训。

第十一条　对在传染病防治工作中做出显著成绩和贡献的单位和个人，给予表彰和奖励。

对因参与传染病防治工作致病、致残、死亡的人员，按照有关规定给予补助、抚恤。

第十二条　在中华人民共和国领域内的一切单位和个人，必须接受疾病预防控制机构、医疗机构有关传染病的调查、检验、采集样本、隔离治疗等预防、控制措施，如实提供有关情况。疾病预防控制机构、医疗机构不得泄露涉及个人隐私的有关信息、资料。

卫生行政部门以及其他有关部门、疾病预防控制机构和医疗机构因违法实施行政管理或者预防、控制措施，侵犯单位和个人合法权益的，有关单位和个人可以依法申请行政复议或者提起诉讼。

## 第二章　传染病预防

第十三条　各级人民政府组织开展群众性卫生活动，进行预防传染病的健康教育，倡导文明健康的生活方式，提高公众对传染病的防治意识和应对能力，加强环境卫生建设，消除鼠害和蚊、蝇等病媒生物的危害。

各级人民政府农业、水利、林业行政部门按照职责分工负责指导和组织消除农田、湖区、河流、牧场、林区的鼠害与血吸虫危害，以及其他传播传染病的动物和病媒生物的危害。

铁路、交通、民用航空行政部门负责组织消除交通工具以及相关场所的鼠害和蚊、蝇等病媒生物的危害。

第十四条　地方各级人民政府应当有计划地建设和改造公共卫生设施，改善饮用水卫生条件，对污水、污物、粪便进行无害化处置。

第十五条　国家实行有计划的预防接种制度。国务院卫生行政部门和省、自治区、直辖市人民政府卫生行政部门，根据传染病预防、控制的需要，制定传染病预防接种规划并组织实施。用于预防接种的疫苗必须符合国家质量标准。

国家对儿童实行预防接种证制度。国家免疫规划项目的预防接种实行免费。医疗机构、疾病预防控制机构与儿童的监护人应当相互配合，保证儿童及时接受预防接种。具体办法由国务院制定。

第十六条　国家和社会应当关心、帮助传染病病人、病原携带者和疑似传染病病人，使其得到及时救治。任何单位和个人不得歧视传染病病人、病原携带者和疑似传染病病人。

传染病病人、病原携带者和疑似传染病病人，在治愈前或者在排除传染病嫌疑前，不得从事法律、行政法规和国务院卫生行政部门规定禁止从事的易使该传染病扩散的工作。

第十七条　国家建立传染病监测制度。

国务院卫生行政部门制定国家传染病监测规划和方案。省、自治区、直辖市人民政府卫生行政部门根据国家传染病监测规划和方案，制定本行政区域的传染病监测计划和工作方案。

各级疾病预防控制机构对传染病的发生、流行以及影响其发生、流行的因素，进行监测；对国外发生、国内尚未发生的传染病或者国内新发生的传染病，进行监测。

第十八条　各级疾病预防控制机构在传染病预防控制中履行下列职责：

（一）实施传染病预防控制规划、计划和方案；

（二）收集、分析和报告传染病监测信息，预测传染病的发生、流行趋势；

（三）开展对传染病疫情和突发公共卫生事件的流行病学调查、现场处理及其效果评价；

（四）开展传染病实验室检测、诊断、病原学鉴定；

（五）实施免疫规划，负责预防性生物制品的使用管理；

（六）开展健康教育、咨询，普及传染病防治知识；

（七）指导、培训下级疾病预防控制机构及其工作人员开展传染病监测工作；

（八）开展传染病防治应用性研究和卫生评价，提供技术咨询。

（九）对医疗机构内传染病预防工作进行指导、考核，开展流行病学调查。

国家、省级疾病预防控制机构负责对传染病发生、流行以及分布进行监测，对重大传染病流行趋势进行预测，提出预防控制对策，参与并指导对暴发的疫情进行调查处理，开展传染病病原学鉴定，建立检测质量控制体系，开展应用性研究和卫生评价。

设区的市和县级疾病预防控制机构负责传染病预防控制规划、方案的落实，组织实施免疫、消毒、控制病媒生物的危害，普及传染病防治知识，负责本地区疫情和突发公共卫生事件监测、报告，开展流行病学调查和常见病原微生物检测。

第十九条　国家建立传染病预警制度。

国务院卫生行政部门和省、自治区、直辖市人民政府根据传染病发生、流行趋势的预测，及时发出传染病预警，根据情况予以公布。

第二十条　县级以上地方人民政府应当制定传染病预防、控制预案，报上一级人民政府备案。

传染病预防、控制预案应当包括以下主要内容：

（一）传染病预防控制指挥部的组成和相关部门的职责；

（二）传染病的监测、信息收集、分析、报告、通报制度；

（三）疾病预防控制机构、医疗机构在发生传染病疫情时的任务与职责；

（四）传染病暴发、流行情况的分级以及相应的应急工作方案；

（五）传染病预防、疫点疫区现场控制，应急设施、设备、救治药品和医疗器械以及其他物资和技术的储备与调用。

地方人民政府和疾病预防控制机构接到国务院卫生行政部门或者省、自治区、直辖市人民政府发出的传染病预警后，应当按照传染病预防、控制预案，采取相应的预防、控制措施。

第二十一条　医疗机构必须严格执行国务院卫生行政部门规定的管理制度、操作规范，防止传染病的医源性感染和医院感染。

医疗机构应当确定专门的部门或者人员，承担传染病疫情报告、本单位的传染病预防、控制以及责任区域内的传染病预防工作；承担医疗活动中与医院感染有关的危险因素监测、安全防护、消毒、隔离和医疗废物处置工作。

疾病预防控制机构应当指定专门人员负责对医疗机构内传染病预防工作进行指导、考核，开展流行病学调查。

第二十二条　疾病预防控制机构、医疗机构的实验室和从事病原微生物实验的单位，应当符合国家规定的条件和技术标准，建立严格的监督管理制度，对传染病病原体样本按照规定的措施实行严格监督管理，严防传染病病原体的实验室感染和病原微生物的扩散。

第二十三条　采供血机构、生物制品生产单位必须严格执行国家有关规定，保证血液、血液制品的质量。禁止非法采集血液或者组织他人出卖血液。

疾病预防控制机构、医疗机构使用血液和血液制品，必须遵守国家有关规定，防止因输入血液、使用血液制品引起经血液传播疾病的发生。

第二十四条　各级人民政府应当加强艾滋病的防治工作，采取预防、控制措施，防止艾滋病的传播。具体办法由国务院制定。

第二十五条　县级以上人民政府农业、林业行政部门以及其他有关部门，依据各自的职责负责与人畜共患传染病有关的动物传染病的防治管理工作。

与人畜共患传染病有关的野生动物、家畜家禽，经检疫合格后，方可出售、运输。

第二十六条　国家建立传染病菌种、毒种库。

对传染病菌种、毒种和传染病检测样本的采集、保藏、携带、运输和使用实行分类管理，建立健全严格的管理制度。

对可能导致甲类传染病传播的以及国务院卫生行政部门规定的菌种、毒种和传染病检测样本，确需采集、保藏、携带、运输和使用的，须经省级以上人民政府卫生行政部门批准。具体办法由国务院制定。

第二十七条 对被传染病病原体污染的污水、污物、场所和物品，有关单位和个人必须在疾病预防控制机构的指导下或者按照其提出的卫生要求，进行严格消毒处理；拒绝消毒处理的，由当地卫生行政部门或者疾病预防控制机构进行强制消毒处理。

第二十八条 在国家确认的自然疫源地计划兴建水利、交通、旅游、能源等大型建设项目的，应当事先由省级以上疾病预防控制机构对施工环境进行卫生调查。建设单位应当根据疾病预防控制机构的意见，采取必要的传染病预防、控制措施。施工期间，建设单位应当设专人负责工地上的卫生防疫工作。工程竣工后，疾病预防控制机构应当对可能发生的传染病进行监测。

第二十九条 用于传染病防治的消毒产品、饮用水供水单位供应的饮用水和涉及饮用水卫生安全的产品，应当符合国家卫生标准和卫生规范。

饮用水供水单位从事生产或者供应活动，应当依法取得卫生许可证。

生产用于传染病防治的消毒产品的单位和生产用于传染病防治的消毒产品，应当经省级以上人民政府卫生行政部门审批。具体办法由国务院制定。

第三章 疫情报告、通报和公布

第三十条 疾病预防控制机构、医疗机构和采供血机构及其执行职务的人员发现本法规定的传染病疫情或者发现其他传染病暴发、流行以及突发原因不明的传染病时，应当遵循疫情报告属地管理原则，按照国务院规定的或者国务院卫生行政部门规定的内容、程序、方式和时限报告。

军队医疗机构向社会公众提供医疗服务，发现前款规定的传染病疫情时，应当按照国务院卫生行政部门的规定报告。

第三十一条 任何单位和个人发现传染病病人或者疑似传染病病人时，应当及时向附近的疾病预防控制机构或者医疗机构报告。

第三十二条 港口、机场、铁路疾病预防控制机构以及国境卫生检疫机关发现甲类传染病病人、病原携带者、疑似传染病病人时，应当按照国家有关规定立即向国境口岸所在地的疾病预防控制机构或者所在地县级以上地方人民政府卫生行政部门报告并互相通报。

第三十三条 疾病预防控制机构应当主动收集、分析、调查、核实传染病疫情信息。接到甲类、乙类传染病疫情报告或者发现传染病暴发、流行时，应当立即报告当地卫生行政部门，由当地卫生行政部门立即报告当地人民政府，同时报告上级卫生行政部门和国务院卫生行政部门。

疾病预防控制机构应当设立或者指定专门的部门、人员负责传染病疫情信息管理工作，及时对疫情报告进行核实、分析。

第三十四条 县级以上地方人民政府卫生行政部门应当及时向本行政区域内的疾病预防控制机构和医疗机构通报传染病疫情以及监测、预警的相关信息。接到通报的疾病预防控制机构和医疗机构应当及时告知本单位的有关人员。

第三十五条　国务院卫生行政部门应当及时向国务院其他有关部门和各省、自治区、直辖市人民政府卫生行政部门通报全国传染病疫情以及监测、预警的相关信息。

毗邻的以及相关的地方人民政府卫生行政部门，应当及时互相通报本行政区域的传染病疫情以及监测、预警的相关信息。

县级以上人民政府有关部门发现传染病疫情时，应当及时向同级人民政府卫生行政部门通报。

中国人民解放军卫生主管部门发现传染病疫情时，应当向国务院卫生行政部门通报。

第三十六条　动物防疫机构和疾病预防控制机构，应当及时互相通报动物间和人间发生的人畜共患传染病疫情以及相关信息。

第三十七条　依照本法的规定负有传染病疫情报告职责的人民政府有关部门、疾病预防控制机构、医疗机构、采供血机构及其工作人员，不得隐瞒、谎报、缓报传染病疫情。

第三十八条　国家建立传染病疫情信息公布制度。

国务院卫生行政部门定期公布全国传染病疫情信息。省、自治区、直辖市人民政府卫生行政部门定期公布本行政区域的传染病疫情信息。

传染病暴发、流行时，国务院卫生行政部门负责向社会公布传染病疫情信息，并可以授权省、自治区、直辖市人民政府卫生行政部门向社会公布本行政区域的传染病疫情信息。

公布传染病疫情信息应当及时、准确。

## 第四章　疫情控制

第三十九条　医疗机构发现甲类传染病时，应当及时采取下列措施：

（一）对病人、病原携带者，予以隔离治疗，隔离期限根据医学检查结果确定；

（二）对疑似病人，确诊前在指定场所单独隔离治疗；

（三）对医疗机构内的病人、病原携带者、疑似病人的密切接触者，在指定场所进行医学观察和采取其他必要的预防措施。

拒绝隔离治疗或者隔离期未满擅自脱离隔离治疗的，可以由公安机关协助医疗机构采取强制隔离治疗措施。

医疗机构发现乙类或者丙类传染病病人，应当根据病情采取必要的治疗和控制传播措施。

医疗机构对本单位内被传染病病原体污染的场所、物品以及医疗废物，必须依照法律、法规的规定实施消毒和无害化处置。

第四十条　疾病预防控制机构发现传染病疫情或者接到传染病疫情报告时，应当及时采取下列措施：

（一）对传染病疫情进行流行病学调查，根据调查情况提出划定疫点、疫区的建议，对被污染的场所进行卫生处理，对密切接触者，在指定场所进行医学观察和采取其他必要的预防措施，并向卫生行政部门提出疫情控制方案；

（二）传染病暴发、流行时，对疫点、疫区进行卫生处理，向卫生行政部门提出疫情控制方案，并按照卫生行政部门的要求采取措施；

（三）指导下级疾病预防控制机构实施传染病预防、控制措施，组织、指导有关单位对传染病疫情的处理。

第四十一条　对已经发生甲类传染病病例的场所或者该场所内的特定区域的人员，所在地的县级以上地方人民政府可以实施隔离措施，并同时向上一级人民政府报告；接到报告的上级人民政府应当即时作出是否批准的决定。上级人民政府作出不予批准决定的，实施隔离措施的人民政府应当立即解除隔离措施。

在隔离期间，实施隔离措施的人民政府应当对被隔离人员提供生活保障；被隔离人员有工作单位的，所在单位不得停止支付其隔离期间的工作报酬。

隔离措施的解除，由原决定机关决定并宣布。

第四十二条　传染病暴发、流行时，县级以上地方人民政府应当立即组织力量，按照预防、控制预案进行防治，切断传染病的传播途径，必要时，报经上一级人民政府决定，可以采取下列紧急措施并予以公告：

（一）限制或者停止集市、影剧院演出或者其他人群聚集的活动；

（二）停工、停业、停课；

（三）封闭或者封存被传染病病原体污染的公共饮用水源、食品以及相关物品；

（四）控制或者扑杀染疫野生动物、家畜家禽；

（五）封闭可能造成传染病扩散的场所。

上级人民政府接到下级人民政府关于采取前款所列紧急措施的报告时，应当即时作出决定。

紧急措施的解除，由原决定机关决定并宣布。

第四十三条　甲类、乙类传染病暴发、流行时，县级以上地方人民政府报经上一级人民政府决定，可以宣布本行政区域部分或者全部为疫区；国务院可以决定并宣布跨省、自治区、直辖市的疫区。县级以上地方人民政府可以在疫区内采取本法第四十二条规定的紧急措施，并可以对出入疫区的人员、物资和交通工具实施卫生检疫。

省、自治区、直辖市人民政府可以决定对本行政区域内的甲类传染病疫区实施封锁；但是，封锁大、中城市的疫区或者封锁跨省、自治区、直辖市的疫区，以及封锁疫区导致中断干线交通或者封锁国境的，由国务院决定。

疫区封锁的解除，由原决定机关决定并宣布。

第四十四条　发生甲类传染病时，为了防止该传染病通过交通工具及其乘运的人员、物资传播，可以实施交通卫生检疫。具体办法由国务院制定。

第四十五条　传染病暴发、流行时，根据传染病疫情控制的需要，国务院有权在全国范围或者跨省、自治区、直辖市范围内，县级以上地方人民政府有权在本行政区域内紧急调集人员或者调用储备物资，临时征用房屋、交通工具以及相关设施、设备。

紧急调集人员的，应当按照规定给予合理报酬。临时征用房屋、交通工具以及相关设施、设备的，应当依法给予补偿；能返还的，应当及时返还。

第四十六条　患甲类传染病、炭疽死亡的，应当将尸体立即进行卫生处理，就近火化。患其他传染病死亡的，必要时，应当将尸体进行卫生处理后火化或者按照规定深埋。

为了查找传染病病因，医疗机构在必要时可以按照国务院卫生行政部门的规定，对传染病病人尸体或者疑似传染病病人尸体进行解剖查验，并应当告知死者家属。

第四十七条　疫区中被传染病病原体污染或者可能被传染病病原体污染的物品，经消毒可以使用的，应当在当地疾病预防控制机构的指导下，进行消毒处理后，方可使用、出售和运输。

第四十八条　发生传染病疫情时，疾病预防控制机构和省级以上人民政府卫生行政部门指派的其他与传染病有关的专业技术机构，可以进入传染病疫点、疫区进行调查、采集样本、技术分析和检验。

第四十九条　传染病暴发、流行时，药品和医疗器械生产、供应单位应当及时生产、供应防治传染病的药品和医疗器械。铁路、交通、民用航空经营单位必须优先运送处理传染病疫情的人员以及防治传染病的药品和医疗器械。县级以上人民政府有关部门应当做好组织协调工作。

## 第五章　医疗救治

第五十条　县级以上人民政府应当加强和完善传染病医疗救治服务网络的建设，指定具备传染病救治条件和能力的医疗机构承担传染病救治任务，或者根据传染病救治需要设置传染病医院。

第五十一条　医疗机构的基本标准、建筑设计和服务流程，应当符合预防传染病医院感染的要求。

医疗机构应当按照规定对使用的医疗器械进行消毒；对按照规定一次使用的医疗器具，应当在使用后予以销毁。

医疗机构应当按照国务院卫生行政部门规定的传染病诊断标准和治疗要求，采取相应措施，提高传染病医疗救治能力。

第五十二条　医疗机构应当对传染病病人或者疑似传染病病人提供医疗救护、现场救援和接诊治疗，书写病历记录以及其他有关资料，并妥善保管。

医疗机构应当实行传染病预检、分诊制度；对传染病病人、疑似传染病病人，应当引导至相对隔离的分诊点进行初诊。医疗机构不具备相应救治能力的，应当将患者及其病历记录复印件一并转至具备相应救治能力的医疗机构。具体办法由国务院卫生行政部门规定。

第六章　监督管理

第五十三条　县级以上人民政府卫生行政部门对传染病防治工作履行下列监督检查职责：

（一）对下级人民政府卫生行政部门履行本法规定的传染病防治职责进行监督检查；

（二）对疾病预防控制机构、医疗机构的传染病防治工作进行监督检查；

（三）对采供血机构的采供血活动进行监督检查；

（四）对用于传染病防治的消毒产品及其生产单位进行监督检查，并对饮用水供水单位从事生产或者供应活动以及涉及饮用水卫生安全的产品进行监督检查；

（五）对传染病菌种、毒种和传染病检测样本的采集、保藏、携带、运输、使用进行监督检查；

（六）对公共场所和有关单位的卫生条件和传染病预防、控制措施进行监督检查。

省级以上人民政府卫生行政部门负责组织对传染病防治重大事项的处理。

第五十四条　县级以上人民政府卫生行政部门在履行监督检查职责时，有权进入被检查单位和传染病疫情发生现场调查取证，查阅或者复制有关的资料和采集样本。被检查单位应当予以配合，不得拒绝、阻挠。

第五十五条　县级以上地方人民政府卫生行政部门在履行监督检查职责时，发现被传染病病原体污染的公共饮用水源、食品以及相关物品，如不及时采取控制措施可能导致传染病传播、流行的，可以采取封闭公共饮用水源、封存食品以及相关物品或者暂停销售的临时控制措施，并予以检验或者进行消毒。经检验，属于被污染的食品，应当予以销毁；对未被污染的食品或者经消毒后可以使用的物品，应当解除控制措施。

第五十六条　卫生行政部门工作人员依法执行职务时，应当不少于两人，并出示执法证件，填写卫生执法文书。

卫生执法文书经核对无误后，应当由卫生执法人员和当事人签名。当事人拒绝签名的，卫生执法人员应当注明情况。

第五十七条　卫生行政部门应当依法建立健全内部监督制度，对其工作人员依据法定职权和程序履行职责的情况进行监督。

上级卫生行政部门发现下级卫生行政部门不及时处理职责范围内的事项或者不履行职责的，应当责令纠正或者直接予以处理。

第五十八条　卫生行政部门及其工作人员履行职责，应当自觉接受社会和公民的监督。单位和个人有权向上级人民政府及其卫生行政部门举报违反本法的行为。接到举报的有关人民政府或者其卫生行政部门，应当及时调查处理。

第七章　保障措施

第五十九条　国家将传染病防治工作纳入国民经济和社会发展计划，县级以上地方人民政府将传染病防治工作纳入本行政区域的国民经济和社会发展计划。

第六十条　县级以上地方人民政府按照本级政府职责负责本行政区域内传染病预防、控制、监督工作的日常经费。

国务院卫生行政部门会同国务院有关部门，根据传染病流行趋势，确定全国传染病预防、控制、救治、监测、预测、预警、监督检查等项目。中央财政对困难地区实施重大传染病防治项目给予补助。

省、自治区、直辖市人民政府根据本行政区域内传染病流行趋势，在国务院卫生行政部门确定的项目范围内，确定传染病预防、控制、监督等项目，并保障项目的实施经费。

第六十一条　国家加强基层传染病防治体系建设，扶持贫困地区和少数民族地区的传染病防治工作。

地方各级人民政府应当保障城市社区、农村基层传染病预防工作的经费。

第六十二条　国家对患有特定传染病的困难人群实行医疗救助，减免医疗费用。具体办法由国务院卫生行政部门会同国务院财政部门等部门制定。

第六十三条　县级以上人民政府负责储备防治传染病的药品、医疗器械和其他物资，以备调用。

第六十四条　对从事传染病预防、医疗、科研、教学、现场处理疫情的人员，以及在生产、工作中接触传染病病原体的其他人员，有关单位应当按照国家规定，采取有效的卫生防护措施和医疗保健措施，并给予适当的津贴。

第八章　法律责任

第六十五条　地方各级人民政府未依照本法的规定履行报告职责，或者隐瞒、谎报、缓报传染病疫情，或者在传染病暴发、流行时，未及时组织救治、采取控制措施的，由上级人民政府责令改正，通报批评；造成传染病传播、流行或者其他严重后果的，对负有责任的主管人员，依法给予行政处分；构成犯罪的，依法追究刑事责任。

第六十六条　县级以上人民政府卫生行政部门违反本法规定，有下列情形之一的，由本级人民政府、上级人民政府卫生行政部门责令改正，通报批评；造成传染病传播、流行或者其他严重后果的，对负有责任的主管人员和其他直接责任人员，依法给予行政处分；构成犯罪的，依法追究刑事责任：

（一）未依法履行传染病疫情通报、报告或者公布职责，或者隐瞒、谎报、缓报传染病疫情的；

（二）发生或者可能发生传染病传播时未及时采取预防、控制措施的；

（三）未依法履行监督检查职责，或者发现违法行为不及时查处的；

（四）未及时调查、处理单位和个人对下级卫生行政部门不履行传染病防治职责的举报的；

（五）违反本法的其他失职、渎职行为。

第六十七条 县级以上人民政府有关部门未依照本法的规定履行传染病防治和保障职责的，由本级人民政府或者上级人民政府有关部门责令改正，通报批评；造成传染病传播、流行或者其他严重后果的，对负有责任的主管人员和其他直接责任人员，依法给予行政处分；构成犯罪的，依法追究刑事责任。

第六十八条 疾病预防控制机构违反本法规定，有下列情形之一的，由县级以上人民政府卫生行政部门责令限期改正，通报批评，给予警告；对负有责任的主管人员和其他直接责任人员，依法给予降级、撤职、开除的处分，并可以依法吊销有关责任人员的执业证书；构成犯罪的，依法追究刑事责任：

（一）未依法履行传染病监测职责的；

（二）未依法履行传染病疫情报告、通报职责，或者隐瞒、谎报、缓报传染病疫情的；

（三）未主动收集传染病疫情信息，或者对传染病疫情信息和疫情报告未及时进行分析、调查、核实的；

（四）发现传染病疫情时，未依据职责及时采取本法规定的措施的；

（五）故意泄露传染病病人、病原携带者、疑似传染病病人、密切接触者涉及个人隐私的有关信息、资料的。

第六十九条 医疗机构违反本法规定，有下列情形之一的，由县级以上人民政府卫生行政部门责令改正，通报批评，给予警告；造成传染病传播、流行或者其他严重后果的，对负有责任的主管人员和其他直接责任人员，依法给予降级、撤职、开除的处分，并可以依法吊销有关责任人员的执业证书；构成犯罪的，依法追究刑事责任：

（一）未按照规定承担本单位的传染病预防、控制工作、医院感染控制任务和责任区域内的传染病预防工作的；

（二）未按照规定报告传染病疫情，或者隐瞒、谎报、缓报传染病疫情的；

（三）发现传染病疫情时，未按照规定对传染病病人、疑似传染病病人提供医疗救护、现场救援、接诊、转诊的，或者拒绝接受转诊的；

（四）未按照规定对本单位内被传染病病原体污染的场所、物品以及医疗废物实施消毒或者无害化处置的；

（五）未按照规定对医疗器械进行消毒，或者对按照规定一次使用的医疗器具未予销毁，再次使用的；

（六）在医疗救治过程中未按照规定保管医学记录资料的；

（七）故意泄露传染病病人、病原携带者、疑似传染病病人、密切接触者涉及个人隐私的有关信息、资料的。

第七十条　采供血机构未按照规定报告传染病疫情，或者隐瞒、谎报、缓报传染病疫情，或者未执行国家有关规定，导致因输入血液引起经血液传播疾病发生的，由县级以上人民政府卫生行政部门责令改正，通报批评，给予警告；造成传染病传播、流行或者其他严重后果的，对负有责任的主管人员和其他直接责任人员，依法给予降级、撤职、开除的处分，并可以依法吊销采供血机构的执业许可证；构成犯罪的，依法追究刑事责任。

非法采集血液或者组织他人出卖血液的，由县级以上人民政府卫生行政部门予以取缔，没收违法所得，可以并处十万元以下的罚款；构成犯罪的，依法追究刑事责任。

第七十一条　国境卫生检疫机关、动物防疫机构未依法履行传染病疫情通报职责的，由有关部门在各自职责范围内责令改正，通报批评；造成传染病传播、流行或者其他严重后果的，对负有责任的主管人员和其他直接责任人员，依法给予降级、撤职、开除的处分；构成犯罪的，依法追究刑事责任。

第七十二条　铁路、交通、民用航空经营单位未依照本法的规定优先运送处理传染病疫情的人员以及防治传染病的药品和医疗器械的，由有关部门责令限期改正，给予警告；造成严重后果的，对负有责任的主管人员和其他直接责任人员，依法给予降级、撤职、开除的处分。

第七十三条　违反本法规定，有下列情形之一，导致或者可能导致传染病传播、流行的，由县级以上人民政府卫生行政部门责令限期改正，没收违法所得，可以并处五万元以下的罚款；已取得许可证的，原发证部门可以依法暂扣或者吊销许可证；构成犯罪的，依法追究刑事责任：

（一）饮用水供水单位供应的饮用水不符合国家卫生标准和卫生规范的；

（二）涉及饮用水卫生安全的产品不符合国家卫生标准和卫生规范的；

（三）用于传染病防治的消毒产品不符合国家卫生标准和卫生规范的；

（四）出售、运输疫区中被传染病病原体污染或者可能被传染病病原体污染的物品，未进行消毒处理的；

（五）生物制品生产单位生产的血液制品不符合国家质量标准的。

第七十四条　违反本法规定，有下列情形之一的，由县级以上地方人民政府卫生行政部门责令改正，通报批评，给予警告，已取得许可证的，可以依法暂扣或者吊销许可证；造成传染病传播、流行以及其他严重后果的，对负有责任的主管人员和其他直接责任人员，依法给予降级、撤职、开除的处分，并可以依法吊销有关责任人员的执业证书；构成犯罪的，依法追究刑事责任：

（一）疾病预防控制机构、医疗机构和从事病原微生物实验的单位，不符合国家规定的条件和技术标准，对传染病病原体样本未按照规定进行严格管理，造成实验室感染和病原微生物扩散的；

（二）违反国家有关规定，采集、保藏、携带、运输和使用传染病菌种、毒种和传染病检测样本的；

（三）疾病预防控制机构、医疗机构未执行国家有关规定，导致因输入血液、使用血液制品引起经血液传播疾病发生的。

第七十五条　未经检疫出售、运输与人畜共患传染病有关的野生动物、家畜家禽的，由县级以上地方人民政府畜牧兽医行政部门责令停止违法行为，并依法给予行政处罚。

第七十六条　在国家确认的自然疫源地兴建水利、交通、旅游、能源等大型建设项目，未经卫生调查进行施工的，或者未按照疾病预防控制机构的意见采取必要的传染病预防、控制措施的，由县级以上人民政府卫生行政部门责令限期改正，给予警告，处五千元以上三万元以下的罚款；逾期不改正的，处三万元以上十万元以下的罚款，并可以提请有关人民政府依据职责权限，责令停建、关闭。

第七十七条　单位和个人违反本法规定，导致传染病传播、流行，给他人人身、财产造成损害的，应当依法承担民事责任。

第九章　附则

第七十八条　本法中下列用语的含义：

（一）传染病病人、疑似传染病病人：指根据国务院卫生行政部门发布的《中华人民共和国传染病防治法规定管理的传染病诊断标准》，符合传染病病人和疑似传染病病人诊断标准的人。

（二）病原携带者：指感染病原体无临床症状但能排出病原体的人。

（三）流行病学调查：指对人群中疾病或者健康状况的分布及其决定因素进行调查研究，提出疾病预防控制措施及保健对策。

（四）疫点：指病原体从传染源向周围播散的范围较小或者单个疫源地。

（五）疫区：指传染病在人群中暴发、流行，其病原体向周围播散时所能波及的地区。

（六）人畜共患传染病：指人与脊椎动物共同罹患的传染病，如鼠疫、狂犬病、血吸虫病等。

（七）自然疫源地：指某些可引起人类传染病的病原体在自然界的野生动物中长期存在和循环的地区。

（八）病媒生物：指能够将病原体从人或者其他动物传播给人的生物，如蚊、蝇、蚤类等。

（九）医源性感染：指在医学服务中，因病原体传播引起的感染。

（十）医院感染：指住院病人在医院内获得的感染，包括在住院期间发生的感染和在医院内获得出院后发生的感染，但不包括入院前已开始或者入院时已处于潜伏期的感染。医院工作人员在医院内获得的感染也属医院感染。

（十一）实验室感染：指从事实验室工作时，因接触病原体所致的感染。

（十二）菌种、毒种：指可能引起本法规定的传染病发生的细菌菌种、病毒毒种。

（十三）消毒：指用化学、物理、生物的方法杀灭或者消除环境中的病原微生物。

（十四）疾病预防控制机构：指从事疾病预防控制活动的疾病预防控制中心以及与上述机构业务活动相同的单位。

（十五）医疗机构：指按照《医疗机构管理条例》取得医疗机构执业许可证，从事疾病诊断、治疗活动的机构。

第七十九条　传染病防治中有关食品、药品、血液、水、医疗废物和病原微生物的管理以及动物防疫和国境卫生检疫，本法未规定的，分别适用其他有关法律、行政法规的规定。

第八十条　本法自 2013 年 6 月 29 日起施行。

# 主要参考书目

[1] 姜小鹰. 护理管理理论与实践. 北京：人民卫生出版社，2011.

[2] 李继平. 护理管理学. 3 版. 北京：人民卫生出版社，2012.

[3] 姜安丽. 新编护理学基础. 北京：人民卫生出版社，2012.

[4]（美）罗伯特・L・马西斯，约翰・H・杰克逊. 人力资源管理. 北京：北京大学出版社，2006.

[5] 哈罗德・孔茨，海因茨・韦里克（美国）. 管理学. 10 版. 北京：经济科学出版社，1998.

[6] 常唐喜. 护理管理. 2 版. 北京：高等教育出版社，2011.

[7] 李秋洁. 护理管理. 北京：人民卫生出版社，2012.

[8] 柴世学. 护理管理学. 北京：教育科学出版社，2015.

[9] 郑翠红. 护理管理学基础. 北京：人民卫生出版社，2016.

[10] 吴欣娟. 护理管理学. 4 版. 北京：人民卫生出版社，2017.

[11] 周建军. 护理管理学. 北京：中国医药科技出版社，2012.

[12] 段艮芳. 护理管理. 北京：高等教育出版社，2012.

[13] 周三多. 管理学原理与方法. 6 版. 上海：复旦大学出版社，2014.

[14] 陈若冰. 护理管理. 北京：中国中医药出版社，2016.

[15] 斯蒂芬・罗宾斯. 管理学. 13 版. 北京：中国人民大学出版社，2017.

[16] 全国护士执业资格考试用书编写专家委员会. 2017 全国护士执业资格考试指导. 北京：人民卫生出版社，2016.

[17] 缪匡华. 管理学. 北京：清华大学出版社，2014.

[18] 牛三平. 管理学基础. 北京：人民邮电出版社，2015.

[19] 孟群. 互联网+医疗健康的应用与发展研究. 北京：人民卫生出版社，2015.

[20] 马化腾. 互联网+国家战略行动路线图. 北京：中信出版社，2015.

[21] 刘云，朱红. 医院护理管理制度与岗位职责. 南京：东南大学出版社，2014.

[22] 刘鑫，张宝珠. 护理职业风险防范指南. 北京：人民军医出版社，2010.

[23] 张振香，罗艳华. 护理管理学. 2 版. 北京：人民卫生出版社，2013.

[24] 李玉翠，任辉. 护理管理学. 北京：中国医药科技出版社，2016.

[25] 雷巍娥，贺伟，彭艾莉. 护理管理学. 北京：北京大学医学出版社，2011.

[26] 李六亿，吴安华，付强，等. 传承・创新・展望——中国医院感染管理三十年（1986—2016）. 北京：北京大学医学出版社，2016.

[27] 李宝珍，陈明伟. 实用医院感染防控手册. 北京：人民卫生出版社，2016.

[28] 沈洪兵，齐秀英. 流行病学. 8 版. 北京：人民卫生出版社，2013.

[29] 冯向先. 流行病学. 北京：中国医药科技出版社，2016.